Silvia Neumann-Ponesch
Modelle und Theorien in der Pflege

Silvia Neumann-Ponesch

Modelle und Theorien in der Pflege

5., aktualisierte und ergänzte Auflage

facultas

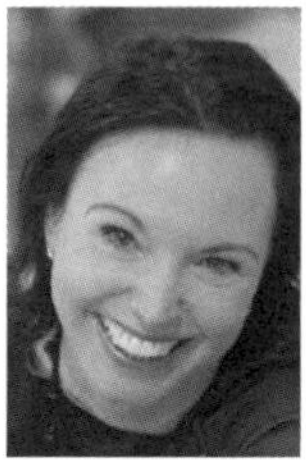

© Pflegenetz

Silvia Neumann-Ponesch
Mag.[a] PhDr.[in] MAS DGKP, Studium der Sozial- und Wirtschaftswissenschaften. Die gebürtige Bregenzerin, diplomierte Gesundheits- und Krankenpflegerin, Soziologin, Gesundheits- und Pflegemanagerin sowie Pflegepädagogin ist seit 2003 nach ihrer Tätigkeit als Pflegedienstleiterin und Leiterin der Gesundheits- und Krankenpflegeschule am Rudolfinerhaus in Wien als hauptberuflich Lehrende an der Fachhochschule Oberösterreich tätig. Dort leitet sie verschiedene Lehrgänge und engagiert sich insbesondere in der Entwicklung von Advanced Nursing Practice in Österreich.

Bibliografische Information der Deutschen Nationalbibliothek

Die Deutsche Nationalbibliothek verzeichnet diese Publikation in der Deutschen Nationalbibliografie; detaillierte bibliografische Daten sind im Internet über http://dnb.d-nb.de abrufbar.

5. Auflage 2021

facultas Verlag, 1050 Wien, Österreich
Umschlagbild: © tolgart, istockphoto.com
Satz: Wandl Multimedia-Agentur
Druck: finidr
Printed in the E.U.
ISBN 978-3-7089-2134-1
e-ISBN 978-3-99111-341-6

Vorwort

„Theorie in der Pflege ist kein Luxus mehr“ (Meleis 1999, S. 31).

Zu dieser Aussage stehe ich auch 17 Jahre nach der Erstausgabe dieses Buches. Theoriearbeit im Berufsfeld der Pflege ist kein Selbstzweck: Sie ist Arbeit am Menschen und an der Gesellschaft, um für uns Individuen in einer Community einen Platz zu finden, der uns mit Sinn und Identität ausfüllen möge. Damit wir uns diesem Ziel als Menschen immer wieder annähern können, ist sorgsam an unserer Lebensqualität zu arbeiten. Dies gelingt durch äußere Umstände nicht immer aus eigener Kraft. Unwissenheit, Krisen oder Krankheit vereiteln diese hohen Ziele. Fachkräfte aus dem Gesundheits- und Sozialbereich helfen, uns den Weg zu weisen und uns konkrete Unterstützung anzubieten. Das Was und das Wie des Dienstleistungsangebots resultieren häufig aus der Theorie, auch wenn das Wort Theorie in der täglichen Pflegepraxis nicht allgegenwärtig ist.

Ich zolle allen Theoretikerinnen und jenen Pflegenden, die Theorie praktizieren und die auf unterschiedlichste Weise versucht haben und versuchen werden, Pflege zu erklären und ihr einen Rahmen zu geben, meinen größten Respekt. Alle haben zu einer wichtigen und kontinuierlichen Auseinandersetzung mit Pflege als Profession beigetragen.

Wichtig ist mir in diesem Buch auch, auf die Bedeutung von Pflegearbeit als Theoriearbeit und insbesondere als politische Arbeit hinzuweisen, um im Sinne der uns Anvertrauten ihnen und uns gesellschaftliches Gehör zu verschaffen.

Im Text wird für die Pflegenden in der Praxis, in der Wissenschaft, im Management und in der Lehre die weibliche Form gewählt, auch wenn beide Geschlechter gemeint sind.

Josi Bühlmann hat es in der zweiten Auflage selbst übernommen, den Text ihres Projekts niederzuschreiben; dies gilt auch für Cora van der Kooij in der dritten Auflage. Ihnen ein herzliches Danke!

Für ihre Geduld gilt mein besonderer Dank meinen beiden Söhnen Leopold und Jonas, meiner Tochter Greta sowie meinem Mann Heinz.

Ihre/Eure
Silvia Neumann-Ponesch

Inhaltsverzeichnis

Vorwort ... 5

1 **Einleitung: Der Status quo der Theoriediskussion in Österreich und im angrenzenden deutschsprachigen Raum** ... 11

2 **Kritik an den Theorien** ... 16
- 2.1 Uneinheitliche Verwendung von Begriffen ... 16
- 2.2 Mangelnde wissenschaftlich-empirische Fundierung ... 18
- 2.3 Erkenntnistheoretische Unverträglichkeiten ... 20
- 2.4 Mangelnde Praxistauglichkeit ... 21
- 2.5 Nicht vorhandene Rahmenbedingungen des Praxis- und Ausbildungsumfelds ... 23
- 2.6 Mangel an theoriegeleiteter Forschung ... 24
- 2.7 Unrealistische Zielsetzungen, was Theorien alles leisten können ... 25
- 2.8 Mangelnde multiprofessionelle Ausrichtung ... 27

3 **Die Bedeutung theoretischen Denkens für die Pflege** ... 28
- 3.1 Einführung: Herausforderungen und Auftrag von Pflege als Wissenschaft ... 28
- 3.2 Theorieentwicklung und -anwendung – warum? ... 36
  - 3.2.1 Entwicklung eines „Body of Knowledge“ ... 36
  - 3.2.2 Schlüsselkonzepte identifizieren und formulieren ... 38
  - 3.2.3 Pflegeleistung transparent darstellen ... 39
  - 3.2.4 Vorantreiben der Professionalisierung der Pflege ... 40
  - 3.2.5 Die Erfüllung eines gesetzlichen Auftrages ... 40
  - 3.2.6 Beeinflussung des Selbstverständnisses von Pflege ... 41
- 3.3 Entwicklung von Theorien und Professionalisierung ... 41
- 3.4 Der Prozess der Professionalisierung ... 48

4 **Begriffsdefinitionen** ... 52
- 4.1 Allgemeiner, kurzer geschichtlicher Überblick ... 52
- 4.2 Der Konzeptbegriff ... 57
- 4.3 Der Modellbegriff ... 60
- 4.4 Der Theoriebegriff ... 64
  - 4.4.1 Definitionsversuche von Theorien ... 65
  - 4.4.2 Theorie als Diskurs ... 67
  - 4.4.3 Definition von Pflegetheorie ... 67
- 4.5 Klassifikationen von Theorien ... 71
  - 4.5.1 Ordnung nach dem Abstraktionsgrad ... 71
  - 4.5.2 Klassifikationen nach verwendeten Denkschulen/Paradigmen ... 80

5 Pflegetheorien – ein Überblick ... 98

5.1 Entwicklung von Theorien und Modellen in der Pflege ... 98

5.2 Wichtige Theoretikerinnen und ihre Theorien – eine alphabetische Kurzdarstellung ... 104

5.2.1 Faye Glenn Abdellah ... 104

5.2.2 Patricia Benner ... 105

5.2.3 Mieke Grypdonck ... 106

5.2.4 Virginia Henderson ... 107

5.2.5 Dorothy Johnson ... 107

5.2.6 Silvia Käppeli ... 108

5.2.7 Imogene King ... 109

5.2.8 Monika Krohwinkel ... 110

5.2.9 Madeleine Leininger ... 111

5.2.10 Myra Estrin Levine ... 113

5.2.11 Kari Martinsen ... 114

5.2.12 Dorothea Orem ... 115

5.2.13 Ida Jean Orlando ... 116

5.2.14 Rosemarie Rizzo Parse ... 117

5.2.15 Paterson und Zderad ... 117

5.2.16 Callista Roy ... 118

5.2.17 Joyce Travelbee ... 119

5.2.18 Margret Jean Harman Watson ... 120

5.2.19 Ernestine Wiedenbach ... 121

6 Theoretisches Denken anhand ausgewählter Beispiele ... 125

6.1 Das Systemmodell von Betty Neuman ... 125

6.1.1 Definition von Pflege ... 126

6.1.2 Definition von Gesundheit und Krankheit ... 128

6.1.3 Aufgabe der Pflege und ihre Methoden ... 130

6.1.4 Einordnung des Modells von Betty Neuman ... 135

6.1.5 Exemplarische Umsetzung eines Praxisbeispiels ... 135

6.1.6 Analyse des Modells anhand der Kriterien von Cormack und Reynolds ... 140

6.2 Das Modell von Martha Rogers ... 142

6.2.1 Grundlagen ... 143

6.2.2 Definition von Pflege ... 145

6.2.3 Definition von Gesundheit und Krankheit ... 146

6.2.4 Aufgabe der Pflege und ihre Methoden ... 146

6.2.5 Einordnung des Modells von Martha Rogers ... 148

6.2.6 Exemplarische Umsetzung eines Praxisbeispiels ... 148

6.2.7 Analyse des Modells anhand der Kriterien von Cormack und Reynolds ... 151

6.3 Die Theorie von Hildegard Peplau 153
6.3.1 Definition von Pflege 154
6.3.2 Definition von Gesundheit und Krankheit 157
6.3.3 Aufgabe der Pflege und ihre Methoden 157
6.3.4 Einordnung der Theorie von Hildegard Peplau 160
6.3.5 Exemplarische Umsetzung eines Praxisbeispiels 161
6.3.6 Analyse der Theorie anhand der Kriterien von Cormack und Reynolds 164
6.4 Psychobiografisches Pflegemodell nach Erwin Böhm 166
6.4.1 Definition von Pflege 169
6.4.2 Definition von Gesundheit und Krankheit 170
6.4.3 Aufgabe der Pflege und ihre Methoden 170
6.4.4 Erreichbarkeitsstufen – Interaktionsstufen 176
6.4.5 Einordnung der Theorie 180
6.4.6 Exemplarische Umsetzung eines Praxisbeispiels 180
6.4.7 Analyse des Modells anhand der Kriterien von Cormack und Reynolds 184
6.5 Das Konzept der Gefühlsarbeit nach Silvia Neumann-Ponesch und Alfred Höller 187
6.5.1 Theoretischer Ansatz (in Auszügen) 187
6.5.2 Aufgabe der Pflege 192
6.5.3 Ergebnisse 194
6.5.4 Analyse des Konzepts anhand der Kriterien von Cormack und Reynold 195
6.6 Das Konzept „Bewältigung“ für Unfallverletzte am Universitätsspital in Zürich nach Josi Bühlmann 196
6.6.1 Theoretischer Ansatz 197
6.6.2 Pflegerische Unterstützung in der Unfallbewältigung – ein Praxiskonzept aus dem Universitätsspital Zürich 197
6.7 Modellvorhaben „Entlastungsprogramm Demenz (EDe)“ 205
6.7.1 Ziel des Modellvorhabens 206
6.7.2 Theoretischer Hintergrund des Modellvorhabens 206
6.7.3 Die Methodik des Modellvorhabens 207
6.7.4 Ausgewählte Ergebnisse und Empfehlungen (Auszüge) 213
6.8 Das mäeutische Pflege- und Betreuungsmodell 214

7 Theorieentwicklung und Theorieanalyse 230
7.1 Gemeinsamkeiten von Theoriesynthese und Theorieanalyse 230
7.2 Merkmale der Theorieentwicklung 235
7.2.1 Begriffe 236
7.2.2 Thesen oder Annahmen 240
7.2.3 Zusammenfügen einzelner Elemente zu einer Theorie, einem Konzept oder Modell 241
7.2.4 Beispiel von Theoriebildung anhand des Konzepts der Gefühlsarbeit 242
7.2.5 Auszüge aus der Analyse von Theorien 246
7.2.6 Allgemeines zur Theorieentwicklung 252

8 Perspektiven der Zukunft – Patchworktheorien 255

9 Theorie- und Wissensanwendung in der Pflegepraxis 259
9.1 Rahmenbedingungen für gelebte Theorie- und Wissensanwendung in der Praxis 263
9.1.1 Organisatorische und gesellschaftliche Voraussetzungen 263
9.1.2 Persönliche Voraussetzungen der Pflegenden 271
9.2 Modelle der Wissensanwendung 275
9.2.1 WICHEN-Modell 275
9.2.2 NCAST-Modell 276
9.2.3 CURN-Modell 277
9.3 Die Bedeutung von Wissensmanagement für die Implementierung theoretisch-wissenschaftlicher Erkenntnisse 278
9.4 Die Bedeutung von EBN (Evidence based Nursing) im Theorietransfer 281
9.5 Die Rolle der Advanced Practice Nurse (APN) 284

Literaturverzeichnis 291

Anhang 1: Erstgespräch im Rahmen der Pflegeanamnese 305

Anhang 2: Das Konzept der Immobilität 308

Anhang 3: Soziale Isolation und Einsamkeit 320

Anhang 4: Fallbeispiel 334

1 Einleitung: Der Status quo der Theoriediskussion in Österreich und im angrenzenden deutschsprachigen Raum

Dieses Kapitel stellt in Kürze den aktuellen Stand der Theoriediskussion dar. Es wird dabei nicht vertieft auf die Arbeiten in der Pflegewissenschaft eingegangen; dazu liegen andere Standardwerke vor.

Im dritten Jahrzehnt des 21. Jahrhunderts assoziieren viele Pflegende zu den Begriffen Pflegekonzept, -theorien und -modelle die Denkgebäude der klassischen Pflegetheoretikerinnen wie Orem, Peplau, Roper u. v. m. Seit den 1990er-Jahren ist es international ruhig um diese Art von Pflegetheorien geworden. Das große Interesse an ihnen im deutschsprachigen Raum bis zum Beginn des 21. Jahrhunderts lässt sich mit dem „Nachholeffekt" (vgl. Moers/Schaeffer 2006) erklären. Verantwortlich für die große Bekanntheit der theoretischen Ansätze der Pionierinnen sind nicht zuletzt die Bemühungen vieler Pflegelehrerinnen der letzten zwei Jahrzehnte, die auf die Relevanz der Theorien für eine Entwicklung in der Pflege hingewiesen haben. Theorien gelten als Bestandteil des pflegewissenschaftlichen Body of Knowledge und finden sich in vielen Ausbildungscurricula wieder.

> Diese sogenannten großen Theorien und Modelle trachteten danach, die Pflege als eigenständige wissenschaftliche Disziplin in der Gesellschaft zu verorten.

Ende der 1980er-, Anfang der 1990er-Jahre hat die deutschsprachige Pflegegemeinschaft viele dieser Theorien unreflektiert in den hiesigen Kulturkreis übernommen. Zu groß war und ist die Wertschätzung gegenüber den Pionierinnen, die uns solch komplexe Werke zum Denken und zur Umsetzung aufgaben, zu wenig ausgeformt war der wissenschaftliche Korpus, um die mit der Übernahme verbundenen Fragen systematisch zu bearbeiten. Wenn wir die breite Pflegeöffentlichkeit betrachten: Was ist heute aus dem scheinbar enthusiastischen Aufbruch zur Eroberung der Pflegetheorien übrig geblieben? Ist es mehr als ein Pfle-

Was ist aus den Pflegetheorien geworden?

gen nach Theorie oder Modell XY, die die Leitbilder von Gesundheitsorganisationen zieren?

„Können Sie mir eine Organisation, eine Abteilung, eine Station nennen, wo Pflege nach einer Pflegetheorie definiert ist und wo nach ihr gearbeitet wird?“, lautete meine Frage am Beginn meiner Lehre zu „Konzepten, Modellen und Rollen“ an Studierende verschiedener Studien- und Lehrgänge, eine Frage, die ich vor über 15 Jahren auch mir bekannten Pflegepraktikerinnen, Pflegemanagerinnen und Pflegewissenschaftlerinnen im deutschsprachigen Europa stellte. Die meisten antworteten mit einem klaren „Nein“; manche wussten von Modellprojekten, die allerdings schon eine Zeitlang zurücklagen und von denen man nicht wusste, was aus ihnen geworden war.

„Innerhalb der Berufsgruppe wuchs die Einsicht, dass die Praxisdisziplin Pflege einen abstrakten, wissenschaftlich orientierten Rahmen aufweisen sollte“ (vgl. Kühne-Ponesch 2004), so schrieb ich in der Erstauflage dieses Buches. Sowohl Menge als auch Qualität systematisch entwickelter Pflegetheorie und ihr Einsatz haben zugenommen. „Die heutige Situation der Pflegepraxis legt nahe, dass Pflegende über viel Theorie verfügen und mit praxisrelevanten Forschungsergebnissen vertraut sind“ (Käppeli 2003, S. 26). Doch ob sich diese Bemühungen auch auf eine verbesserte Pflegequalität auswirken, kann bis heute nicht beurteilt werden; ebenso wenig ist eine Aussage zu treffen, ob sich dadurch das Verständnis verändert hat.

Paradigmenwechsel

Inzwischen vollzieht sich ein deutlicher Paradigmenwechsel: weg von den globalen, abstrakteren Theorien hin zu Theorien mittlerer und geringerer Reichweite und zu Praxiskonzepten.

Dennoch konnte Pflege bis heute mithilfe von Pflegetheorien nicht darlegen, was die USP (Unique Selling Proposition) der Pflege ist. Dieser Ausdruck aus der Wirtschaft ist absichtlich gewählt und meint einen der Konkurrenz überlegenen Wettbewerbsvorteil v. a. bei der Qualität. Wie im Vorwort schon zu lesen, waren auch die Bemühungen meinerseits für die dritte Auflage des Buches, Evaluierungen theoriegeleiteter Pflege in Österreich darzustellen, nicht erfolgreich. Somit ist es nach wie vor nicht möglich, wichtigen Financiers für Pflegeprojekte darzustellen, welche Geldmittel für welche Art von Qualitätsarbeit für das österreichische Gesundheits- und Sozialwesen bereitzustellen sind. Dies heißt auch, dass für externe Partner (und mit hoher Wahrscheinlichkeit für die Pflegenden selbst) eine Differenzierung zwischen Pflegearbeiten, die von weniger qualifizierten Personen durchgeführt werden, und solchen, die von gut bis hoch qualifizierten Personen durchgeführt werden, nicht möglich ist. Bis dato (2021) gibt es in Österreich noch keine Pflegeberichterstattung.

Paradigmenverschiebung

Die im Kapitel „Kritik" an den Pflegetheorien und -modellen (v. a. der Pionierinnen aus dem angloamerikanischen Raum) angeführten Punkte führten u. a. zu einer Paradigmenverschiebung[1] innerhalb der Pflegewissenschaft (was nicht heißt, dass es heute eine eindeutige paradigmatische Orientierung gibt).

Reifen einer Wissenschaft im Sinne Kuhns

Sicher ist eine Wende von der naturwissenschaftlichen zu einer vermehrt sozialwissenschaftlichen Orientierung – ein paradigmatischer Entwicklungsschritt in Richtung Reifen einer Wissenschaft im Sinne Kuhns (1976, S. 27). Ein weiterer Paradigmenwechsel hat mit der Fokussierung auf eine evidenzbasierte Praxis Einzug gehalten. So sehen Fawcett und ihre Kolleginnen Watson, Neumann, Walker und Fitzpatrick (2001) die Praxisentwicklung von einer theoriegeleiteten hin zu einer sich am Beginn befindlichen empirischen Entwicklung. Theorie ist heute in weiten Teilen mit dem Nachweis von Evidenz gleichgesetzt. Spannend ist die Frage, was zu diesem raschen Paradigmenwechsel geführt hat? Mit EBN (Evidence Based Nursing) beschäftigt sich Pflege in Österreich erst seit den 1990er-Jahren. Dass auch diese Entwicklung für die Pflege nicht unproblematisch sein muss, ist im nächsten Kapitel zu lesen. Kuhn (1976) glaubt, über seine Beobachtungen in der Forschungslandschaft behaupten zu können, dass es immer dann zu einem Paradigmenwechsel kommt, wenn ein Problem nicht gelöst werden kann oder wenn es eine Krise gibt. So kann man jetzt nach den ungelösten Problemen bzw. Krisen der Pflege fragen: Ist es die

[1] „Paradigmen in diesem Verständnis sind theoretische und pragmatische Leitvorstellungen, die sowohl wissenschaftliche wie praktische Aktivitäten in einem bestimmten Handlungsfeld in ihrer grundlegenden Orientierung bündeln und richtunggebend zusammenfassen." (Wolters 1998, S. 60)

Krise des mangelnden Empowerments von Pflege in der Gesellschaft, ist es die Krise der nicht vorhandenen Transparenz, die dazu führt, dass die Ergebnisse der Pflege nicht benannt werden können, oder ist es die wirtschaftliche Krise, die den Kampf um die Ressourcen einer Pflegeentwicklung hemmt?

Die als Einstieg geäußerte Frage nach einer in der Praxis gelebten Theorie oder einem Modell in den Pflegeeinrichtungen und Organisationseinheiten der Pflege gibt es heute wohl mehr auf dem Papier, als dass sie als internalisiertes Wissen Anwendung finden würde. Nach wie vor ist Handeln ritualisiert und wenig von einem Denkprozess begleitet. Die Bereitschaft zum Kulturwandel ist eingeschränkt. Dies ist bedingt durch die Prägung der Pflege durch ein religiöses Wertesystem, durch die Motivation von Aufopferung und Berufung sowie durch die Fremdbestimmung der Medizin. Die Medizin ist vielfach auch unbewusst als Vorzeigemodell für das zu Erreichende im Gesundheitswesen verinnerlicht.

Bereitschaft zum Kulturwandel?

Käppeli (1999, S. 155) betont das heterogene Bild der theoriegeleiteten Pflege: „Den heutigen Pflegenden fehlen die pflegetheoretische Begründungskompetenz ihres Handelns und die Voraussetzungen zur Gesundheitsförderung weitgehend, was zur gesellschaftlichen Tendenz, die Pflege als Hilfsdienst einzuschätzen, beiträgt.“ Wäre das Bild von Pflege in der breiten Öffentlichkeit und in den Bezugswissenschaften ein anderes, so müsste heute kaum so intensiv um die Beteiligung an politischen Ämtern und um die Akademisierung gerungen werden. Die Akademisierung etwa setzt viele positive Akzente: Pflegende werden motiviert, Fragen aus der Praxis zu formulieren und einer Antwort zuzuführen, die Argumentationsbasis für das Handeln gewinnt an Stärke, und es wächst der Selbstwert, sich solidarisch für Kranke und Schwache einzusetzen. Dennoch ist die Entwicklung der Pflegewissenschaft nicht Garant für einen gelungenen Praxis-Theorie-Transfer, d. h. ein linearer Denk- und Pflegeprozess garantiert nicht immer die Lösung eines komplexen Problems; diese Erfahrung mussten ebenfalls viele Vorreiterinnen machen. Die aktuellen Bemühungen, Advanced Nursing Practice, die erweiterte und vertiefte Pflegepraxis (vgl. Neumann-Ponesch et al. 2013, 2014) in Österreich bekannt zu machen und zu etablieren (in Ansätzen gibt es sie schon), hat einen intensiveren und nachhaltigeren Theorie-Praxis-Transfer zum Ziel.

Fragen zur Vertiefung

- Was ist ein Paradigmenwechsel?
- Zu welchem Paradigmenwechsel kam es in der Pflege und wodurch wurde er ausgelöst?
- Beantworten Sie die von mir gestellte Frage: „Können Sie mir eine Organisation, eine Abteilung, eine Station nennen, in der Pflege durch eine Pflegetheorie definiert ist, nach der gearbeitet wird?"
- Warum ist die Antwort auf die vorhergehende Frage so ausgefallen, wie sie ausgefallen ist?

Weiterführende Literatur

Fawcett, J. et al.: On nursing theories and evidence. Journal of Nursing Scholarship 2/2001, S. 115–119.

Käppeli, S.: Theorie ins Erfahrungswissen integrieren. Managed Care 2003, S. 25–26.

Käppeli, S.: Transfer der Theorie in die Praxis oder Bereicherung der Theorie durch die Praxis? Tagung der Hochschule für Gesundheit Fribourg, 12. 4. 2005.

Kuhn, T.: Die Struktur wissenschaftlicher Revolutionen. Frankfurt a. M.: Suhrkamp, 1976.

Moers, M./Schaeffer, D.: Pflegetheorien heute: Wie könnten sie die Praxisentwicklung fördern? Die Schwester/Der Pfleger 46/12, 2006, S. 1050–1053.

Moers, M./Schaeffer, D.: Pflegetheorien heute: Wie könnten Sie die Praxisentwicklung fördern? Die Schwester/Der Pfleger 46/1, 2007, S. 70–73.

Neumann-Ponesch, S. et al.: Advanced Nursing Practice in Österreich. Positionspapier. Wien: facultas.wuv, 2. Auflage 2014.

2 Kritik an den Theorien

In diesem Kapitel werden die häufigsten Kritikpunkte an Pflegetheorien und -modellen besprochen. Die Kritik betrifft sowohl die Arbeiten der Pionierinnen als auch die neueren Theorien. Es handelt sich aber nicht ausschließlich um Kritik an der Theorie selbst, sondern es ist auch der Umgang mit theoretischer Arbeit in und durch die Berufsgruppe der Pflegenden durch alle theoretischen Phasen hindurch abgebildet.

Nach der anfänglichen Euphorie über die in erster Linie aus den USA stammenden Pflegetheorien folgte eine Phase der Ernüchterung. Bei kritischer Betrachtung der Schlüsselbegriffe stellten sich einige – im Speziellen von der Pflege als wertvoll erachtete – Ansätze als Seifenblasen heraus.

Ganz generell werden an den klassischen Theorien und Modellen der Pflegewissenschaft aus den unterschiedlichsten Gründen mangelnde Vergleichbarkeit, mangelnde wissenschaftliche Fundierung und mangelnde Praxistauglichkeit kritisiert.

2.1 Uneinheitliche Verwendung von Begriffen

Es gibt kaum eine einheitliche Definition oder ein einheitliches Verständnis von Begriffen!

Ein Kritikpunkt liegt darin, dass die einzelnen Theorien und Modelle die Begriffe Person, Umwelt, Gesundheit und Krankheit unterschiedlich definieren. Das kann jedoch auch den Vorteil mit sich bringen, dass die Pflegenden leichter ein ihrer Situation angemessenes Modell finden, das die speziellen Bedürfnisse der jeweiligen Arbeitsumgebung berücksichtigt (vgl. Cormack/Reynolds 1992).

Der hohe Abstraktionsgrad vieler Begriffe und der ihnen zugrunde liegenden Paradigmen stiftet weitere Verwirrung. Metatheorien versuchen, umfassende Erklärungen zu liefern – häufig mit dem Resultat, dass sie nichts erklären. Sie seien zu abstrakt und zu wenig kontextbezogen, lautet die Kritik. Grundsätzlich sind alle Theorien und Modelle mit hohem Abstraktionsgrad (wie z. B. jene, die sich an die Systemtheorie anlehnen) großer Kritik vonseiten der Pflegewissenschaft ausgesetzt. Ihnen ist gemein, dass sie eher den Soll- als den Istzustand der Wirklichkeit beschreiben; im Vordergrund steht „[...] mehr Ideologie als Analyse und auch mehr Handlungsmodell als Handlungsanalyse“ (Dassen/Buist 1994, S. 92). Dies wird auch von June Clark (1982) unterstrichen. Es besteht ein Bedarf an Theorien und Modellen, die Pflegende in der Praxis unmittelbar unterstützen. Es müssen Konzepte entwickelt werden, die Pflege in operationalisierter (messbarer) Form beschreiben und vorhersagen. Diesem Trend wird heute – um die Praxis besser zu bedienen – vermehrt nachgegangen. Wir wissen heute jedoch noch zu wenig, ob und wie die Begriffe der Theorien geringerer Abstraktion in der Praxis angenommen und umgesetzt werden; zu jung ist deren Entwicklung im deutschsprachigen Raum.

Bedarf an praxistauglichen Theorien

Auch die Verwendung tautologischer Begriffe führt zu einem Mangel an Deutlichkeit: Man versucht häufig, das Konzept „Nursing“ mit „Nursing“ zu erklären. Dem entgegnet Fawcett (1996a), es handle sich dabei keinesfalls um Tautologien; vielmehr sei „Nursing“ ein Sammelbegriff. Dies ist allerdings nicht wirklich überzeugend und kann auch nicht kritiklos akzeptiert werden. Begriffe sollten, wenn möglich, klar definiert und eindeutig sein. Denn das Betreiben von Wissenschaft und die Durchführung von Pflege basieren auf einer gemeinsamen Sprache im jeweiligen Schaffenskontext. Ist dem nicht so, ist das Erreichen eines definierten Ziels eher ein Zufallsprodukt als durch systematisches und logisches Vorgehen gekennzeichnet.

Klarheit von Begriffen oder Tautologien?

Ein weiterer Mangel besteht darin, dass sich in vielen Theorien und Modellen Definitionen von Pflege finden, die die Pflege omnipotent erscheinen lassen: Pflege kann alles und ist für alles zuständig. Dies ist ein unrealistischer Ansatz.

Das nachfolgend angeführte Beispiel des Begriffs „Aggression“ als Pflegephänomen stellt die Problematik der Begriffsdefinitionen in den verschiedenen existierenden Klassifikationssystemen dar. Je nach Klassifikationssystem wurde der Begriff in unterschiedlichen Kontexten definiert und festgeschrieben. Das Ergebnis ist, dass Aggression je nach Ordnungssystem unterschiedliche Bedeutungen haben kann.

Tabelle 1: Darstellung des Begriffsunterschieds „Aggression" in Abhängigkeit von den Klassifikationssystemen ICNP und NANDA (vgl. Manier 1999)

	ICNP	NANDA
Darstellungsform	Beschreibung des Phänomens	Risikodiagnose
Ausgang	vom Aggressionsbegriff	vom Gewaltbegriff
Definitionsbreite	eher eng; nur körperliche Verletzung	eher breit; körperliche Verletzung und emotionale Verletzung
Orientierung	interaktionistische und biologische Faktoren	am Verhalten des Aggressors

Unterschiedliche Definitionen ein und desselben Begriffs

Die unterschiedlichen Definitionen „ein und desselben" Begriffs in den beiden Ordnungssystemen würde – sofern eine exakte Ausrichtung auf die Begriffe vorgenommen wird – zu verschiedenen Betrachtungsperspektiven mit unterschiedlichen abgeleiteten Maßnahmen für die Klientinnen führen.

In engem Zusammenhang mit der uneinheitlichen Verwendung von Begriffen steht das Problem der mangelnden wissenschaftlich-empirischen Fundierung von Modellen und Theorien.

2.2 Mangelnde wissenschaftlich-empirische Fundierung

Der Beginn jeder Ausformulierung eines Modells oder einer Theorie beruht auf den persönlichen, umfassenden Erfahrungen der Theoretikerinnen. So war in den Anfängen kaum nachzuvollziehen, worauf sich ihre Erklärungszusammenhänge bezogen, für welche Klientengruppe ihre Aussagen zutrafen und/oder in welcher Pflegesituation das Modell oder die Theorie anwendbar war. Mangelnde wissenschaftlich-empirische Fundierung führt zu dem Vorwurf, Pflege basiere auf pseudowissenschaftlichen Erkenntnissen. Dadurch kann die Anerkennung durch die Scientific Community infrage gestellt werden.

Es wird auch immer wieder gefordert, Theorien (im Speziellen normative Theorien, die auf philosophisch-konzeptionellen Überlegungen beruhen) zu testen. Dies geschieht bis heute zu wenig.

Die neue Strömung – nach Ingersoll (2000) eine Modeströmung –, weniger abstrakte Theorien durch Evidenzbasierung (in erster Linie aus positivistischer Sicht) zu generieren, scheint verlockend und besser geeignet, Ursache und Wirkung systematisch zu verbinden. Keine Frage – Forschungen, die evidenzbasierte Ergebnisse hervorbringen, sind heute nicht mehr wegzudenken und leisten eine wichtige Professionsaufgabe. Der große Kritikpunkt vieler Wissenschaftlerinnen – und auch meiner – ist, dass Evidene Based Nursing (EBN) aus der Medizin übernommen wurde, ohne dessen konkreten Nutzen zu hinterfragen.

Evidenzbasierung statt abstrakter Theorien?

> Während Evidenzbasierung in der Medizin das naturwissenschaftliche Paradigma bedient und auf randomisierte, kontrollierte Studien als akzeptable Wissensfundamente setzt, bildet der naturwissenschaftliche Wissenschaftsfokus die Pflege nur bedingt ab.

Verschiedene Autorinnen sehen diese Vorgaben für Evidenz als vorgeschobene Rechtfertigung für antitheoretische Haltungen an, die wichtige Wissensgebiete der Pflege, beispielsweise das ethische oder das ästhetische Wissen (vgl. Chinn/Kramer 1999; Fawcett et al. 2001), beschneiden, ja, gar nicht berücksichtigen. Die Folgen seien eine Vergrößerung der bereits weit klaffenden Theorie-Praxis-Lücke und die Gefahr, das medizinisch-naturwissenschaftliche Paradigma überzubetonen (vgl. Walker/Redmond 1999; Upton 1999). Grypdonck (2004) weist darauf hin, dass Evidence-based Practice auf Theorie beruhen kann, aber nicht muss, und sagt weiter: „Ich muss sagen, dass ich zwar erklären kann, jedoch nicht verstehe oder vielleicht nicht verstehen will, wie die Pflege mit solch einer langen Geschichte des Insistierens auf dem Wert der Theorie – Pflege hat in dieser Beziehung mehr geleistet als die Medizin – dies in weniger als drei Jahren fast vollständig vergessen konnte, als sie EBP (Evidence-Based Practice) annahm." (a.a.O., S. 37) Diese blinde, unreflektierte Übernahme ohne gleichzeitige und gleichwertige Berücksichtigung anderer Paradigmen wie beispielsweise das der Phänomenologie, der Hermeneutik, der Ethnologie oder der Grounded Theory könnte eine weitere Professionalisierung hemmen (siehe die Kapitel über Professionalisierung, S. 41–51). Nebenbei sei bemerkt, dass auch in der Medizin nur ein Teil des zur Anwendung kommenden Wissens auf hoher verfügbarer

Evidenz als „Rechtfertigung" für antitheoretische Haltungen?

Evidenz beruht. Claudia Wild, die ehemalige Geschäftsführerin des Instituts für Health Technology Assessments, spricht hier von maximal 10 %. Was soll uns das sagen?

Es gibt viele Schulen der Erkenntnisgewinnung und viele Methoden, je nach der eingenommenen Perspektive. Ich schließe mich hier Mayer (2002) an, die den Vorschlag unterbreitet, nicht von „evidence-based", sondern von „research-based" zu sprechen, was der Pflege die Chance gibt, ihren Handlungs- und Begründungszusammenhang breit aufzusetzen.

Unterschiedliche Theorietypen gehen unterschiedliche Fragestellungen unterschiedlich an.

Der Streit um die Qualität der verschiedenen Theorien muss (bis auf wenige Ausnahmen) unfruchtbar bleiben, da verschiedene „Theorietypen unterschiedliche Fragestellungen und Phänomene mit unterschiedlichen Begriffen und Grundannahmen, Erklärungsstrategien und Methoden angehen" (Haller 1999, S. 41 f.). Dies trifft auch auf die Pflegetheorien und -modelle zu. Aufgrund der grundlegenden wissenschaftstheoretischen Differenzen zwischen den verschiedenen Typen von Theorien und Modellen und ihrer vernachlässigten Anwendung und Evaluation in der Praxis ist es nicht ohne Weiteres möglich – etwa durch systematische empirische Ansätze –, zu entscheiden, welche Theorietypen besser, schlechter bzw. gar „richtig" oder „falsch" sind. Selbst darüber, ob Modelle und Theorien sich in der Praxis „bewähren", kann nichts ausgesagt werden – es gibt sie kaum. Eine löbliche Ausnahme scheint mir dabei das Modell von Erwin Böhm, obwohl es nicht konsequent wissenschaftlich fundiert ist.

Der Objektivitätsanspruch von Theorie hat heute an Absolutheit verloren. Dies hängt damit zusammen, dass sich im Verlauf der Theoriediskussion eine veränderte Auffassung von Wirklichkeit durchgesetzt hat (vgl. Kirkevold 2002). Wer bestimmt heute über das, was wirklich ist? Es wird diskutiert, ob in der Pflege und für ein besseres Verständnis derselben die objektive Wirklichkeit, die durch die Wissenschaft erzeugt wird, der subjektiven nicht nachgereiht werden müsste.

Wer bestimmt heute, was wirklich ist?

2.3 Erkenntnistheoretische Unverträglichkeiten

Eine weitere Schwierigkeit besteht darin, dass Begriffe aus unterschiedlichen Kulturkreisen, häufig aus dem angloamerikanischen Bereich, unserer Kultur ohne Diskussion und Anpassung übergestülpt werden, wodurch sich Probleme „[...] aus der Unangemessenheit einer fremden Perspektive ergeben und in letzter Konsequenz zu einem beträchtlichen Maß an Fremdbestimmung führen" (Müller 2001, S. 48). Ein Beispiel: Viele Theoretikerinnen fokussieren stark auf den Beziehungsprozess und die Interaktion zwischen Patientin und Pflegeperson. Die eine solche Interaktion bestimmenden gesellschaftlichen und sozialen Rahmenbedingungen werden kaum diskutiert und häufig vernachlässigt. In einigen Theorien werden wünschenswerte Qualifikationen von Pflegenden aufgelistet; wie und in welchem Kontext ein Team Pflegearbeit erbringen sollte, wird hingegen kaum beschrieben. Es wird kritisiert, dass die Theoretikerinnen, „nicht im Blick [haben], dass die Probleme der Pflegenden gleichrangig sind mit denen der Gepflegten, dass Patientenorientierung ohne Personalorientierung eine Fiktion ist" (Botschafter/Steppe 1994, S. 75). Aus der Erfahrung wissen wir: Theoriegeleitetes Handeln kann nur in einem theoriefreundlichen Umfeld stattfinden.

Theoriegeleitetes Handeln bedarf eines theoriefreundlichen Umfelds

2.4 Mangelnde Praxistauglichkeit

Alle Pflegetheorien bündelten das Wissen über die Pflege ihrer Zeit und ihres Kulturraums. Alle ohne Ausnahme formulier(t)en Idealziele der Pflege: Wie soll Pflege sein? Sie geben aber wenig Anhaltspunkte, wie man dorthin kommt.

Die Auseinandersetzung mit Theorien brachte der frühen Pflegewissenschaft Reputation und Fortschritte bei der Professionalisierung. Ihren Anspruch, Orientierung für Praxis und Ausbildung zu bieten, konnte sie jedoch aufgrund der großen Komplexität nicht erfüllen. Schwer zu „greifen" war der Anspruch, große, allgemeine und somit zu abstrakte Modelle für das gesamte Pflegehandeln zu entwickeln. Erschwerend wirkte das „Herunterbrechen" dieser Modelle auf die verschiedenen differenzierten Praxissituationen. Durch allgemeine, alle Pflegebereiche übergreifende Ansätze wird die Entwicklung von Konzepten erschwert, die an spezifische Situationen angepasst sind. Der Komplexität und Mannigfaltigkeit von Pflegehandlungen werden die meisten Theorien und Modelle, wenn überhaupt, nur bruchstückhaft gerecht. So stoßen häufig verbreitete Modelle, die den Organisationen durch Geldgeber, den politischen Willen oder das Management aufgezwungen werden (wie beispielsweise die von Orem oder Roper), an ihre Grenzen. Probleme und deren Lösungen müssen heute erst im Lichte von Forschungsergebnissen und der sich daraus neu formenden theoretischen Erkenntnisse in Bezug auf bestehende Praxisverhältnisse analysiert und entwickelt werden. Beispielsweise kann theoretisch zusammengetragenes Wissen erklären, wie eine Kranke ihren Zustand erlebt und wie sie damit umgeht; dieses Wissen gibt den Pflegenden allerdings keine Handlungsanweisungen, welche Maßnahme in welcher Situation die richtige ist.

Die Entwicklung von Theorie in Bezug auf Praxisverhältnisse ist entscheidend!

Wie und in welchem Ausmaß der theoretische Diskurs Einfluss auf die Praxis nimmt, kann schwer gemessen werden. In der klassischen Wissenschaftstheorie wird die Beschreibung von Phänomenen und ihren Beziehungen als Aufgabe angesehen. Die immer schon vorhandene und für eine Entwicklung notwendige Kluft zwischen Theorie und Praxis scheint sich aber durch die Theoriearbeit nicht verkleinert zu haben. Der Großteil der theoretischen Arbeiten ist weder induktiv entwickelt noch in der Praxis getestet worden. Das heißt, wir haben wenig Gewähr dafür, dass die Pflegetheorien die Praxis in gewünschter Weise verändern. Praktikerinnen sollten aber in der Umsetzung von Theorie nichts unversucht lassen (siehe auch das Kapitel „Bedeutung theoretischen Denkens“, S. 28). Um zu entscheiden, ob eine Theorie, ein Modell zu adaptieren ist oder aber die Praxis angepasst werden soll, müssen die Schritte der Umsetzung und ihre Auswirkung dokumentiert und evaluiert werden (vgl. Käppeli 1988).

Eine zunehmende Bedeutung erfährt die Darstellung des Ergebnisses von Pflege in erster Linie in Bezug zu den Klientinnen. Rückschlüsse auf das Klientenergebnis (Outcome) können nicht getroffen werden, da zwar per definitionem ein Bezug zwischen Diagnose und Ergebnis im Pflegeprozess hergestellt werden sollte, dies im Pflegealltag aber nicht geschieht. Pflegequalität und -leistung bleiben größtenteils völlig unsichtbar und scheinbar unbedeutend. Die Sichtbarkeit von Pflege wird untergraben und behindert den Diskurs zukünftiger Ausrichtungen – ein Teufelskreis.

2.5 Nicht vorhandene Rahmenbedingungen des Praxis- und Ausbildungsumfelds

Man muss die Anwendung theoretischen Wissens in der Praxis üben. So wird Theorie selbstverständlicher Bestandteil der Praxis. Die bestehenden Rahmenbedingungen sind für den kontinuierlichen „Übungs- und Anwendungseinsatz" von Theorie nicht geeignet. Der Einsatz qualifizierter, wissenschaftlich fundiert geschulter Mitarbeiterinnen im Praxisumfeld der Gesundheitsorganisationen, die den Theorie-Praxis-Transfer im Auftrag der Organisationen verantworten, lässt auf sich warten. Zu unklar ist das Verständnis von deren Nutzen und zu unklar sind Konzepte der Praxisentwicklung an sich formuliert. Die Einführung neuer Konzepte, eine Veränderung des Pflegeverständnisses oder die Einführung neuer Interventionsmethoden müssen von fach- und sozialkompetenten Personen geplant, begleitet und evaluiert werden. Die Erkenntnisse der Wissenschaft sind in eine für die Mitarbeiterinnen verständliche Sprache und Handlungsanweisung zu übersetzen. Es müssen systematische Möglichkeiten geschaffen werden, bei Unklarheiten und Problemen Fragen zu stellen, die situationsgerecht beantwortet werden. Die Rahmenbedingungen dafür sind seitens des Unternehmens zu schaffen. Organisationsentwicklung ist kein Zufallsprodukt, das auf die Verantwortlichkeit jeder einzelnen Mitarbeiterin, unabhängig von Rolle und Qualifikationsniveau, aufgeteilt werden kann. Modellberechnungen, was beispielsweise gut ausgebildete Pflegeexpertinnen oder Pflegeberaterinnen in Hinblick auf Effektivität und Effizienz eines Gesundheitsunternehmens leisten, wären hilfreich, um die Frage nach dem adäquaten Rahmen zu beantworten.

Modellberechnungen, was Expertinnen und Beraterinnen bringen, sind notwendig!

Ebenso mangelt es an strukturierten Lösungen für die Implementierung neuen Wissens in die Praxis und die Bearbeitung von Problemen aus der Praxis. Die Frage, wie sich Wissenschaft und Praxis gegenseitig beeinflussen, ist weitestgehend unbeantwortet. Die Pflegewissenschaft, die auf sich konzentriert ist, um ihre Existenz zu begründen, vernachlässigt die Antwort darauf, was Pflege von morgen sein muss. „Die meisten Pflegetheorien dienen primär der Existenzberechtigung der Pflegewissenschaft und weniger der Praxis der Pflege", so bereits Ruth Schröck (1997, S. 170).

Die kaum vorhandenen brauchbaren politischen Vorschläge für das Berufsfeld und dessen Aufgaben forcieren den Trend, vermehrt auf schlecht ausgebildetes und meist junges Personal zur Bewältigung der quantitativ anwachsenden Aufgaben in der Praxis zurückzugreifen. Theoriegeleitetes Handeln kann aber nur fruchten, wenn Theorie im weitesten Sinne in der Aus- und Weiterbildung vermittelt wird und eine Hilfestellung zur Umsetzung vorhanden ist. Dazu benötigt jeder Einzelne einen gewissen Reifegrad und die Fähigkeit zu analytischem Denken. Ebenso benötigen die Organisationen eine klare Zielformulierung, was denn ihre Aufgabe ist.

Auszubildende der Gesundheits- und Krankenpflege orientieren sich in erster Linie an dem in der Praxis Vorhandenen. Finden sie keine definierte Theoriearbeit und -anwendung im Sinne einer offenen, lernenden Organisation vor, so kann der Keim neuen Wissens, der durch sie eingebracht wird, nicht aufgehen. Das Wissen verpufft. Die Lehrerinnen der Ausbildungsstätten haben eine Vorbildfunktion, die sie in der Praxis auzuüben haben; ebenso tragen sie Verantwortung bei der Auswahl der Praktikumsstellen. Mehr dazu lesen Sie im Kapitel „Rahmenbedingungen“ (siehe S. 263).

2.6 Mangel an theoriegeleiteter Forschung

Forschung sollte theoriegeleitet sein, wird vielfach gefordert. Häufig aber ist der Theoriebestand ungenügend und muss erst von einer abstrakten auf die praxisrelevante Ebene transferiert werden. Die Folge ist ein geringer Einfluss von Pflegetheorien auf die Forschung. Mehrere Untersuchungen zeigen dies eindrücklich: Dassen und Buist (1994) erwähnen eine Studie, in der über 400 Artikel bezüglich der Verwendung einer Theorie untersucht wurden. In 28 % der Fälle wurden Theorien verwendet, jedoch nur bei einem Sechstel handelte es sich um Pflegetheorien. Dominierend war dabei das Modell von Orem.

Trotz unterschiedlichster Betrachtungsweisen von Pflege besteht in einigen Punkten ein **Konsens in der Pflegetheorie**:

- Pflege ist patientenorientiert, auf den ganzen Menschen ausgerichtet.

- Die Pflegeempfängerin soll aus ihren gesundheitsbedingten Abhängigkeiten befreit und im Umgang mit ihren Ressourcen und Defiziten gestärkt werden.
- Häufig werden die Klientinnen in den Prozess der Pflege miteinbezogen. Partizipation ist ein wichtiges Element im Sinne der Selbstbestimmung.
- Pflege wird neben anderen Berufen im Gesundheitswesen als eigenständige Profession betrachtet, die ihre eigenen Paradigmen zur Lösung gesundheitspolitischer Fragen einbringt. Pflege verfügt über konkret ausformulierte Ziele, die bei der Alltagsbewältigung der Partnerinnen im Pflegeprozess behilflich sind.
- Pflege wird im Sinne des Pflegeprozesses mithilfe der Elemente Assessment, Diagnostik, Setzen und Ausführen von Pflegemaßnahmen sowie Evaluation ausgeführt.
- Pflege ist Praxis- und Wissenschaftsdisziplin, aber auch Kunst! Die in der Pflege tätigen Personen müssen hohe Qualifikationsansprüche erfüllen.
- Die Theoretikerinnen stellen nicht die Krankheit einer Patientin in den Mittelpunkt. Sie betrachten den Menschen als Ganzes. Das Wiederherstellen und Erhalten des physischen, psychischen und sozialen Wohlbefindens ist vorrangiges Anliegen.
- Pflege soll der Individualität der Pflegeempfängerinnen gerecht werden. Die Methoden der Pflege sind dementsprechend individuell zu entwickeln und anzuwenden.
- Struktur und Inhalte von Theorien und Modellen sind ähnlich. Die Begriffe Pflege, Gesundheit, Krankheit, Patientin bzw. Klientin und Umwelt werden am häufigsten behandelt und miteinander in Beziehung gesetzt.

2.7 Unrealistische Zielsetzungen, was Theorien alles leisten können

Anhand des Anspruchs, Klientinnen ganzheitlich zu betrachten, soll eine von mehreren exemplarisch unrealistischen Forderungen dargestellt werden:

Ganze Generationen von Krankenpflegeschülerinnen wurden in ritualisierter Art und Weise auf die Achtung der Ganzheitlichkeit mit und bei Patientinnen oder Klientinnen geschult. Ziel dabei sollte sein, eine reduktionistische Sichtweise auf den Menschen so weit als möglich zu vermeiden. Die meist naturwissenschaftliche Sicht der Medizin genügt diesem Anspruch, der von der Pflege zu durchbrechen versucht wurde, nicht. Der Pflegeprozess ist theoretisch auf eine Vermeidung von atomistischen oder mechanistischen Sichtweisen ausgerichtet. Logischerweise besteht große Nähe zwischen dem Ansatz der Ganzheitlichkeit und den Systemtheorien, den Grand Theories, die den Menschen häufig als bio-psycho-soziales Wesen charakterisieren. Diese Zuordnung ist unumstritten und wurde in jüngster Vergangenheit um die Systembestandteile Umwelt und Spiritualität ergänzt. Allein, es stellt sich die Frage, ob ein Mensch „ganz" erfasst werden kann? So können zwar über Komponenten des Ganzen zutreffende Aussagen gemacht werden, die aber für das Ganze keine Gültigkeit haben müssen und somit nicht widerspruchsfrei sind (vgl. Stemmer 1999, S. 88).

Kann ein Mensch ganzheitlich erfasst werden?

Das Konzept der Ganzheitlichkeit, das sich hartnäckig ritualisiert in den Ausbildungsstätten fortpflanzt, ist ein Beispiel für solche unrealistischen Zielsetzungen, das sich in der Praxis nicht bewähren kann, weil Ganzheitlichkeit diffus definiert ist und immer von der Definition der jeweiligen Anwenderin abhängt. Zieht man Rogers Ansicht ihrer Systemtheorie heran, wäre Ganzheitlichkeit erst dann verwirklicht, wenn sowohl die Gepflegten als auch die Pflegenden im Rahmen der Organisation als (ganze) Einheit betrachtet würden: eine unrealistische Forderung per se, die einer konsequenten Betrachtung und Anwendung systemtheoretischer Ansätze von vornherein einen Riegel vorschiebt. Und wie Stemmer (1999, S. 90) richtig bemerkt: Dieses Ziel wurde bis heute nicht erreicht allein deswegen, weil es einfach nicht zu erreichen ist. Und notwendige laufende Differenzierungen von Theorien halten kaum Einzug in die praktische Arbeit von Wissenschaft und Praxisumfeld (vgl. Kleve 2005).

2.8 Mangelnde multiprofessionelle Ausrichtung

Klienten- und Patientenversorgung ist keine monodisziplinäre Aufgabe, auch wenn die Klientin aus der Profession heraus nach wie vor monodisziplinär betrachtet wird. Theorien vernachlässigen häufig die Notwendigkeit, die Schnittstellen zu verschiedenen Fachdisziplinen darzulegen. Am häufigsten wird die Schnittstelle zur Klientin und Patientin selbst ausgeblendet. Dies mag durchaus noch an der falsch verstandenen Professionsorientierung liegen. Die Folge davon ist, dass eine Orientierung an der Patientin und Klientin einseitig stattfindet und eben nicht patienten- oder klientenorientiert.

Es scheint die Entwicklung „monoprofessioneller“ Theorien und Konzepte in jenen Bereichen notwendig, in denen ausschließlich Pflegeparadigmen adäquate Lösungen anbieten, und die Entwicklung multiprofessioneller Theorien dort, wo Partnerschaft zu einem guten und transparenten Ergebnis für die Gesellschaft führt. Bartholomeyczik (2003, S. 10) mahnt dennoch zur Behutsamkeit; ein zu breites Spektrum an pflegerischen Aufgaben kann allzu leicht dazu führen, dass „[...] die Breite oft auf Kosten der Tiefe geht und gehen muss“.

Fragen zur Vertiefung

- Es gibt viele Gründe, die Kritik an Theorien und Modellen hervorrufen. Nennen Sie die häufigsten und diskutieren Sie diese!
- Moderne Ausbildungsansätze haben zum Ziel, Theorie und Handlung/Praxis einander vermehrt näher zu bringen. Nennen Sie potenzielle Ziele eines modernen Bildungskonzeptes!

3 Die Bedeutung theoretischen Denkens für die Pflege

Das folgende Kapitel gibt eine Einführung in gesellschaftliche Entwicklungen im Gesundheits- und Sozialbereich und in die sich daraus entwickelnden Herausforderungen. Es wird die Frage gestellt, was Pflege sein kann. Welchen Zweck dabei Theoriearbeit erfüllt, wird anhand definierter Themenschwerpunkte dargelegt.

Die Professionalisierung einer Berufsgruppe ist für ein Konzept der gelebten Theorie von außerordentlicher Bedeutung. Der Professionsstatus wird sowohl von den Pionierinnen der Pflegetheorie als auch von den „jüngeren" Theoretikerinnen für die Erfüllung gesellschaftspolitischer Ziele der Pflege als besonders wichtig angesehen. Er ist u. a. für das Empowerment einer Berufsgruppe in einer Gesellschaft verantwortlich: Denn nicht jeder/jede Gruppe – auch bei besten Kompetenzen – darf seine/ihre Fähigkeiten zum Wohle der Gesellschaft einbringen. Es gibt soziale Regelungen, die ein To Do oder ein Don't bestimmen. Deshalb ist der Professionalisierung hier ein besonderer Schwerpunkt gewidmet.

3.1 Einführung: Herausforderungen und Auftrag von Pflege als Wissenschaft

„Theorie" kommt aus dem Griechischen (griech.: theoría) und bedeutet Wahrnehmung, Anschauung oder Überlegung. Nach diesem Ursprungsverständnis dienen Theorien dem besseren Verständnis und der Bewertung all unserer Wahrnehmungen, die kulturell, ideologisch oder theoretisch (berufs-)sozialisiert bedingt sind. „Denn wir wachsen in sozialen Situationen auf, die von ideologischen und theoretischen Sprachen beherrscht werden, die unser Denken und unsere Wahrnehmung, d. h. unsere Subjektivität, mitbestimmen. Wenn wir versuchen wollen, selbst zu denken statt uns denken zu lassen und halb geblendet nach der Wirklichkeit zu tasten, werden wir auch erfahren wollen, was Theorie ist […]" (Zima 2004, S. 4). Ein theoretisches Fundament für das Handeln einer Profession bedeutet Selbstbestimmung über den Verständnis- und Handlungskorpus. Jede Theorie stellt einem Handlungsfeld Orientierungswissen zur Seite, aus dem sich Verantwortungsbereiche und Fragen für die

Ein theoretisches Fundament bedeutet Selbstbestimmung über den Verständnis- und Handlungskorpus.

Forschung ableiten lassen. Der Frage nach den Verantwortungsbereichen muss die Frage, was Pflege überhaupt ist oder sein kann, vorangestellt werden.

Pflege ist eine Praxisdisziplin und hat die Aufgabe, einzelne Menschen und Gruppen von Menschen verschiedenen Geschlechts, Alters und kultureller Prägung in ihrer Gesundheit zu fördern und zu beraten, sie während einer Krankheit im Genesungsprozess zu unterstützen oder – in chronischen, nicht heilbaren Stadien – Wohlbefinden zu ermöglichen und Schmerzen zu lindern. Pflege befasst sich sowohl mit psychischen, sozialen und geistigen Bedürfnissen als auch mit den körperlichen Befindlichkeiten.

Pflegetheorie baut auf der Pflegepraxis auf. Daher muss der **Konzeption und Implementierung** von Pflegetheorien die **Reflexion über Struktur und Funktion der Pflege** vorausgehen.

Die Konzeption von Pflege geht auf Florence Nightingale zurück. Sie war die Erste, die im Krimkrieg ihre Beobachtungen als Pflegende einer Analyse unterzog, wobei sie auf ihrer guten allgemeinen Ausbildung und ihren besonderen mathematischen Fähigkeiten aufbaute. Sie setzte Variablen wie Mortalität und Hygienemaßnahmen in Beziehung und konnte anhand konkreter Daten einen Zusammenhang nachweisen. Dies war die Geburtsstunde einer „Theorie der empirischen Daten", die auf Erfahrung und Intuition beruhende Erklärungsmodelle ergänzte und zusehends Eingang in die moderne Pflegepraxis fand. Die Pflegepraxis selbst ist durch hohe Komplexität gekennzeichnet: Ein Pflegephänomen tritt meist nicht isoliert auf, sondern in Kombination mit vielen anderen Phänomenen sowie mit medizinischen Diagnosen. Mehrfachinterpretationen der Pflegesituation, die Mehrfachtherapien provozieren können, sind möglich, auch wenn die Prozesse der Pflege theoretisch logisch ineinander greifen. Um theoriegeleitet entscheiden zu können, sind ausgeprägtes Fachwissen und hohe intellektuelle und soziale Kompetenz erforderlich.

Karl Pearson bezeichnete Florence Nightingale als „Prophetin" in der Entwicklung der angewandten Statistik

Pflege ist eine Disziplin, bestehend aus Elementen der Forschung, der Philosophie, der Praxis und der Theorie. Diese Elemente stehen in wechselseitiger Abhängigkeit zueinander und definieren das Aufgabenfeld der Pflege.

Die Komponenten der Pflege sind vielfältig. In der täglichen Arbeit spielen Fragen zur Struktur und Funktion des menschlichen Körpers, zur Bedeutung von Gesundheit und Krankheit, zur Beziehung zwischen den im Pflegeprozess beteiligten Personen sowie die Auseinandersetzung mit Wertesystemen eine Rolle (vgl. Käppeli 1988). Wie die Aufgaben der Pflege von heute und morgen genau zu strukturieren sind, wie und in welchem Ausmaß sie durchgeführt werden sollen, darüber gibt es in der Praxis nur vage Vorstellungen. Die gesetzlichen Rahmenbedingungen, die im mitteleuropäischen Raum immer wieder diskutiert und adaptiert werden, können die notwendige Diskussion um die Rolle der Pflege im Gesundheitswesen nicht ersetzen.

Meleis (1999, S. 300) schreibt: „Die von den Pflegekräften ausgefüllten Rollen sind in hohem Maß von der theoretischen Perspektive bestimmt, die ihre praktische Arbeit leitet." Schenken wir dem Glauben, müssen wir uns fragen, welche theoretischen Ausrichtungen am zweckdienlichsten für die Erfüllung des zukünftigen gesellschaftlichen Auftrags sind. Pflege muss sich daher folgenden Fragen stellen:

- Welchen gesellschaftlichen Auftrag hat das Gesundheitswesen?
- Gibt es formulierte ökonomische, qualitative und ethische Ziele der Leistungserbringung?
- Welchen gesellschaftlichen Part übernimmt dabei die Pflege?
- Welche Qualifikationen (welcher Berufsgruppen) sind zur Erfüllung des gesellschaftlichen Auftrages vonnöten?
- Welche quantitativen und qualitativen Richtlinien müssen die zu erbringenden Leistungen aufweisen?
- Welche Strukturen wirken sich günstig auf die Erreichung des Zieles aus?

Pflege kann sich selbst einen gesellschaftlichen Auftrag erteilen!

Die große Komplexität der potenziellen Tätigkeitsbereiche sowie der nicht klar umrissene oder häufig fehlende Auftrag der Gesellschaft, eine einheitliche, den Bedürfnissen des Einzelnen entsprechende Auffassung von Pflege zu entwickeln, erschweren die Herangehensweise. Die Angehörigen der Pflegeberufe können berufs- und gesellschaftspolitische Entscheidungen nur dann mittragen, wenn die angeführten Fragen sinnvoll in ein Konzept zusammengeführt werden und das Aufgabenfeld der Pflege für alle Berufsangehörigen in gleichem Maße verständlich und transparent wird. Die Meinungen der Pflegenden, ihr Verständnis von Pflege und ihre Interessen sind so indifferent, dass ein solches Konzept erforderlich ist, um zu klären, was unter Pflege verstanden werden kann und verstanden werden soll (vgl. Käppeli 1988).

Die Diskussion über die Ziele und die Aufgabe der Pflege ist voll im Gange. Die ökonomische Lage und die demografische Entwicklung zwingen zur Steigerung der Effizienz. Doch viel zu selten werden „junge“ Pflegeakademikerinnen in politische Entscheidungsprozesse eingebunden. Es stellt sich die Frage, wer Interesse an der Entwicklung der dringend notwendigen Konzepte hat und wer sie bezahlen soll? Daran wiederum knüpft sich die Frage, was oder wer einen Gesundheitsberuf legitimiert?

Legitimierung eines Gesundheitsberufs

Die Beantwortung der Fragen, was Gesundheit ist und wie sie individuell und gesellschaftlich hergestellt werden kann, legitimiert einen Gesundheitsberuf. Wie lässt sich Gesundheit messen und bewerten? Was darf sie kosten? „Der Versuch, Gesundheit objektiv zu definieren, ist in die Kategorie ‚Illusion‘ einzureihen, denn sie bedeutet für jeden etwas anderes“, so Dezsy (2003, S. 17). Dieses Spannungsfeld zu benennen, zu beschreiben und gesellschaftlich und somit politisch akzeptierte Lösungen abzuleiten, unterscheidet einen Professional von einem Laien und wird eine der großen Herausforderungen der Zukunft sein. Fehl-, Unter- und Überversorgung sind im Sinne eines optimierten Ressourceneinsatzes einer Gesellschaft zu vermeiden. Dezsy (2002) bietet über den „Produktionsprozess Gesundheit“ eine mögliche Versorgungskonzeption an.

Durch das Zusammenführen aller Inputs wie z. B. Patientenstatus, Wirken der Professionals, technische Hilfsmittel, aber vor allem eben auch aktive Mitwirkung der Patientin kann der Gesundheitszustand effektiv verändert werden. Alles das, was die Patientin davon nicht annehmen kann, ist ineffizient, ist sozusagen „Überproduktion“. Dezsy wie auch andere Gesundheitsökonomen sehen daher die Patientin als wichtige Koproduzentin von Gesundheit an, denn eins kann als sicher angesehen werden: Ineffizienzen können und sollen in Zukunft nicht mehr finanziert werden. Die Klientin und Patientin bestimmt, was als Wohlbefinden und/oder Gesundheit definiert werden darf. Und nur sie selbst kann durch aktive Beteiligung ihrer

Abbildung 1: Der „Produktionsprozess Gesundheit“ *(aus: Dezsy 2002, S. 77)*

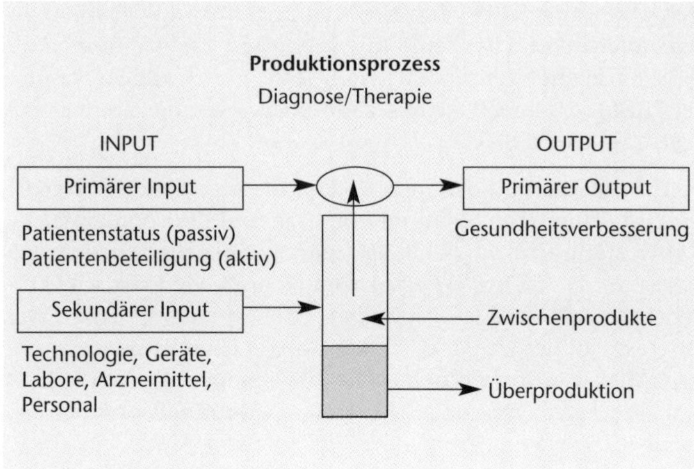

selbst das gewünschte Ergebnis herstellen. Deshalb lautet eine meiner aufgestellten Thesen (Neumann-Ponesch 2009, S. 26):

> Die Patientin/Klientin/der Mensch ist in vielen Betreuungs- und Kontextsituationen Produzentin ihrer eigenen Gesundheit. Die Gesundheitsprofessionals sind die Koproduzentinnen.

Diese Haltung würde einen Paradigmenwechsel im Denken der Gesundheitsprofessionals bedeuten und lenkt das Handeln deutlich in Richtung Interesse der Klientinnen und Patientinnen. Diese Herausforderung ist eine von vielen. Mathias Horx (2003, 2004) und Miriam Hirschfeld (1998) nennen weitere:

- neuartige (heute noch nicht bekannte) gesundheitliche Beeinträchtigungen;
- soziodemografische Veränderungen der Gesellschaft;
- zunehmende Mündigkeit der Patientinnen und Klientinnen;
- Fortschritt durch neuartige Behandlungsmethoden in Pflege, Medizin und Medizintechnik;
- ein Wandel der Gesundheitssysteme in Richtung High Tech (anstatt High Touch);
- die Steigerung von Kosten im Gesundheitswesen;

- generelle Ressourcenknappheit in der Versorgung der Bevölkerung;
- gesellschaftlicher Wertewandel (z. B. zunehmende Individualisierung, größeres Gesundheitsbewusstsein, neue Geschlechterrollen);
- zunehmende Migration und Mobilität von Menschen verschiedener Kulturen;
- zunehmende Vergrößerung der Kluft zwischen Arm und Reich;
- Verschiedenartigkeit von Patientengruppen (Flüchtlinge, Opfer von Gewalttaten, Obdachlose);
- neue, vielfältige Gesundheitsangebote;
- neue Gesundheitsprofessionen und deren unterstützende Hilfen;
- neuartige Kooperationsformen in Betreuung und Therapie;
- Ökonomisierung, Rationalisierung und Rationierung von Gesundheitsleistungen.

Diese Trends sind schon seit Jahren bekannt und haben immer wieder zu Teilreformen im Gesundheitssystem geführt. Als Beispiele sind zu nennen: die Einführung der leistungsorientierten Finanzierung, der Ausbau des Qualitätsmanagements, die beginnende Umsetzung des multidisziplinären Care- und Casemanagements, die beginnenden Verlagerungen vom intra- zum extramuralen Bereich und die Entwicklung und Implementierung von Guidelines für die Gesundheitsversorgung. Der Versuch, Menschen integrativ-patientenorientiert über alle Fachbereiche des Gesundheits- und Sozialbereichs und über alle Lebensphasen hinweg bedürfnisorientiert zu betreuen und zu therapieren, steht am Beginn einer Entwicklung, die noch viele Hürden überwinden muss (vgl. Kongress Integrierte Versorgung 2010).

Doch wie ist diesen Herausforderungen weiter oder auch anders zu begegnen? Wie vermag die Ausbildungs- und Bildungsschiene von Gesundheitsprofessionals so zu qualifizieren, dass sowohl der mündige Mensch befähigt wird, sich selbst „zu pflegen“, als auch der Gesundheitsprofessional in die Lage versetzt wird, Berufsentwicklung unter den Kautelen von Effektivität und Effizienz kontinuierlich voranzutreiben?

Die Lehrinhalte vermitteln traditionellerweise idealtypische Bilder von Gesundheit und Krankheit. Wie beispielsweise mit dem Wesen eines Menschen, der sich nicht in diesen Stereotypen finden lässt, umgegangen werden kann, ist kaum Gegenstand von Lehrplänen und noch weniger Inhalt didaktischer Vermittlungsmöglichkeiten. In der Berufsgruppe der Pflegenden sowie in anderen Gesundheitsberufen sollten folgende Fähigkeiten optimiert und ausgebaut werden, um im Gesundheitswesen von morgen bestehen zu können:

Wichtige Maßnahme: Kompetenz und Persönlichkeitsentwicklung durch Bildung

- Flexibilität hinsichtlich der Anforderungen einer sich verändernden Gesellschaft;
- die Fähigkeit zur Auseinandersetzung mit einer komplexen Welt;
- die Fähigkeit zur Umsetzung von theoretischem Wissen in die Praxis;
- die Reflexion und kritische Auseinandersetzung mit Praxis und Theorie;
- die Fähigkeit zu Interdisziplinarität und Multiprofessionalität;
- die Fähigkeit zur Beeinflussung der Politik;
- die Fähigkeit zur Schaffung von sozialem und menschlichem Kapital.

Die Pflege ist aufgefordert, gemeinsam mit anderen Partnerinnen aus dem Gesundheitswesen Erklärungen und Konzepte für die Aufgaben von heute und morgen zu gestalten. Der Einsatz von Theorien und Modellen der Pflege kann die Entwicklung dabei positiv unterstützen. Sie sind förderlich, um „der Bevölkerung eine qualitativ hohe, theoretisch fundierte pflegerische Versorgung bieten zu können“ (Meleis 1999, S. 36). Pflege bedarf der Pflegetheorie „as a tool which she can use to help her to look critically at her own practice to improve the effectiveness of the care she gives“ (Clark 1982, S. 129).

„Praxis ohne Theorie ist vergleichbar mit einer Seefahrt ohne Seekarte und Ruder.“ (Leonardo da Vinci)

Bei vielen Pflegenden besteht immer noch Unbehagen im Umgang mit und in der Diskussion über Theorien. Es herrscht Unklarheit darüber, welchen Beitrag Theorien in der Entwicklung von Pflegewissen und in der Entwicklung des Berufes leisten können. Dabei haben theoretische Arbeiten in den letzten Jahren nicht nur mengenmäßig zugenommen, es ist auch zu beobachten, dass sich die Qualität der wissenschaftlichen Diskurse enorm gesteigert hat. Dies ist ein Hinweis darauf, dass die Bedeutung der Theorie in der Pflege immer mehr anerkannt wird. Theorie ist inzwischen integrativer Bestandteil in unterschiedlichsten Bereichen: Sie beeinflusst die Rolle der Praktikerinnen, die Tätigkeit der Pflegexpertinnen und -beraterinnen, die Didaktik und den Fokus der Lehre und leitet und gestaltet die Forschung. Wünschenswert ist der Ausbau dieser positiven Entwicklungen. Hilfreich könnte es dabei sein, das „Wort des Unbehagens" – Theorie – durch das Wort Fachwissen zu ersetzen.

In Anlehnung an die Arbeit der Theoretikerinnen, die sich alle die Frage nach dem Warum, dem Was und dem Wie der Pflege stellten, haben sich umfassende Diskurse entwickelt. Eine Konzeption der Pflege im mitteleuropäischen Raum kann auf dieser theoretischen Grundlage aufbauen. Das Rad muss nicht zur Gänze neu erfunden werden.

Sehr umfassend sind die Aufgaben der Pflege umrissen:

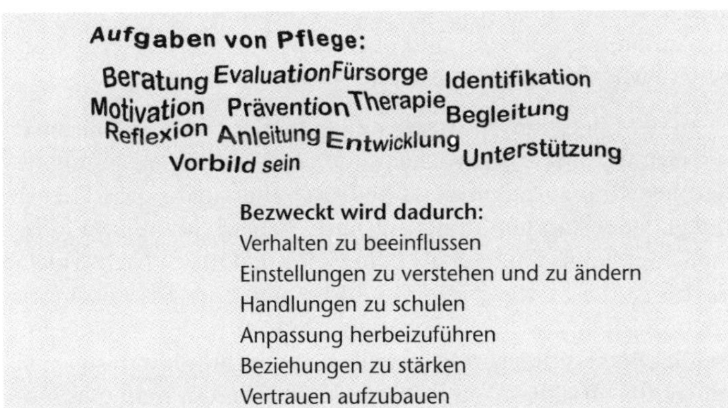

Abbildung 2: Aufgaben von Pflege

Die Disziplin Pflege ist zu jedem Zeitpunkt sowohl praxis- als auch theoriegeleitet, auch wenn der theoretische Rahmen nicht sofort benannt werden kann. Theorie und Praxis bedingen einander gegenseitig! **Es gibt keine Praxis ohne Theorie.** Auch wenn die Praxis oft gedankenlos erscheint – es ist nicht möglich, zu praktizieren, ohne zu denken. **„Die Trennung von Theorie und Praxis ist künstlich"** (Käppeli 1988, S. 5). Es sollte daher auch keine Kluft zwischen Theorie und Praxis bestehen.

Praxis (von griech. *prattein*, handeln) bedeutet, erlernte Handlungen zu setzen

3.2 Theorieentwicklung und -anwendung – warum?

„Ein Beruf ohne definierbaren, spezifischen Wissens- und Tätigkeitsbereich hat keinen Anspruch auf Autonomie." (Käppeli 1988)

„Eine Praxis, die sich nicht entwickelt, indem sie ihre Möglichkeiten verwirklicht, [ist] tot" (Bishop/Scuder, zit. nach Kirkevold 2002, S. 18). Aus der Vielfalt der Gründe für die Notwendigkeit der Beschäftigung mit Theorie möchte ich einige bedeutende darstellen.

3.2.1 Entwicklung eines „Body of Knowledge"

„Das Ziel wissenschaftlicher Theoriebildung besteht darin, Ereignisse, Objekte, Personen zu beschreiben, zu erklären, vorauszusagen und abhängig von der wissenschaftstheoretischen Orientierung auch vorzuschreiben und zu kontrollieren" (Schnepp 1997a, S. 97). Erst durch Theoriebildung werden die Wissensbestände einer Disziplin gesichert und ein „Body of Knowledge" kann sich herausbilden. Indem verschiedene Wissensarten und analytische Reflexionsprozesse bei Professionals und Klientinnen zusammengetragen und überdacht werden, entsteht ein eigenes wissenschaftliches Fach der Pflege.

In der Pflege besteht heute eindeutig der Wunsch, Pflegewissen eigenständig zu entwickeln und die Professionalisierung des Berufes voranzutreiben. Das bedeutet aber auch, dass Theorie integraler Bestandteil in der Aus- und Weiterbildung und in der täglichen Praxis – stärker als heute – werden muss. Nicht zuletzt davon ist die Existenz und Durchsetzung einer wissenschaftlichen Disziplin der Pflege abhängig. Dem wirkt die Beobachtung aus der Praxis entgegen, dass man sich verstärkt blindlings neuen Trends hingibt, ohne zu hinterfragen, warum man diese Anstrengung auf sich nimmt.

Theoriearbeit ist erforderlich!

Theoriearbeit ist für eine Berufsgruppe erforderlich, um den vielfältigen Anforderungen analytisch-strukturiert gegenüberzutreten: „If nursing is indeed an emerging profession, nurses must be able to identify clearly and develop continually the theoretical body of knowledge upon which practice must rest" (vgl. Johnson 1974, S. 372). Dorothy Johnson lässt keinen Zweifel an einer notwendigen kontinuierlichen Korpusentwicklung der Pflege offen, sofern sich die Pflege an der Gesellschaftsentwicklung beteiligen möchte. Sie betont, dass bedeutende Fragen wie „Welchen Zweck verfolgt ein definierter ‚Body of Knowledge'?", „Was ist das Wesen der Pflege?" und „Welches Wissen braucht es dazu?" in der Entwicklung der Pflegewissenschaft zu wenig selbstbewusst bearbeitet wurden, und weiter: „If nursing's social responsibility had been clearly and precisely formulated as an ideal goal in patient care many years ago, perhaps, we, too, would have been building upon previously established theory" (Johnson 1974, S. 373). Ihre Forderung nach Beantwortung der genannten Fragen (hier für den angloamerikanischen Raum) hat bis heute auch für unseren Kulturkreis ihre Gültigkeit nicht verloren.

Theorien bieten einen zuverlässigeren Bezugsrahmen als reines Erfahrungswissen

Identität der Pflegenden mit ihrer Pflege kann durch die Transparenz der Aufgaben von Pflege hergestellt werden. Ohne diese Transparenz und Internalisierung der Ziele von Pflege kann ohnedies keine Theorieentwicklung erfolgen. Theorien bieten für die Entwicklung einer Profession einen besseren und zuverlässigeren Bezugsrahmen als reines Erfahrungswissen. Theorien berücksichtigen zielgerichtet mehr Aspekte des praktischen Umfeldes und integrieren diese deshalb stärker in den Pflegeprozess als jene Aspekte, die durch Erfahrungswissen identifiziert werden. Neue alte Fragen des Wohin-sich-Wendens werden aufgeworfen.

Theorie ist eine der bedeutendsten Erkenntnisquellen für Pflege. Die richtige Anwendung von Forschungsergebnissen in der Praxis hängt von der Theorie ab, die hilft, Wichtiges von Unwichtigem zu unterscheiden. Die sich daraus auf Theorie stützende Pflege erhöht die Wahrscheinlichkeit der Zielerreichung.

Denn wie schon Popper (1993, S. 103) bemerkte: „Unsere Unwissenheit ist grenzenlos und ernüchternd."

Im mitteleuropäischen Raum begann die Theoriediskussion in der Pflege erst mit dem ernsthaften Bemühen um Professionalisierung in den 90er-Jahren des 20. Jahrhunderts anzulaufen. Es war – selbst in der Pflegegruppe – nicht mehr verpönt, laut über Theorien zu sprechen und nachzudenken. Über Pflege und ihr theoretisches Gerüst zu reflektieren, bedeutet, anzuerkennen, „dass Pflege mehr ist als das korrekte Ausführen von Einzeltätigkeiten, mehr ist als weisungsabhängiges und reaktives Handeln im Gefolge der Medizin, mehr ist als selbstloses und gehorsames Dienen ohne eigene Identität und mehr ist als erwerbsberufliches Handeln“ (Botschafter/Steppe 1994, S. 72). Hier besteht eine Chance für die Berufsgruppe der Pflegenden, aus ihrer Unscheinbarkeit herauszutreten. Auch wenn heute Pflegefragen aufgrund der zukünftigen Probleme infolge der demografischen Entwicklung in aller Munde sind, verfügt Pflege nach wie vor über kein durchsetzungsfähiges Empowerment, gesellschaftsgestaltend einzugreifen.

Theorieentwicklung und -anwendung brauchen Struktur!

Ein noch zu entwickelnder theoretischer Rahmen eröffnet Entscheidungs- und Handlungsspielräume für die Erbringung spezifischer Pflegeleistungen in einem Gesundheitswesen von morgen mit immensen Pflegeaufgaben. Die Pflege wird so ein bestimmender, therapeutisch bedeutsamer Faktor für die Definition, Erhaltung und Entwicklung einer qualitativ guten und gesicherten Gesundheitsversorgung. Konkret heißt dies nicht nur, in einem modernen Gesundheitswesen mitentscheiden und -gestalten zu wollen und zu können, sondern auch, einen strukturellen Rahmen für Pflegelehre und Pflegepraxis vorzugeben und immer wieder auf seine gesellschaftliche Gültigkeit zu hinterfragen.

Essenziell ist ein definierter Pflegekorpus, der breite Zustimmung in der Pflege erfährt. Diesen gilt es mit vereinten Kräften und mit dem Nachdruck der Bevölkerung verständlich darzustellen. Selbst das Überleben einer (bereits bestehenden) Profession könne gefährdet sein, wenn es nicht gelinge, die Disziplin (wissenschaftlich) zu definieren, so Donaldson und Crowley (1978). Die Pflege sollte sich nicht mehr allzu lange Zeit lassen.

3.2.2 Schlüsselkonzepte identifizieren und formulieren

Eng mit der Entwicklung des „Body of Knowledge“ hängt das Identifizieren und Formulieren der wichtigen Schlüsselkonzepte *(key ideas)* zusammen. Schlüsselkonzepte versuchen „das Wesen pflegerischer Praxis zu erfassen, zu identifizieren und zu formulieren“ (Walker/Avant 1998, S. 3). Das Wesen der Pflege kann dabei entweder sehr spezifisch auf der Ebene der konkreten pflegerischen Praxis oder auf einer allgemeineren, abstrakten Ebene beleuchtet werden. Zur spezifischen pflegerischen Praxis gehört z. B. das Verhalten gegenüber Patientinnen während einer Pflegevisite oder eines Aufnahmegespräches. Eine andere Praxissituation ist die Beziehung der Pflegenden zu Gepflegten und deren Angehörigen im Prozess der Bewältigung pflegerischer Abhängigkeit. Pflegevisite, Aufnahmegespräch und Bewältigungsprozesse sind Situationen, die durch die Pflegetheorie und durch ausverhandelte und akzeptierte Verhaltensnormen der Pflegepraxis definiert werden. Eine allgemeine, abstrakte Annäherung an das Wesen der Pflege erfolgt z. B., wenn der Zusammenhang zwischen Gesundheit/Krankheit und Umweltbedingungen aufgezeigt wird. Die Konzentration auf das Wesen eines Pflegephänomens hilft, die traditionellen medizinischen Kategorisierungen (auch die in den Köpfen vorhandenen) zu relativieren und führt zu treffenderen Differenzierungen und Beschreibungen konkreter Klienten- und Patientensituationen (vgl. Käppeli 1999, S. 154).

Theorien treffen Aussagen zu Schlüsselkonzepten wie Person, Umgebung, Gesundheit und Pflege (Krohwinkel 1998). Sie beschreiben das zugrunde liegende Menschenbild, die Bedeutung des sozialen Umfelds, die Konzepte von Gesundheit und Krankheit und die Aufgaben der Pflege. Wissen wird geordnet und die Alltagspraxis systematisch einer allgemeinen Orientierung unterzogen.

Für die Grundlegung professionellen Wissens bietet die Theorie einen besseren Bezugsrahmen als das Erfahrungswissen.

3.2.3 Pflegeleistung transparent darstellen

Klar fundierte Theorien mit haltbaren Definitionen über Pflege, die anhand wissenschaftlicher Kriterien erstellt und überprüft werden, machen Leistung transparent. Pflegeleistung sichtbar zu machen, ist für Pflegende als Berufsinsider ebenso bedeutsam wie für Außenstehende, denen das Zustandekommen von pflegerischen Ergebnissen auf diese Weise bewusst gemacht werden kann. Der logische Zusammenhang der Schlüsselkonzepte wird nachvollziehbar. Steffen-Bürgi (1991) zeigt in ihrer Arbeit über „offizielle" und „inoffizielle" Inhalte der Pflege eindrucksvoll, dass „inoffizielle Inhalte", d. h. solche, die Pflegepersonen selbst nicht als pflegerelevant erkennen, durch komplexe und vielschichtige Pflegesituationen provoziert werden und die Pflegenden aufgrund ihrer mangelnden theoretischen Kenntnisse nicht fähig sind, diese Inhalte zu thematisieren. Als Folge kann es zu einer „Sprachlosigkeit" der Pflegenden kommen, die sich immer wieder reproduziert. Denn Wahrgenommenes und Beobachtetes, das sich als Wirklichkeit für Pflegende darstellt, wird in Sprache umgesetzt. Die Verwendung dieser Sprache formt weitere Wirklichkeiten. Das Sichtbare von Pflege, in der Dokumentation sprachlich festgehalten, ist das Ergebnis des Selbstverständnisses und der kognitiven Leistungen der Berufsgruppe.

"If you cannot name it, you cannot teach it, research it, practice it, finance it, or put it into public policy" (Lang 2003)

Theorien stellen geordnetes und nachprüfbares Wissen über Pflege zur Verfügung (Steppe 2000, S. 91).

3.2.4 Vorantreiben der Professionalisierung der Pflege

Eine der ersten Interessen, Theoriebildung voranzutreiben, begründet sich in der Absicht, Pflege als wissenschaftliche Profession mit eigenständigem Körper in der Gesellschaft zu verankern.

Unter Professionalisierung versteht man den Entwicklungsprozess eines Berufes zu einer Profession (vgl. Kellnhauser 1998; Kühne-Ponesch 1997). Nahezu alle Theoretikerinnen sahen in der Professionalisierung die Chance, als Berufsgruppe Empowerment zu erreichen. Sich im Sinne der Patientinnen einsetzen zu können und gehört zu werden, ist eine Folge dieses Empowerments. Theoretisch und wissenschaftlich fundierte Praxis ist wesentlich für den Erwerb von Wissen und den Status einer Profession (vgl. dazu den Abschnitt „Entwicklung von Theorien und Professionalisierung", S. 41).

Unter Empowerment möchte ich die „Macht, um zu ..." (King 1981) verstanden wissen

3.2.5 Die Erfüllung eines gesetzlichen Auftrages

Hinter einem gesetzlichen Auftrag steht ein Auftrag der Gesellschaft. Das österreichische Gesundheits- und Krankenpflegegesetz von 1997 weist in § 4 unter den allgemeinen Berufspflichten für Ausübung der Gesundheits- und Krankenpflege explizit auf die „Einhaltung der hierfür geltenden Vorschriften nach Maßgabe der fachlichen und wissenschaftlichen Erkenntnisse und Erfahrungen" hin. Diese Forderung ist auch nach der großen Novelle von 2016 aktuell zu lesen. Weiters haben sich die Pflegenden „über die neuesten Entwicklungen und Erkenntnisse der Gesundheits- und Krankenpflege sowie der medizinischen und anderer berufsrelevanter Wissenschaften regelmäßig fortzubilden“ (GuKG 1999, S. 23 f.). Der Gesetzgeber drückt damit die Bedeutung von theoriegeleiteter Betreuung und Behandlung der Bevölkerung aus. Entwicklung unter Zuhilfenahme von Theorie innerhalb der Berufsgruppe der Pflegenden ist gesellschaftlicher Auftrag zum Wohle derjenigen, die das Gesundheitswesen in Anspruch nehmen. Es stellt sich allerdings die Frage, ob der Gesetzesentwurf die Politik dazu verpflichtet, die Verantwortung für die Bereitstellung der Rahmenbedingungen zur Einhaltung des Gesetzes zu übernehmen oder nicht. Jahrelang wurde der Ausbau der Pflegewissenschaft in Österreich ignoriert. Erst private Initiativen machten einen ersten Akademisierungsversuch möglich.

3.2.6 Beeinflussung des Selbstverständnisses von Pflege

In engem Zusammenhang mit der Professionalisierung der Berufsgruppe der Pflegenden steht das Selbstverständnis von Pflege. Durch die Anwendung von Theorie wird Pflege von einem Beruf mit diffusen und häufig noch hausarbeitsnahen Aufgaben zu einer Tätigkeit, die durch Systematik und Konzepte geleitetet ist. Der sich formende Rahmen einer professionellen Praxis fordert das Betreuungsteam mehr denn je zu einer eigenständigen, anleitenden, beratenden, gesundheitsfördernden und rehabilitierenden „Haltung“ auf. Theorie untermauert und begründet diese Erweiterung der Verantwortung.

Gelebte Eigenständigkeit führt zur eigenen Identität!

> „Die von Pflegekräften ausgefüllten Rollen sind in hohem Maß von der theoretischen Perspektive bestimmt, die ihre praktische Arbeit leitet“ (Meleis 1999, S. 300).

3.3 Entwicklung von Theorien und Professionalisierung

Viele Autorinnen haben sich um eine Definition von Profession und Professionalisierung bemüht. Die Auseinandersetzung mit diesen Begriffen begann im deutschsprachigen Raum erst ab den 1950er- und frühen 1960er-Jahren. Als Ausgangspunkt dienten dabei oft die sogenannten alten, anerkannten Professionen wie Medizin und Jurisprudenz und die Arbeiten angelsächsischer Kolleginnen. Seitdem sind viele Definitionen von Profession und Professionalisierung vorgeschlagen worden, sodass die Begriffe – wie auch im alltäglichen Sprachgebrauch – nicht einheitlich verwendet werden.

Etymologisch gesehen kommt das Wort vom lateinischen „professio", was so viel wie „Anmeldung, öffentliche Äußerung" bedeutet. Die metonymische Bedeutung ist „angemeldetes Gewerbe" (Peschenig 1971, S. 397).

Millerson war einer der Ersten, der sich im angloamerikanischen Sprachraum mit dem Professionsbegriff beschäftigte. Nach seiner Definition entspricht die Profession einem „type of higher-grade, non-manual occupation, with both subjectively and objectively recognized occupational status, possessing a well-defined era of study or concern and providing a definite service, after advanced training and education" (Millerson 1964, S. 10).

Der Begriff der Professionalisierung erschien relativ spät im allgemeinen deutschen Sprachgebrauch. So ist etwa 1972 im Brockhaus zum ersten Mal zu lesen:

Professionalisierung = das Ordnen und Zusammenfassen neuer Tätigkeiten zu gesellschaftlich anerkannten Berufen oder die weitere Spezialisierung, Verwissenschaftlichung und ausbildungsmäßige Präzisierung von bereits bekannten Berufen (Meyers Taschenlexikon 1987)

> Professionalisierung ist „der Vorgang, durch den immer weitere Berufe die Eigenschaften (u. a. Rollenerwartungen, Zugangserschwerungen), Privilegien [...] und die Ausbildungsvoraussetzungen (längere Vollzeitausbildungen, möglichst an Hochschulen) anstreben, die bis dahin den von Akademikern ausgeübten (meist freien) Berufen zukamen. Ursachen der Professionalisierung sind u. a. tätigkeitsbedingte Spezialisierung, damit verbunden die Notwendigkeit von Leistungs- und Ausbildungskontrolle, eine expansive Bildungspolitik sowie der Wunsch nach einem höheren Sozialprestige eines Berufes" (Brockhaus 1972, S. 879).

Eine weitere Definition (Schaeffer 1994, S. 103) besagt: „Wenn heutzutage von Professionalisierung die Rede ist [...] geht es meist darum, dass eine vorhandene berufliche Dienstleistung in ihrem Status aufgewertet oder aber eine neue auf einem bestimmten Niveau etabliert werden soll."

Trotz dieser soziologisch sicherlich nicht exakten Definitionen von Professionalisierung fallen hier bereits mehrere Dinge auf. Professionalisierung wird als ein dynamischer Prozess mit dem Ziel der Institutionalisierung eines Berufes aufgefasst, wobei die Akademisierung betont wird, die Spezialisierung, Verwissenschaftlichung und einen höheren Status des Berufes bedingt. Aus der Länge der Definitionen ist bereits das breite Spektrum der verschiedenen Charakteristika von Professionalisierung zu erkennen. Profession und Professionalisierung sind nicht das gleiche. Während Professionen Berufe sind, die den vollen Status einer Profession – was immer dies zu bedeuten hat – erreicht haben, beschreibt der Begriff der Professionalisierung „den Weg" zur Profession. Doch wie bereits Millerson (1964, S. 1) bemerkt: "Of all sociological ideas, one of the most difficult to analyse satisfactorily is the concept of a profession."

In keiner der genannten Definitionen kommt die Ursache für die Professionalisierung von Berufen zur Sprache. Ich möchte in weiterer Folge Professionalisierung nicht nur als Folge differenzieller Berufswahl, Mobilität, Ausbildung und Organisationsstruktur verstanden wissen, sondern auch als die Auswirkung sozialkultureller Trends in der Gesellschaft.

So ein Trend könnte eine Verschiebung von Aufgaben von einer Berufsgruppe in eine andere aufgrund eines Mangels sein oder die Wahrnehmung von Versorgungslücken und in weiterer Folge der Versuch, diese zu schließen. Fragen, die eine Professionalisierung begleiten, sind dabei jene nach

- der Bedeutung für das Individuum **(Mikroebene) – unmittelbare Handlungsebene,**
- der Bedeutung für die organisatorische/institutionelle Ebene **(Mesoebene) – mittelbare Handlungsebene „1. Ordnung"** – sowie
- der Bedeutung für die Gesellschaft an sich **(Makroebene) – mittelbare Handlungsebene „2. Ordnung".**

Die unmittelbare Handlungsebene ist jene, die Wirkung durch die Pflegenden erzeugt. Ist das Ergebnis (Outcome) gemeinsam mit den Patientinnen, Klientinnen, Bewohnerinnen ein höheres, wenn Berufsangehörige professionalisiert sind? Die mittelbare Handlungsebene erster Ordnung wird nach der Effizienz des Einsatzes von professionalisierten Pflegekräften fragen. Lohnt sich der Einsatz von höher qualifizierten Pflegenden im Sinne der Prozessqualität? Ist der Nutzen im Verhältnis zum Aufwand (Einsatz) gerechtfertigt (unabhängig von der möglicherweise verbesserten Ergebnisqualität)? Die mittelbare Handlungsebene zweiter Ordnung ist jene der gesellschaftlichen Bewertung. In welche Berufsgruppen wird Vertrauen in die Übernahme von Gesundheitsaufgaben gesetzt? In welchem Ausmaß erfahren Gesundheitsberufe Solidarität und Unterstützung in der Ausübung bewährter bzw. neuer Tätigkeiten?

Wie unterscheidet sich eine Profession von anderen Berufen?

Zur Frage, wodurch sich eine Profession von anderen Berufen unterscheidet, werden in der Literatur, abhängig von der theoretischen Orientierung und der Schwerpunktsetzung der Autorinnen, verschiedene Kriterien angeführt (vgl. Daheim 1970, 1992; Millerson 1964; Goode 1957; Carr-Saunders/Wilson 1933, S. 37; Parsons 1985, S. 124; Kellnhauser 1998; Weiss 1993, S. 33; Wilensky 1972):

- Zusammenschluss zu einer Berufsorganisation;
- Beachtung berufsethischer Vorschriften;
- spezialisierte Fertigkeiten auf der Basis theoretischen Wissens;
- die erforderliche Ausbildung;
- Institutionalisierung und Zuerkennung von Autonomie (Organisations- und Klientenautonomie);
- Kollektivitätsorientierung;
- Prestige und Anerkennung durch die Gesellschaft.

Zusammenschluss zu einer Berufsorganisation: Professionen zeichnen sich durch die Vereinigung der Mitglieder in einer bestimmten Berufsorganisation aus. Die Mitgliedschaft wird bewusst gewählt. Zielsetzung einer Berufsorganisation ist die Überprüfung der Kompetenz und der Einhaltung der berufsethischen Normen der Mitglieder. Professionisten kontrollieren sich immer selbst. Es wird davon ausgegangen, dass nur Berufsangehörige in der Lage sind, die Tätigkeiten und den Umgang mit den Klientinnen zu beurteilen. Eine weitere wichtige Rolle übernimmt der Berufsverband bei der Durchsetzung gemeinsamer Interessen der Berufsangehörigen. Dies ist erforderlich, damit ein bestimmter Grad an Autonomie erreicht werden kann, um für die Professionsangehörigen die Tätigkeiten des Arbeitsgebietes alleinverantwortlich abzustecken.

Die Beachtung berufsethischer Vorschriften: Dieses Kriterium verlangt, gesellschaftliche Verantwortung zu übernehmen. Die Berufsausübung orientiert sich an zentralen Werten und nicht an der Maximierung des Gewinns. Nach Carr-Saunders und Wilson (1933) kommt dieses Kriterium nur den „established professions" zu.

Spezialisierte Fertigkeiten auf der Basis theoretischen Wissens: Daheim (1992) stellt fest, dass sich ein Professionalismus entwickelt, wenn es eine „spezialisierte intellektuelle Technik" gibt, die sich einige Individuen in langer Ausbildung angeeignet haben. Von Bedeutung ist dabei, dass diese Techniken von einem „basic field of injury" begründet sein sollten, wodurch eine klare Trennung zu den handwerklichen Berufen, umgangssprachlich oft als Professionen bezeichnet, entsteht. Profession verlangt ein Handeln, das durch systematisiertes empirisches Wissen geleitetet wird. **Überlieferte traditionelle Ansichten finden dabei keine Beachtung**: "The norms of scientific investigation, the standards by which it is judged whether work is of high scientific quality, are essentially independent of traditional judgements." Für den Pflegeberuf sind Erfahrung und Intuition als Erkenntnisquellen für die Durchführung authentischer Pflege nicht wegzudenken. Auch für Carr-Saunders und Wilson (1933) ist der Grad des spezialisierten Wissens ein wichtiges Kriterium, um „professionals" von „non-professionals" zu unterscheiden.

Die erforderliche Ausbildung: Nach Parsons (1985) hat die moderne westliche Gesellschaft drei wichtige Revolutionen durchlaufen: die industrielle, die demokratische und die „Bildungsrevolution". Letztere soll für einen Wandel im Berufssystem verantwortlich sein. Ihr Fundament wurde im alten Europa „durch die kulturelle Tradition und [...] die Einrichtung eines allgemeinen staatlichen Bildungswesens" gelegt (Parsons 1985, S. 169). Die Bildungsrevolution initiierte eine allgemeine Anhebung des Bildungsstandards, wobei die „Berufsstände", von Parsons als „professions" bezeichnet, besondere Bedeutung erlangten. Die Bereiche der Rechtslehre, der Medizin sowie der Sozial- und Verhaltenswissenschaften waren als erste von der Umwälzung betroffen. Die Befähigung in Form einer wissenschaftlichen Ausbildung wurde zum bedeutenden Abgrenzungskriterium zu anderen Berufssparten. Die Begriffe der Professionalisierung und Spezialisierung sind somit eng mit der Akademisierung eines Berufsstandes verbunden.

Die akademische Gemeinschaft sieht Parsons als die Gruppe an, die künftig die Gesellschaft steuern wird. Das Bildungssystem ist auch heute noch großteils selektiv, obwohl, so betont Parsons, noch nie so viele Personen wie heute Zugang zu Bildungsinstitutionen hatten: „Von Geburt unterschiedliche Familienorientierungen und individuelle Motivation [bringen] verschiedene Stufen des Bildungserwerbs und der Auszeichnung mit sich" (Parsons 1985, S. 121).

Eine adäquate Ausbildung soll nicht nur Garant für erworbene Kompetenz und erworbenes Wissen sein, sie bestimmt auch das Ausmaß der Entscheidungsbefugnis einer Professionistin.

Institutionalisierung und Zuerkennung von Autonomie: Unter Autonomie wird hier die selbstständige Kontrolle der eigenen Tätigkeit verstanden. Professionen unterliegen, was die Beurteilung ihrer Leistungen und die Standards der Berufsausübung anbetrifft, nicht der Fremdkontrolle: „,Wirkliche' Professionen sind dadurch definiert, dass ihnen als Gruppe sowohl von den Klienten wie auch von den beschäftigenden Organisationen Autonomie zuerkannt wird" (Daheim 1992, S. 26).

Man kann zwischen Klienten- und Organisationsautonomie unterscheiden. Erstere bedeutet die Unabhängigkeit professionellen Handelns von der Beurteilung der Klientinnen. Nach gängiger Meinung sind aufgrund des Fehlens wissenschaftlicher Kompetenz „Laien zur Beurteilung professioneller Arbeit kaum in der Lage" (Rüschemeyer 1972, S. 162). Professionen werden meist in einer Notlage in Anspruch genommen. Die Kompetenz des Laien reicht oft nicht aus, um die Situation allein zu bewältigen und zu beurteilen. Der Professional greift hier helfend ein. Dabei sind die Klientinnen der Gefahr der Ausnutzung durch Expertinnen ausgesetzt. Dies macht deutlich, warum sich der professionalisierte Berufsstand streng nach ethischen Verhaltensmaximen zu richten hat.

Unter Organisationsautonomie wird hingegen die Autonomie gegenüber staatlichen Instanzen und beschäftigenden Organisationen verstanden. Problematisch wird dieser Anspruch, wenn keine Klarheit darüber herrscht, wem die Sorge des Professionals zu gelten hat: der Klientin oder der Organisation. Im Gegensatz zu Professionals, die im Rahmen einer Organisation arbeiten, werden Freiberuflerinnen diesem Konflikt kaum ausgesetzt sein.

Für manche Autorinnen nimmt das Element der Autonomie eine zentrale Stellung unter den Definitionsmerkmalen ein. Merton (1960, S. 662) drückt dies folgendermaßen aus: "Autonomy is granted because expertness is a scarce value." Freidson (1970, S. 136) hält die Notwendigkeit einer Organisationsautonomie fest, denn damit würden formelle Institutionen bestehen, „that serve to protect the occupation from competition, intervention, evaluation, and direction by others".

Kollektivitätsorientierung: Der Anspruch der Kollektivitätsorientierung wird in der Literatur relativ undifferenziert dargestellt. Kollektivitätsorientierung, von Rüschemeyer (1972) sowie Goode (1972) auch Gemeinwohlverpflichtung oder Orientierung am Dienst für die Gemeinschaft genannt, hängt eng mit der Verantwortung gegenüber den Klientinnen und einer Wertorientierung in der Berufsausübung zusammen.

Prestige und Anerkennung durch die Gesellschaft: Viele Autorinnen (z. B. Millerson 1964) erwähnen neben den genannten Definitionselementen noch das Kriterium der Anerkennung durch die Gesellschaft. Professionals verfügen meist über ein hohes Sozialprestige, das ihnen von der Gesellschaft aufgrund ihres Wissens und der Bereitschaft zur Übernahme von Verantwortung zugestanden wird. Kairat (1969, S. 172) spricht von einem ständigen Ringen um soziales Prestige und Honorierung. Ziel dieser Anstrengung ist die bewusst geplante und gelenkte Institutionalisierung der Berufsgruppe.

Grundsätzlich ist denkbar, dass die Entwicklung eines Berufes zur Profession stattfindet, ohne dass die genannten Kriterien erfüllt werden. Sozialwissenschaftliche Untersuchungen zeigen aber, dass dies praktisch nicht der Fall ist (vgl. Wilensky 1972). Daher muss die Gesundheits- und Krankenpflege diese Kriterien erfüllen, um als Profession anerkannt zu werden. Professionsstatus zu besitzen, bedeutet, Empowerment leben zu können. In dem sich stark verändernden, zunehmend komplexer werdenden Berufsumfeld ist Empowerment notwendig, um bei der Entwicklung von Konzepten im Gesundheitswesen als gleichwertige Partnerin mitwirken zu können.

Pflege muss die genannten Kriterien erfüllen, um als Profession anerkannt zu werden.

In Ländern, in denen die Pflege bereits professionalisiert ist, wird erwartet, dass durch Theorieentwicklung und -diskussion der Status quo gehalten werden kann.

> Theorieentwicklung gibt der Berufsgruppe eine Daseinsberechtigung, indem sie deutlich macht, dass sich Pflege in dem, was sie tut, von anderen Gesundheitsanbietern unterscheidet.

Theoriediskurs ist also notwendig, um die Eigenständigkeit von Pflege zu festigen. Theoriebildung wird dadurch zur bedeutenden und innerhalb der Berufsgruppe angesehenen Tätigkeit. Für die Pflege in Ländern, die Akademisierung und Professionalisierung noch nicht erreicht haben, ist die Anerkennung von Theorie innerhalb des Berufsstandes keine Selbstverständlichkeit. Widerstände gegenüber Theorie und das fehlende Bewusstsein, was Theorie leisten kann, erschweren die Professionalisierung. Ein unzureichender Grad an Professionalisierung geht mit mangelnder Akademisierung des Berufsstandes einher. Theorieentwicklung, die nicht durch den tertiären Bildungsbereich getragen wird, wird zum Zufallsprodukt und sichert keinen kontinuierlichen theoretischen Diskurs innerhalb einer Berufsgruppe.

3.4 Der Prozess der Professionalisierung

In der klassischen Arbeit von Carr-Saunders und Wilson (1933) wird darauf hingewiesen, dass der Prozess der Professionalisierung bei den heute als „voll professionalisiert" geltenden Berufssparten eng in Zusammenhang mit der Säkularisierung der Gesellschaft und dem zunehmenden Eindringen der Wissenschaft in die Arbeitswelt stattgefunden hat. Zwischen dem 15. und dem 19. Jahrhundert rückten gesellschaftliche Werte wie Gesundheit und Gerechtigkeit in den Mittelpunkt. Bestehende Positionen unterlagen einer beruflichen Höherqualifizierung. Waren ursprünglich die Kirchen mit diesen Aufgaben betraut, so kristallisierte sich mit der Zeit ein Expertentum heraus, das die anfallenden Probleme des täglichen Lebens „professionell" aufarbeitete.

Einer der bedeutendsten Schritte scheint mir dabei die Institutionalisierung des Berufes zu sein, wie sie aufgrund bestimmter gesellschaftlicher Erfordernisse und Bedürfnisse (im Fall der Krankenpflege aufgrund des Grundbedürfnisses der Gesundheit) notwendig ist. Formelle und gesetzliche Bestimmungen von Aus-, Fort- und Weiterbildung sind dabei unabdingbar, um Professionalisierung gesellschaftlich zu unterstützen. Die Existenz eines Berufsverbandes, der die Interessen der Berufsangehörigen nach außen transparent macht und diese vertritt, ist – neben der Unterstützung durch den Gesetzgeber – für die Durchsetzung der gemeinsamen Interessen von außerordentlicher Bedeutung.

Professionalisierung voranzutreiben bedeutet, auch in der Gesellschaft berufs- und standespolitische Interessen vermehrt in den Vordergrund zu stellen. Der Wille zur Profession allein reicht nicht aus; es geht darum, wie Professionalisierung forciert und legitimiert wird. Tragfähige Professionalisierungsstrategien müssen entwickelt werden. Üblicherweise wird man sich, um den Status einer Profession zu erreichen, an den klassischen Professionen orientieren. Professionalisierungsprozesse des Erziehungs- und Bildungswesens in den 1960er- und 1970er-Jahren machen das deutlich (vgl. Dewe et al. 1992).

Der Blick auf andere Professionalisierungsprozesse zeigt aber auch die Probleme bei der Etablierung neuer Professionen auf: So gibt es häufig Schwierigkeiten der neuen Professionals, ihre Rolle angemessen auszufüllen. Es wird oft versäumt, nach den inhaltlichen Implikationen von Professionalisierung zu fragen. Was macht die spezifische Struktur der Profession aus, welche Kompetenzen und Konsequenzen sind mit ihr verbunden?

Aber auch ein anderes Phänomen tritt in diesem Zusammenhang offen zu Tage. Bei dem Versuch, neue gesellschaftliche Herausforderungen zu bewältigen, werden die Grenzen der bestehenden Professionen deutlich. So klaffen heute Identifikations- und Bewältigungssysteme vor allem in der Medizin schon so weit auseinander, dass erste Erosionstendenzen in den medizinischen Berufen zu bemerken sind. Entstandene Lücken sind Gegenstand neuer Ausdifferenzierungsprozesse und neue Berufe beanspruchen Aufgabenbereiche, die ehemals Bestandteil der Handlungsfelder klassischer Professionen waren. Damit eröffnen sich neue Professionalisierungschancen. Für die Pflege kann dies bedeuten, eigene Verantwortungsbereiche, die von der Medizin aufgrund ihres expertokratischen Verständnisses nicht übernommen werden, auszubauen. Konkret möchte ich die Bereiche der Gesundheitserhaltung und -förderung oder alle Tätigkeiten, die den Bereich „Menschlichkeit“ umfassen, nennen. „Auf der einen Seite geht es dabei um inhaltliche Aspekte – um die Durchsetzung neuer und oft erst in Ansätzen erkennbarer Paradigmen –, auf der anderen um die Sicherung von Status- und Machtinteressen“ (Schaeffer 1994, S. 111). Denn trotz aller Erosionstendenzen sind die klassischen Professionen keineswegs bereit, sich ihre Monopole streitig machen zu lassen. Und selbst wenn neue Ausdifferenzierungen zugebilligt werden, wird die Kontrolle über diese Bereiche nur ungern aufgegeben. Wie groß die Chance neuer professionswilliger Berufsgruppen sein wird, hängt auch davon ab, wie sie sich bei den Umverteilungs- und Machtkämp-

Die Entstehung einer neuen Profession geht immer mit einer Erosion in „angrenzenden“ Professionen einher

fen behaupten können – womit wir wieder auf die Notwendigkeit einer „starken" Berufsorganisation zurückkommen.

Jeder Beruf hat ein bestimmtes Geschlecht (vgl. Wetterer 1995, S. 11), wobei klassisch weibliche Berufe in patriarchalen Gesellschaften größere Schwierigkeiten haben, den Status einer Profession zu erreichen.

Pflege ist heute ein Produkt vieler Einflüsse. Durch die theoretische Auseinandersetzung mit den Komponenten der Pflege wird der Versuch unternommen, Pflege zu strukturieren, zu erklären, zu entwickeln und transparent zu machen. Das pflegerische Selbstverständnis ist für eine Theorieanwendung ebenso notwendig wie der gesellschaftliche Auftrag. Pflege wird durch Theorie in die Lage versetzt, die gesellschaftlichen Anforderungen zu definieren und kann auf diese Weise sowohl für die Berufsangehörigen selbst als auch für die Kunden von Pflegeleistungen transparent gemacht werden. Die Professionalisierungsdiskussion zeigt die notwendigen Rahmenbedingungen für die Umsetzung und die Durchführung der theoretischen Arbeit auf, wobei Theoriearbeit und das Schaffen des Rahmens wahrscheinlich parallel stattfinden müssen. Es handelt sich hier um das klassische Henne-Ei-Problem: Bedarf es der Theorie, um sich zu professionalisieren, oder bedarf es des Professionsstatus, um theoretische Arbeit leisten zu können?

Gerade in Zeiten des Umbruchs ist es erforderlich, pflegerisches Entscheiden und Handeln begründen zu können. Dazu bedarf es theoretisch begründeter Positionen sowie empirisch fundierter Erkenntnis. Es wäre fatal, in einer solchen Situation die Auseinandersetzung mit und die Entwicklung von Pflegetheorien – auch allgemeiner Pflegetheorien – aufzugeben. Es ist zu beachten: „Eine Pflegetheorie sollte ständig weiterentwickelt werden, sie sollte als zeitlich begrenztes Instrument betrachtet werden, dessen Zweck es ist, in der Gegenwart unser Verständnis der Welt, in der wir leben, zu verbessern und unser Eingreifen in diese Welt zu leiten, für jetzt und für die nächste Zukunft" (Grypdonck 2005, S. 20).

Theorie zu verstehen und anzuwenden heißt, für das komplexe Handlungsfeld der Pflege zu sensibilisieren.

Fragen zur Vertiefung

- Vielfältige neue Aufgaben und Probleme sind im Gesundheitswesen von morgen zu bewältigen. Welchen neuen (z. T. noch nicht diskutierten) Aufgaben werden sich in Zukunft stellen?
- Welche Anforderungen müssen die Pflegenden für die Bewältigung dieser Aufgaben erfüllen?
- Welche Bedeutung kommt dabei der Theorieentwicklung und -anwendung zu?
- Die Konzeption von Pflege wirft viele Fragen auf. Welche Fragen sollte sich die Berufsgruppe der Pflegenden im Vorfeld einer Neu- oder Anderskonzeption von Pflege stellen?
- Es gibt heute eine fortschreitende theoretische Entwicklung in der Pflege. In vielen Bereichen ist Theorie bereits integrativer Bestandteil des Gesundheitswesens. Nennen Sie Bereiche, in denen Theorie heute handlungsleitend ist.
- Nennen Sie Bereiche, in denen der theoretische Diskurs ausgeweitet werden sollte, und begründen Sie Ihre Antworten.
- Einen Professionsstatus zu besitzen, öffnet Möglichkeiten der Entwicklung, Mitentscheidung und Umsetzung von pflegerisch gesellschaftsrelevanten Konzepten. Nennen Sie Kriterien einer Profession!
- Versuchen Sie den Weg hin zu einer Profession zu beschreiben. Welche möglichen Hindernisse müssen überwunden werden? Welche Chancen tun sich im Professionalisierungsprozess auf?

Weiterführende Literatur

Käppeli, S.: Pflegekonzepte, Bd. 2. Bern: Huber, 1999.

Nightingale, F.: Notes on Nursing. Dover, New York: Appleton, 1969.

Schnepp, W.: Perspektiven der Pflegewissenschaft. Pflege 10, 1997, S. 96–101.

Steppe, H.: Zu Situierung und Bedeutung von Pflegetheorien in der Pflegewissenschaft. Pflege 13, 2000, S. 91–98.

Wetterer, A. (Hg.): Die soziale Konstruktion von Geschlecht in Professionalisierungsprozessen. Frankfurt a. M.: Campus, 1995.

4 Begriffsdefinitionen

In der Fachliteratur und im täglichen Sprachgebrauch werden die Begriffe Theorie, Modell, Konzept, Fachwissen oder Pflegediagnose nicht selten synonym verwendet (vgl. Moers/Schaeffer 2001; Schneider 2007). Jeder, der ernsthaft bemüht ist, sich mit Theorien und Modellen zu beschäftigen, stolpert früher oder später über dieses Faktum. Nicht selten sind Verwirrung und Frustration in der Theoriearbeit die unmittelbaren Folgen. Mit den Begriffsdefinitionen im folgenden Kapitel soll hier Abhilfe geschaffen werden. Außerdem wird versucht, eine Klassifizierung von Theorien und Modellen auf der Ebene von Inhalten, Paradigmen und Abstraktionsniveaus vorzunehmen. Diese Ebenen hängen zusammen und können in letzter Konsequenz nicht unabhängig voneinander betrachtet werden. Das Kapitel bedient sich der Erkenntnisse aus verschiedenen wissenschaftlichen Disziplinen wie der Pflegewissenschaft, der Wissenschaftstheorie und der Soziologie. Die Bezeichnungen der Theoretikerinnen für die Unterschiede in den Theorien werden beibehalten.

4.1 Allgemeiner, kurzer geschichtlicher Überblick

Viele der heute bekannten Theorien stammen aus den USA, dem Land mit der längsten akademischen Tradition in der Pflegewissenschaft. Auch dort intensivierte sich die Arbeit an der Theoriebildung erst, als sich die Pflege als eigenständige Wissenschaftsdisziplin etablierte. Bis zu diesem Zeitpunkt befassten sich fast ausschließlich andere wissenschaftliche Fachrichtungen mit Fragen der Pflege. Die zunehmende Selbstbestimmtheit der Berufsgruppe führte dann zu einer wissenschaftlichen Wende und zur Generierung von Wissensbeständen aus der Pflege mit einem eigenen, intensiven pflegetheoretischen Diskurs. Seit dem Beginn in den 1960er-Jahren verlief die Entwicklung in mehreren Phasen: Die **Pionierinnen** strebten eine umfassende und allgemeingültige Theorie der Pflege an. Dieser sogenannte **Theorienmonismus** konnte sich auf Dauer nicht durchsetzen; der Anspruch erwies sich als nicht realisierbar und hemmte die weitere Theoriediskussion (vgl. Schaeffer et al. 1997). Die **nachfolgende Generation** an Pflegetheoretikerinnen belebte den Diskurs durch **konkurrierende Positionen**. Theoretikerinnen begannen, das bereits Vorhandene im Hinblick auf eine zukünftige Theorieentwicklung zu analysieren und zu klassifizieren. Es kam zum Wandel von einer **deduktiv-rationalistischen** hin zu einer **induktiv-empirischen Theoriebildung**. Der Anspruch der Forschung veränderte sich: Das Interesse galt nicht mehr so sehr der Prüfung bestehender Theorien, sondern wandte sich der Generierung neuer Theorien zu. Um eine umfassende Darstellung und Klassifizierung der theoretischen Bemühungen haben sich viele Metatheoretikerinnen bemüht. Hallensleben (2003, S. 60) hat nachstehende Kategorisierung zusammengetragen:

Tabelle 2: Eklektizismus im Gebrauch der Modelle

(aus: Hallensleben 2003, S. 60)

Theoretikerin	Kategorien	Theoretikerin	Kategorien
Barnum (1998)	1. Interventionen 2. Erhaltung 3. Substitution 4. Unterstützung 5. Beförderung	Meleis (1999)	1. Denkschule der Bedürfnisse 2. Denkschule der Interaktion 3. Denkschule der Ergebnisse
Drerup (1998)	1. Bedürfnis 2. Interaktion 3. Anpassung 4. Entwicklung	Meleis (1997)	1. Bedürfnistheoretiker 2. Interaktions-theoretiker 3. Ergebnisorientier-te Theoretiker 4. Humanistische Theoretiker
Drerup (1998)	1. Klienten 2. Therapien 3. Ergebnisse	Meleis (1999)	1. Pflegeklient 2. Interaktion 3. Statusübergänge (Transitionen) 4. Pflegeprozess 5. Umwelt 6. Pflegetherapeutik 7. Gesundheit
Fawcett (1996)	1. Entwicklung 2. Interaktionen 3. Systeme	Riehl-Sisca (1989)	1. Entwicklung 2. Interaktionen 3. Systeme
Marriner-Tomey (1989)	1. Humanistische Krankenpflege als Kunst und Wissenschaft 2. Zwischen-menschliche Beziehungen 3. Systeme 4. Energiefelder	Rizzo Parse (1987)	1. Simultanitäts-paradigma (ganz-heitlich-einheitliches Paradigma) 2. Totalitätsparadigma
Marriner-Tomey (1994)	1. Philosophien 2. Theorien großer Reichweite 3. Theorien mittler Reichweite	Thibodeau (1983)	1. Entwicklungsmodelle 2. Interaktionsmodelle 3. Systemmodelle 4. Eklektische Modelle

Die Definitionen von Modell und Theorie in der Pflege sollten auf einen gesellschaftlichen Auftrag ausgerichtet sein

"Theory is a conceptual system or frame work invented to serve some purpose" (Dickoff 1968, S. 198). Ganz allgemein wird in dieser Definition festgehalten, dass Theorie nichts anderes als ein konzeptueller Rahmen für einen bestimmten Zweck ist. Worin dieser Zweck besteht, muss festgeschrieben werden:

Meleis (1999) sieht den Zweck in der Beschreibung von Phänomenen, der Erklärung von Beziehungen zwischen den Phänomenen, der Vorhersage von Konsequenzen oder der Handlungsanweisung für Pflegende.

Diese sehr weit greifende Definition nimmt mit dem Begriff der Handlungsanweisung konkret Bezug zur unmittelbaren Praxis. Die Arbeit mit und an Theorie darf also nicht zum Selbstzweck werden. Eine stärkere Auseinandersetzung mit den Inhalten und der Brauchbarkeit von Theorien sollte forciert werden (vgl. Meleis 1999; Dickoff 1968). Meleis (1999) unterscheidet sechs Stadien der Pflege- und Theorieentwicklung. Jede dieser Phasen führte die Pflege der Definition ihres Auftrages und der Definition der theoretischen Grundlage ein Stück näher:

1. Stadium der Praxis
2. Stadium der Ausbildung und Administration
3. Stadium der Forschung
4. Stadium der Theorie
5. Stadium der Philosophie
6. Stadium der Integration

Stadium der Praxis: Die moderne Pflege nahm ihren Ausgang von der Versorgung verwundeter Soldaten in den Kriegen des vorletzten Jahrhunderts. Die ersten pflegepraktischen Handlungen, die gezielt von in der Pflege tätigen Frauen an andere Pflegende weitergegeben wurden, betrafen die Herstellung eines die Heilung begünstigenden Umfeldes. Die Kunst der Krankenpflege mit dem Schwerpunkt Erste Hilfe und Notfallversorgung wurde geboren. Zeugnisse dieser Phase, in der erstmals versucht wurde, praktische Erkenntnisse theoretisch zu vermitteln, bilden Beschreibungen von Zielen der Pflege und erste Ansätze eines Pflegeprozesses.

Stadium der Ausbildung und Administration: Meleis beschreibt dieses Stadium als die Phase des Wandels der dreijährigen traditionellen Ausbildung zu einer universitären Ausbildung. Die notwendige curriculare Arbeit warf wichtige Fragen in Bezug auf das Pflegeverständnis, die Aufgabe und die zukünftige Verantwortung von Pflege im gesellschaftlichen Kontext auf. Was Pflege eigentlich ausmacht, musste deutlich beschrieben und in den Ausbildungszielen der Hochschulen umgesetzt werden. Dementsprechend konzentrierte sich die Theoriearbeit in erster Linie auf die Begründung von Curricula und die Festschreibung von Ausbildungszielen. Forschung begleitete diese Entwicklung. Bedeutende Persönlichkeiten in dieser Phase sind Faye Abdellah, Virginia Henderson, Imogene King und Martha Rogers, die alle am Teacher's College an der Columbia University lehrten.

Stadium der Forschung: Diese Phase ist durch eine verstärkte Forschungsaktivität gekennzeichnet. Ohne systematisches und zielgerichtetes wissenschaftliches Bearbeiten von Fragen der Pflege konnten keine neuen Erkenntnisse für Praxis und Ausbildung gewonnen werden. In dieser Zeit, den 1950er- und 1960er-Jahren, kamen die ersten Zeitschriften für Pflegeforschung auf den Markt. Die Kriterien für Wissenschaftlichkeit in der sich formierenden Scientific Community wurden festgeschrieben und deren Einhaltung kontrolliert. Die Curricula der Pflegeausbildung und -weiterbildung wurden wesentlich von dieser Entwicklung geprägt.

Tabelle 3: Merkmale der ersten Phasen der Theorieentwicklung *(aus: Meleis 1999, S. 67)*

Verwendung externer, theorieleitender Paradigmen
Unsicherheit über Phänomene des Fachgebiets
Trennung zwischen Forschung, Praxis und Theorie
Suche nach konzeptueller Kohärenz
Theorien werden für Curricula benutzt
Das Ziel der Entwicklung eines einzigen Paradigmas steht im Vordergrund

Stadium der Theorie: Dieses Stadium widmete sich der sich wandelnden Auffassung der Pflegenden von Pflege. Systematisch wurde die Frage nach der Notwendigkeit von Theorie gestellt: Welche Philosophie sollte der Pflege zugrunde liegen? Wie sollte Pflegetheorie gestaltet werden? Auf welchen Paradigmen sollte Pflege aufbauen? Ergebnis dieser Diskurse war die

Einsicht, dass Pflegewissenschaft eine komplexe Wissenschaft ist, die sich nicht auf eine einzige Fachrichtung reduzieren lässt. Es wurde die Forderung ausgesprochen, in der weiteren Entwicklung auf diese Komplexität Rücksicht zu nehmen – Pflege sollte über inhaltliche und methodische Autonomie verfügen. Ausgehend von der Zielvorstellung, ein einziges Paradigma zu entwerfen, kam es im Verlauf des Prozesses zur Anerkennung eines Theorienpluralismus, der schlussendlich als „Reife" eines Entwicklungsstadiums betrachtet wurde.

Stadium der Philosophie: In diesem Stadium wurde der Versuch unternommen, die philosophischen Prämissen hinter den Theorien zu verstehen. Die Wissenschaftlichkeit erreichte einen hohen Reifegrad und man beschäftigte sich mit den Grenzen der Theorien. Eine junge Generation von Metatheoretikerinnen wie Benner, Roy und Newman beschäftigte sich mit den komplexen Phänomenen der Pflege und versuchte, über die Empirie hinausgehend deren Eigenheiten zu erkunden. Es wurde nach den zugrundeliegenden Werten, der Bedeutung von neuem Wissen und daraus resultierenden Folgen für Pflege gefragt.

Stadium der Integration: Die Integrationsphase ist die logische Folge der vorher genannten Phase. Pflegepraktikerinnen, Pflegemanagerinnen und Pflegelehrerinnen führen intensive Diskurse über die Struktur des Fachgebietes als Ganzes und seiner Spezialisierungen. Die Anwendung von Theorien ist Bestandteil der täglichen Praxis; Analyse und Kritik sind selbstverständlich. Die Weiterentwicklung von Theorien sowie Rückbesinnung auf philosophische und theoretische Elemente bilden die Schwerpunkte wissenschaftlichen Handelns.

Modell- und Theorieentwicklung stecken noch in den Kinderschuhen!

Bezogen auf diese sechs Entwicklungsstadien der Theorie in den USA befinden wir uns in Mitteleuropa, wo die Pflegewissenschaft einige Jahrzehnte hinterherhinkt, zwischen dem dritten und vierten Stadium. Wir stehen also in der Theorie- und Modellentwicklung der Pflege „in der Mitte". Wir können aus den Erfahrungen anderer lernen, bereits Konzipiertes analysieren und gegebenenfalls an die heutigen Bedürfnisse unserer Gesellschaft angleichen. Wenn dies nicht als wünschenswert gilt, können wir uns bewusst für andere Entwicklungsschritte entscheiden.

Es besteht seit vielen Jahren eine verwirrende Begriffsvielfalt in der theoretischen Diskussion; abhängig von der wissenschaftstheoretischen Position gibt es unterschiedliche Definitionen der zentralen Begriffe. Daraus folgt, dass verschiedene inhaltliche Schwerpunkte durch den gleichen Begriff abgebildet werden.

„Wer klare Begriffe hat, kann führen" (Goethe)

Vor einer Ausweitung des terminologischen Durcheinander muss gewarnt werden. **Der Theoriediskurs hat in Mitteleuropa erst begonnen und scheint zurzeit gleichgesetzt mit EBN (Evidence Based Nursing) und der Überführung und Anwendung der verschiedenen Klassifikationssysteme zur Diagnostik in der Pflege** (mehr dazu siehe im Kapitel „Kritik", S. 16). Wünschenswert wäre dennoch zu jedem Zeitpunkt in der Wissenschaft eine metatheoretische Diskussion mit dem Ziel, bezüglich der Begriffe und Strategien der Theorieentwicklung einen Konsens zu erreichen und eine gemeinsame Pflege(fach)sprache – basierend auf einem Wortschatz, der für alle Pflegenden verständlich ist – zu erarbeiten.

Als Phänomen wird umgangssprachlich ein außergewöhnliches Ereignis oder ein Mensch mit außergewöhnlichen Eigenschaften bezeichnet. Im philosophischen Sprachgebrauch bezeichnet Phänomen (von gr. *phainomenon*, Erscheinung) zunächst die Erscheinung, die sich aus der sinnlichen Wahrnehmung ergibt; später wird der Begriff dann auf Bewusstseinsinhalte und Gegenstände aller Art, die sich der Erkenntnis darbieten, übertragen.

4.2 Der Konzeptbegriff

Im Englischen bedeutet „concept" Begriff, „Konzept" im Deutschen meint hingegen Idee und Plan.

Konzepte (vgl. Thiel 2002) können verstanden werden als:

- sprachliche Begriffe für wahrgenommene Phänomene wie Gesundheit, Angst, Hoffnungslosigkeit u. v. m.;
- Worte für die Bezeichnung einer Sache;
- Begriffe, die das Wesentliche einer Sache festhalten sollen.

„Konzepte fassen geistige Vorstellungen von Phänomenen in einem Begriff zusammen" (Fawcett 1998, S. 12). Sie sind abstrakte Verallgemeinerungen beobachtbarer Sachverhalte. Durch Konzepte erfolgt eine erste, meist nicht empirisch überprüfte Klassifizierung und Kategorisierung. „Ein Konzept liefert uns eine präzise Zusammenfassung von Gedanken, die mit einem Phänomen zu tun haben" (Meleis 1999, S. 42). Ein Konzept bestimmt, was erfasst wird.

Annahmen sind „inhaltliche Aussagen, die einzelne Konzepte miteinander verbinden. Auch sie sind so abstrakt und allgemein, dass sie weder in der realen Welt direkt beobachtet noch auf eine bestimmte Person, Gruppe oder Situation beschränkt werden können" (Fawcett 1998, S. 12)

Weiters zeichnen sich Konzepte dadurch aus, dass sie bestimmte Termini zu ihrer Beschreibung und Identifikation heranziehen. Sie sind Resultate beträchtlicher Gedankenarbeit. Durch Annahmen werden Konzepte miteinander verbunden.

Konzepte sind möglichst genau zu beschreiben, sodass ihr Stellenwert in einer Theorie erkennbar wird. Im Rahmen der induktiven Theoriebildung befinden sich Konzepte auf der ersten Abstraktionsstufe. In einem Modell oder einer Theorie stehen mehrere Konzepte zueinander in Beziehung. **Konzepte sind die kleinsten Bausteine einer Theorie oder eines Modells!**

Unter Pflegekonzepten sind Verallgemeinerungen und Überbegriffe für ein oder mehrere ähnliche Phänomene, mit denen wir in unserer täglichen Praxis konfrontiert sind, zu verstehen. Sowohl Assessments als auch Diagnosen beruhen auf Konzepten, die entweder als Konzepte des Alltags, wie beispielsweise subjektive Gesundheits- und Krankheitskonzepte, oder als wissenschaftliche Konzepte durch systematische Überprüfung realer Phänomene festgeschrieben sind. Wissenschaftliche Konzepte müssen die Erfahrungen der Praktikerinnen einbinden, denn: "Should the scientific concept not capture the everyday notion of the concept (termed an inconsistency or gap in understanding), further development of the concept is indicated" (Penrod/Hupcey 2005, S. 404). Damit ein Konzept für das pflegerische Handlungsfeld Nutzen stiften kann, muss eine Konzeptentwicklung all jene Faktoren einbinden, die für die Zielgruppe kontextrelevant sind. Pflege muss sich fragen, welche Aufgaben sie in welchem kulturellen Kreis für welches Ziel mit welchem Konzept zu bewältigen vermag. Ein Konzept ist dabei ebenso wenig ein Dogma wie ein statisches Produkt, sondern „it is dynamic, with the state of the science representing the most current state of scientific and understanding" (ebd.).

Wir unterscheiden konkrete, direkt „beobachtbare" und nicht direkt beobachtbare Konzepte.

Beispiele für konkrete und messbare Konzepte sind Atmung, Muskeltonus, Inkontinenz, Schweißabsonderung oder Immobilität. Beispiele für abstraktere, nicht direkt messbare Konzepte sind Aggressivität, Unruhe, Machtlosigkeit, Hoffnungslosigkeit, Ungewissheit, Humor oder Lebensqualität.

Ob es richtig und sinnvoll ist, von eigenen Pflegekonzepten zu sprechen, sei an dieser Stelle dahingestellt. Viele Konzepte sind der Physiologie, der Psychologie, der Soziologie oder der Philosophie entliehen.

Die Arbeit mit Pflegekonzepten ist allgegenwärtig. Die Betrachtung und Analyse einer konkreten Pflegesituation in einzelnen Konzepten ist Gegenstand der Pflegediagnostik. Alle weiteren Handlungsschritte bauen darauf auf.

Das Erkennen relevanter Pflegekonzepte gelingt nur, wenn Pflegende über das vorhandene Pflegewissen, im Speziellen über Inhalte und Merkmale der Konzepte, verfügen.

Mittels eines Rasters können Pflegekonzepte auf ihren Gebrauchswert in der Praxis hin überprüft werden. Als Beispiel sei der von Frei und Niederer-Frei (in Käppeli 1999) entwickelte Raster zur Beurteilung von Pflegekonzepten dargestellt. Die Autorinnen beschreiben dies als ein dem Pflegeprozess ähnliches Denkmuster, das zur Orientierung in der Gestaltung und Vereinheitlichung von Pflegeintervention und Pflegefachsprache dienlich sein kann.

Tabelle 4: Raster zur Bearbeitung von Pflegekonzepten

(aus: Käppeli 1999, S. 12)

1. Thema/Überbegriff
2. Konzeptbezeichnung inkl. Definition
3. Mögliche Ursachen
   Was kann zu diesem Zustand führen und/oder ihn begünstigen? (biologisch-physiologisch, soziokulturell, psychisch-geistig, ökologisch/umgebungsbedingt)
4. Erleben/Bedeutung
   Welche möglichen Gefühle kann dieser Zustand beim betroffenen Menschen auslösen?
   Was kann dieser Zustand/diese Situation für diesen Menschen bedeuten?
5. Verhalten/Erscheinungsformen
   Welche Phänomene sind beobachtbar?
   Wie reagiert, wie verhält sich möglicherweise der betroffene Mensch aufgrund des Erlebten?
6. Interventionen
   Welche möglichen pflegerischen Interventionen lassen sich von diesem Zustand ableiten?
   Welche pflegerischen Maßnahmen, welches pflegerische Verhalten ist indiziert?
7. Konsequenzen für die Pflege
   Was kann die Begegnung mit einem Betroffenen bei der Pflegeperson auslösen?
   Welche Konsequenzen hat der Umgang mit dem Betroffenen in seiner Situation für die Pflege?
8. Literaturverzeichnis

In einer realen Pflegesituation müssen unterschiedliche Entscheidungen – möglichst in Abstimmung mit der Patientin und/oder ihren Angehörigen oder Freundinnen – getroffen werden.

Übung:
Versuchen Sie, aus Ihrem Wissens- und Erfahrungsschatz ein Konzept der Immobilität abzuleiten. Geben Sie mögliche Definitionen, nennen Sie potenzielle Ursachen sowie objektive und subjektive Merkmale, setzen Sie Maßnahmen und definieren Sie Ergebniskriterien. In Anhang 2 ist eine mögliche Bearbeitung des Konzeptes der Immobilität umfassend dargestellt.

4.3 Der Modellbegriff

Unter einem Modell verstehen wir im Allgemeinen die vereinfachende und modifizierte Darstellung eines tatsächlichen Sachverhaltes. Die Wirklichkeit wird simplifiziert. Wie bei dem Modell eines Hauses oder eines Flugzeugs können Modelle in der Pflegetheorie helfen, Einblick in strukturelle Zusammenhänge zu gewinnen. Indem sie es ermöglichen, einen Sachverhalt in seiner Struktur zu verstehen, können sie dazu beitragen, Zusammenhänge wie z. B. jenen zwischen Gesundheit und Krankheit oder den Prozess der Professionalisierung zu verstehen.

Ein Modell ist nicht der gemeinte Sachverhalt selbst. Es entsteht durch Vereinfachung, Verkleinerung und durch Akzentuierung wichtiger Strukturmerkmale.

Phänomene und Gegenstände, die sich in ihrer Totalität schwer darstellen lassen, werden durch Modelle leichter versteh- und erfassbar. Modelle können die Form einer Miniatur, eines Schemas, eines Musters, einer mathematischen Formel oder eines Planes annehmen.

Modelle sind Mittel der Erkenntnis vergangener, gegenwärtiger und zukünftiger Tatsachen. Sie verkörpern aber keine abgeschlossene Einsicht in die Wirklichkeit, auch wenn sie dies manchmal vortäuschen. Für „denselben" Ausschnitt der Wirklichkeit lassen sich verschiedene Modelle ableiten.

Es gibt prinzipiell zwei Arten von Modellen: eher theoretische und eher empirische Modelle.

Theoretische Modelle versuchen, die Wirklichkeit mithilfe von Konzepten darzustellen. Sie fördern die theoretische Diskussion und das Niveau des Diskurses speziell dann, wenn neue Theorien zu entwickeln sind. Nicht zuletzt sollten alle Pflegetheorien auf ihre Begrifflichkeit und Anwendbarkeit in der Praxis hin überprüft werden, da sie primär einer praktischen Wissenschaft dienen, die sich über eine gemeinsame Sprache verständlich macht. Als Beispiel für ein solches theoretisches Modell kann Krohwinkels Rahmenmodell (1998) ganzheitlich fördernder Prozesspflege dienen.

Das primäre pflegerische Interesse richtet sich auf die pflegebedürftige Person und die für sie wichtigen Bezugspersonen. Der Zusammenhang zwischen dem primären pflegerischen Interesse, der primären pflegerischen Zielsetzung und den primären pflegerischen Handlungen ist im dargestellten Modell ersichtlich. Die fördernden Handlungen dienen der Erreichung von Zielen und Fähigkeiten sowohl der pflegebedürftigen Personen als auch der Bezugspersonen.

Krohwinkel legt ihrem Modell vier Schlüsselkonzepte zugrunde: Person, Umgebung, Gesundheit und pflegerischer Handlungsprozess (siehe Abb. 3).

Krohwinkel unterscheidet vier Kategorien (siehe Abb. 4) menschlicher Bedürfnisse und Fähigkeiten: willentlich-rational, emotional, physisch-funktional und kulturell-sozial. Sie legt Wert auf eine ganzheitliche Sichtweise der Bedürfnisse und Fähigkeiten. Dies bedeutet, wie im Diagramm ersichtlich, dass es keine isolierte Betrachtung der einzelnen Bedürfnisse geben kann. Diese stehen in kontinuierlicher Wechselbeziehung zur Umwelt. Pflegerisches Handeln muss nach Krohwinkel in dem Maße einsetzen, in dem eine Person nicht mehr über die Fähigkeiten verfügt, Unabhängigkeit und Wohlbefinden zu erhalten oder wieder zu erreichen. Aufgabe der Pflege ist es, die Selbstaktivität eines Menschen zu unterstützen.

Empirische Modelle besitzen wie die Modelle technischer Vorrichtungen einen ausgeprägten Bezug zur Wirklichkeit. Ein empirisches Modell ist z. B. das Modell eines Organs, das in seine Einzelteile zerlegt werden kann und dadurch zum Verständnis beiträgt.

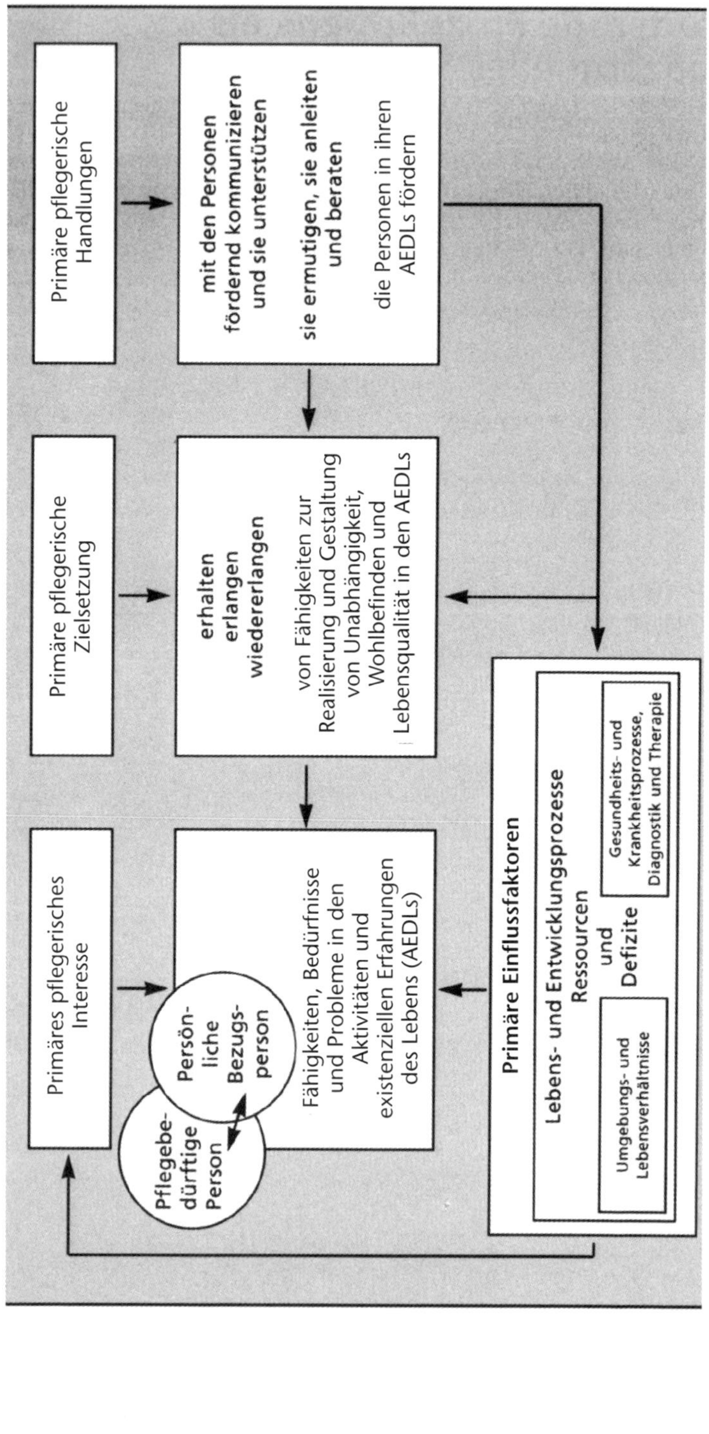

Abbildung 3: Theoretisches Modell nach Krohwinkel: Interessen, Ziele und Handlungsschwerpunkte

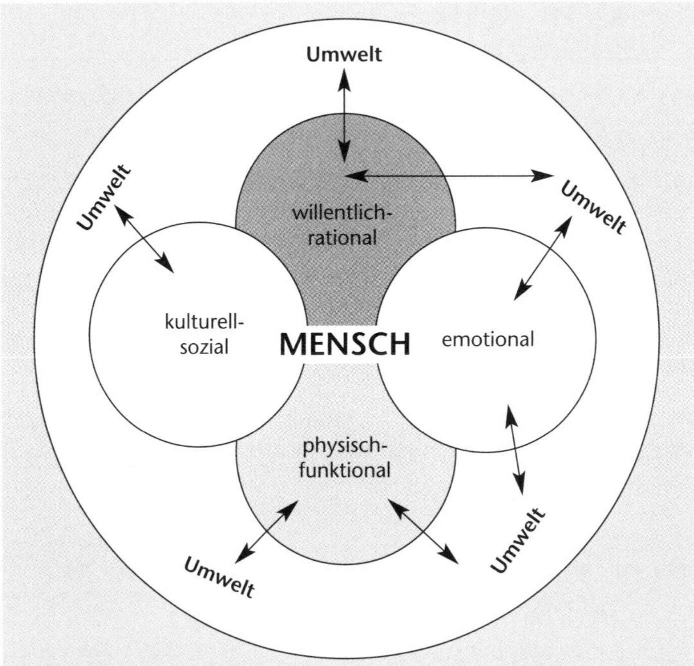

Abbildung 4: Pflegerischer Handlungsprozess nach Krohwinkel: Bedürfnisse/Probleme und Fähigkeiten des Menschen, ganzheitlich-dynamische Sichtweise

(aus: Lauber 2001, S. 143)

Die wichtigsten Merkmale von Modellen sind:

- der Versuch, die Realität zu reduzieren. Das Gesundheitssystem sowie Subsysteme – etwa das Krankenhaus, der extramurale Pflegebereich und dergleichen – sind so komplex, dass sie nicht ganzheitlich erfasst werden können. Ein Modell stellt immer nur einen Auszug der Wirklichkeit dar. Dies führt dazu, dass
- bestimmte Perspektiven des sozialen Umfeldes hervorgehoben werden. Es erfolgt eine bewusste Akzentuierung der beleuchteten Inhalte. Eine verbesserte Handhabung der Realität wird unterstellt.
- Durch Reduktion wird versucht, Übersichtlichkeit zu schaffen. Der modellierte Gegenstand soll durchschaubar gemacht werden. In einem Modell werden deshalb nur die wesentlichen (bzw. als wesentlich betrachteten) Teile der Wirklichkeit berücksichtigt.

Merkmale von Modellen:

- Reduktion der Realität
- Hervorheben bestimmter Perspektiven des sozialen Umfelds
- Schaffung von Übersichtlichkeit

Sozialwissenschaftliche Modelle müssen lediglich logisch richtig, nicht jedoch empirisch gültig sein! Allerdings können sie abhängig von ihrem Abstraktionsgrad einer empirischen Überprüfung unterzogen werden. Modelle finden Verwendung zur Gewinnung von Informationen, Überprüfung von Hypothesen und zur Demonstration von Ergebnissen (vgl. Reinhold 1997).

In welchem Fall der Begriff „Modell“ angebracht ist, ist nicht immer einfach zu beurteilen! Der Ausdruck „konzeptuelles Modell“ (Fawcett 1996a) für eine sehr abstrakte Form von Modellen wird im folgenden Abschnitt näher erläutert.

4.4 Der Theoriebegriff

Das Verhältnis der meisten Menschen zu Theorie ist ambivalent. Wissenschaftliche Theorien gelten oft als langweilig und unbedeutend. Wie immer wir dazu stehen, ohne Theorie kommen wir selbst durch den Alltag nicht.

Das Wort Theorie entstammt dem altgriechischen *theorein*, das so viel wie „schauen“ oder „beobachten“ bedeutet. Theorie im etymologischen Sinn[1] bedeutet ganz allgemein „Beobachtung“ bzw. „Anschauung“. Dieser Betrachtungshintergrund zeigt, dass Theorie eine besondere Art der Wahrnehmung ist, „deren Besonderheit zur Sprache gebracht werden sollte“ (Zima 2004, S. ix). Übersetzt könnte man sagen: Was Theorien in der Pflege festhalten und wie sie es tun, ist die besondere Wahrnehmung einer Profession, die in einer bestimmten (Fach-)Sprache ausgedrückt ist. Diese Fachsprache findet sich in den Klassfikationssystemen des diagnostischen Prozesses ebenso wie in den Pflegekonzepten oder konkreten Modellen und Theorien aller Art.

[1] „Etymologisch“ (altgr. ἔτυμος – étymos, „wahrhaftig“, „wirklich“, „echt“) bedeutet die Ergründung der Wörter nach ihrer Herkunft und ihrer Entwicklung.

In einer Theorie werden miteinander in Beziehung stehende Feststellungen über bestimmte inhaltliche Bereiche einer Disziplin symbolisch dargestellt. Ziel ist es, eine Erklärung, Beschreibung und Vorhersage von Situationen, Handlungen und Ereignissen zu liefern. Theorien setzen sich dabei aus Konzepten zusammen, die ihrerseits Phänomene einer Disziplin miteinander in Beziehung bringen.

4.4.1 Definitionsversuche von Theorien

Die Beispiele, die ich hier gebe, wie Theorie dargestellt und diskutiert werden kann, sind in keinster Weise vollständig; die Darstellung gibt lediglich einen Einblick in das breite Spektrum.

Für den Begriff „Theorie" gibt es bis heute kein einheitliches, wissenschaftliches Begriffsverständnis (vgl. Balsiger 1999, S. 601 f.). Wenturis et al. (1992) verstehen Theorie als Ordnungsgefüge für etwas Bestehendes. Dieses Bestehende kann sowohl „wahrgenommene" Krankheit und Gesundheit als auch die pflegerische und medizinische Versorgung von Menschen sein. Diese sehr allgemein gehaltene Aussage von Theorie kann so gedeutet werden, dass unter Theorie jede Hypothese, jede Verallgemeinerung oder jedes Gesetz verstanden wird.

Theorie ist grundsätzlich ein Begriff mit **verschiedenen Bedeutungen** (vgl. Reinhold 1997, S. 677 f.):

- Erkenntnis ohne spezifisches Ziel;
- System von wissenschaftlichen Aussagen über eine hypothetische, gesetzmäßige Ordnung;
- empirischer Befund in einem bestimmten Bereich;
- theoretischer Bezugsrahmen oder Klassifikation (z. B. Systemtheorie);
- „Theorie" als Synonym für den Kritischen Rationalismus;
- umgangssprachliche Bezeichnung für etwas, das empirisch nicht nachweisbar ist.

Theorie ist ein „abstraktes Bild" der Wirklichkeit oder einzelner ihrer Teile. Eine Theorie beschreibt „ausgesuchte Phänomene und die Beziehungen zwischen ihnen" (Kirkevold 2002, S. 25).

Theorie ist ein „begründeter Aussagezusammenhang über bestimmte Aspekte der dem Menschen zugänglichen Wirklichkeit" (Schäfers 1986, S. 295).

Eine Theorie muss

- logisch konsistent und somit widerspruchsfrei sein;
- informativ sein, d. h. alle Aussagen sollten so formuliert sein, dass sie einen bestimmten Bezug zur Realität aufweisen. Diese Aussagen müssen an der Realität überprüft werden können;
- bestimmte Korrespondenzregeln angeben, nach denen die Operationalisierung, d. h. die in den Hypothesen verwendeten Annahmen, ermöglicht werden kann.

Theorien bieten keine fertigen Lösungen für ein Problem – sie bieten einen Rahmen, der eigenverantwortlich durch die Professionisten ausgefüllt werden kann.

Theorie zu betreiben, bedeutet zunächst, dass man Annahmen über die sogenannte Wirklichkeit trifft und hofft, dass diese Annahmen richtig sind. Eine solche Theorie bildet z. B. die Annahme, dass ich eine „Fahrkarte" im Internet erstehen kann und diese im Zug bei der Kontrolle durch den Schaffner als gültig angesehen wird. Hinter diesem Verhalten steht die Theorie des Kaufens und Verkaufens. In den meisten Fällen ist uns diese Theorie nicht bewusst. Viele Wissenschaften, wie die Sozialwissenschaft und die Pflegewissenschaft, suchen nach Theorien, die den Handelnden oft verborgen bleiben.

Der Unterschied zwischen wissenschaftlichen Theorien und den Theorien des Alltag besteht darin, dass die wissenschaftlichen Theorien immer bewusst sein sollten, d. h. ich muss als Wissenschaftlerin angeben können, welcher Theorie ich folge oder welche Theorie ich gerade zu konstruieren versuche. Zudem beruhen Theorien auf systematischem Forschungshandeln.

Theorie bezieht sich also nicht auf einfaches, konkretes Verhalten, sondern möchte möglichst viele Aspekte der Wirklichkeit miteinbeziehen. Um dies zu tun, brauchen wir spezielle Begrifflichkeiten. Wissenschaftlerinnen müssen sich somit ein Fachgebiet aneignen und lernen, mit der Fachsprache umzugehen. Der

Umgang mit dieser Sprache bedeutet aber nicht, dass sie zur „Geheimsprache" werden muss.

4.4.2 Theorie als Diskurs

„Theorie ist ein interessengeleiteter Diskurs, dessen semantisch-narrative Struktur von einem Aussagesubjekt im gesellschaftlichen Kontext selbstkritisch reflektiert und weiterentwickelt wird." (Zima 2004, S. 20)

Theorie kann als Diskurs verstanden werden – ansonsten ist die Theoriediskussion kaum „lösbar", so Zima (2004).

Der Diskurs in einer Organisation beinhaltet mögliche Fragen wie: Wie soll Theorie zu welchem Zweck verstanden und angewendet werden? Dieser Diskurs ist auch immer wieder neu zu führen, da sich die Rahmenbedingung in Gesundheits- und Sozialorganisationen verändern, weil neue gesellschaftliche Kontexte uns neue Lösungen abverlangen.

Der Theoriebegriff von Glaser und Strauss (1998) und von Strauss und Corbin (1996), in Form der Grounded Theory weitergetragen, ist ein diskursiv induktiv-hermeneutischer Ansatz, der Hypothesen vorhandener Tatsachen zugrunde legt und diese im Zuge der Theoriebildung in Form eines offenen Prozesses immer weiter ausformuliert. Die vier Charakteristika der Grounded Theory sind:

1. Die Theorie entspricht dem beschriebenen Phänomen;
2. die Theorie trägt zu einem besseren Verständnis des Phänomens bei;
3. die Aussagen der Theorie sind verallgemeinerungsfähig und es werden verschiedene Varianten des Phänomens erfasst;
4. die Theorie muss die Kontrolle der Schritte 1–3 ermöglichen.

4.4.3 Definition von Pflegetheorie

Pflegetheorien versuchen, die Komponenten und Aufgaben von Pflege in einen analytischen und beschreibenden Kontext zu stellen, um Fragen für alle am Pflegeprozess Beteiligten zu klären. Sie „sind Theorien, die die Pflegewirklichkeit als Ganzes

Nicht jede Theorie eignet sich für jeden Praxisbereich.

oder in Teilen beschreiben, d. h. das, was den Patienten aus einer Pflegeperspektive charakterisiert, sowie die Pflegepraxis und Ziel und Kontext der Pflege, wie sie den Patienten und die Ausübung der Pflege beeinflussen" (Kirkevold 2002, S. 25).

Pflegetheorien beschreiben das Soll der Pflege! Werden Pflegetheorien dem Ist-Zustand gegenübergestellt, führt dies in der Pflege häufig zu Frustration, zeigen sie doch deutlich die Defizite des beruflichen Umfeldes auf. Als Reaktion der Pflege sind sowohl Widerstand den Theorien gegenüber als auch kreative Anstrengungen zur Verbesserung der Situation zu beobachten.

Eindrücklich beschreibt June Clark (1982) Pflegetheorie in einem formell sehr einfachen, vierstufigen Modell:

Abbildung 5a: Ein einfaches Pflegemodell

(aus: Clark 1982, S. 130)

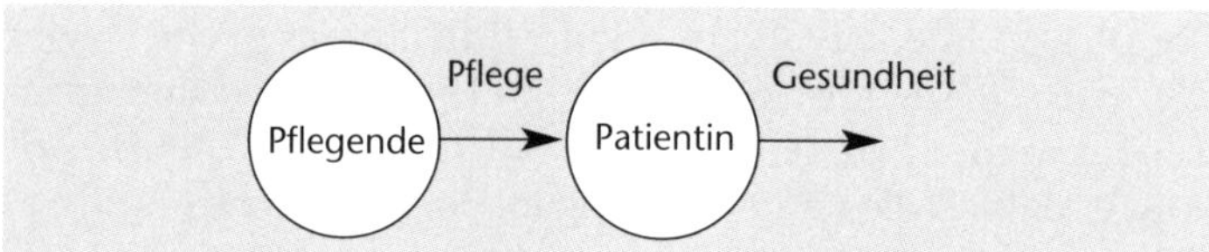

Abbildung 5a zeigt das „Herz" des Modells, bestehend aus den Konzepten Pflegende, Pflege, Patientin und Gesundheit. Aus der Beziehung zwischen den Konzepten wird deutlich, dass die Rolle von Pflegenden immer Pflege an einer Patientin oder Klientin hervorruft. Das Produkt dieser Beziehung sollte zu einem Zustand von Gesundheit führen. Dieser Zusammenhang wird oft als gegeben angesehen. Aber bereits auf dieser ersten Stufe sind wir gezwungen, uns kritisch zu fragen: Produziert Pflege Ge-

Abbildung 5b

(aus: Clark 1982, S. 130)

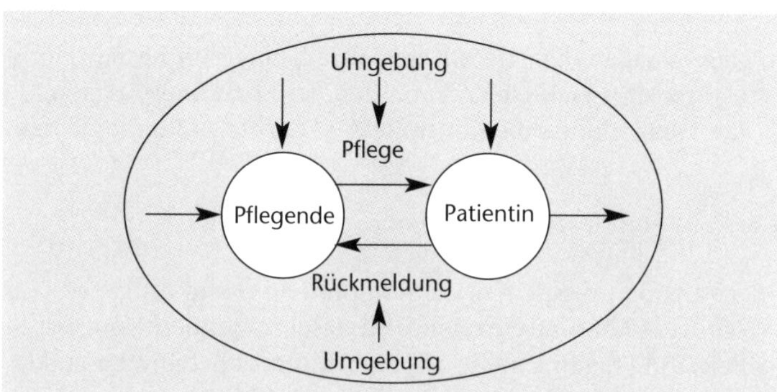

sundheit? Wenn ja, können wir weiter spezifizieren, welche Art von Pflege welche Ausformung von Gesundheit und Wohlbefinden hervorbringen kann.

Abbildung 5b zeigt, wie die Beziehungselemente der Stufe 1 in eine Umwelt integriert sind, die maßgeblich Einfluss auf die Interaktion von Pflegeperson und Gepflegter nimmt. Die zunächst eindimensionale Beziehung zwischen der Pflegenden und der Patientin gewinnt durch einen Feedbackmechanismus größere Komplexität.

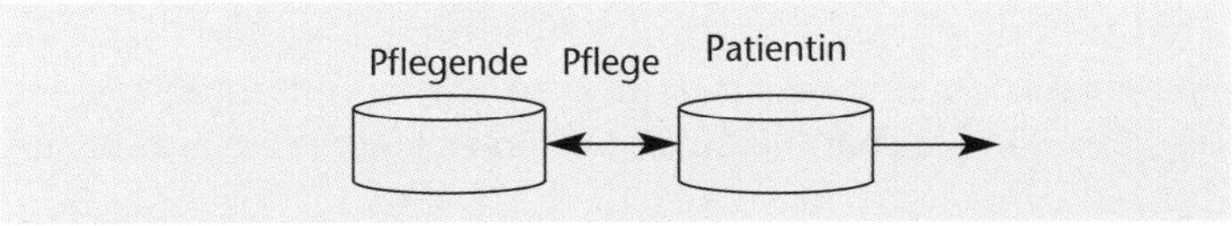

Abbildung 5c
(aus: Clark 1982, S. 130)

Abbildung 5c ist Abbildung 5a ähnlich. Sie unterscheidet sich aber insofern von der Letzteren, als durch eine Drehung um 90° die Konzepte von einer horizontalen in eine vertikale Lage gebracht werden. Die Stufen 1–3 stellen Pflege in einem bestimmten, eher engen Zeithorizont („at one moment in time“) dar. Die Drehung überführt das Pflegemodell in eine Betrachtung über einen ausgedehnteren Zeitraum hinweg.

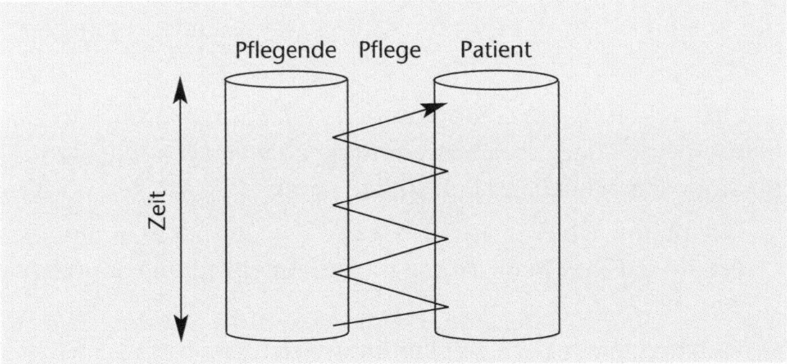

Abbildung 5d
(aus: Clark 1982, S. 130)

Die Bedeutung des vierten Diagramms besteht darin, dass die Verbindung zwischen Pflegeperson und Patientin nicht in Form getrennter horizontaler Linien dargestellt wird, sondern in einer kontinuierlich verlaufenden Spirale, in der jede Windung zu einer höheren Ebene führt.

Die Beziehung zwischen Patientin und Pflegeperson entwickelt sich spiralförmig: Mit jeder Drehung wird ein höherer Level erreicht. Ohne es direkt auszusprechen, fordert dieses Modell eine Kontinuität der Interaktion. Es ist fraglich, ob bei häufig wechselnden Betreuungspersonen – wie im Pflegealltag durchaus üblich – die einzelnen Pflegenden auf dem jeweiligen Level fortfahren können. Ist auf der Basis einer guten Pflegedokumentation (wobei die Frage der inhaltlichen Priorität gestellt werden muss) oder durch eine Pflegevisite ein nahtloses Anknüpfen möglich?

Das Modell hebt die Gegenseitigkeit zwischen Pflege und Patientin hervor. Die Patientin hat für ihre Gesundung und ihr Wohlbefinden ebenso einen aktiven Part zu übernehmen wie die Pflege. In welchem Ausmaß und in welcher Form am Gesundungsprozess gearbeitet wird, ist durch eine Zielformulierung, die vorhandene Ressourcen auf beiden Seiten berücksichtigt, festzuschreiben. Der Output des Beziehungsprozesses wird transparent und messbar – eine Forderung der Politik, der wir uns nicht entziehen können. Transparenz gibt uns die Chance, politisch auf unsere Umwelt einzuwirken und sie im Sinne der Patientinnen und der Gesellschaft mitzugestalten. Denn wie im Modell zu erkennen ist, nehmen vielfältige Umweltfaktoren Einfluss auf den Pflegeprozess. Und nur die Professionisten können Auskunft darüber geben, welche Rahmenbedingungen für welche sozialen und ökonomischen Ziele der Gesellschaft vonnöten sind (mehr darüber im Kapitel „Rahmenbedingungen“, S. 263).

Zur Vertiefung ein **Gedankenbeispiel**: Führen Sie sich exemplarisch eine Pflegesituation vor Augen. Die Fragen, die Sie sich im Sinne des Modells stellen sollten, sind:

- Wie nehme ich die Patientin wahr? Wie interpretiere und beurteile ich ihre Bedürfnisse in Anbetracht meines Konzepts von ihr?
- Welche meiner persönlichen und welche mein pflegerisches Können betreffenden Eigenschaften fließen in den Beziehungsprozess mit der Patientin ein?
- Welche Umweltfaktoren nehmen kontinuierlich Einfluss auf die professionelle Beziehung und auf jede Einzelne?

- Welche kulturellen Einflüsse liegen dem zugrunde?
- Welche Ziele werden zu welchem Zweck gesetzt?
- Wie sieht der gegenseitige Feedbackmechanismus in der professionellen Beziehung aus? Wie nimmt er Einfluss auf die Adaptierung von Wissen, Zielen und Handlungen?

Viele Wissenschaftstheoretikerinnen haben Klassifikationen von Theorien vorgenommen. Auf alle werde ich nicht eingehen können, deshalb seien weiterführend empfohlen: Arets et al. 1996, Bochenski 1965, Bunge 1996, Kaplan 1964, Kriz et al. 1987, Röd 1997 sowie Seiffert 1996.

4.5 Klassifikationen von Theorien

Um sich einen Überblick über die einzelnen Pflegemodelle zu verschaffen, werden diese in Ordnungsschemata dargestellt. Häufig sind solche Ordnungsschemata Typologien. Typologien ordnen eine Vielzahl von Objekten in überschaubare und verständliche Einheiten ein. Zahlreiche sogenannte Metatheoretikerinnen haben den Versuch unternommen, die vielfältigen Theorien und Modelle mittels Typologien zu ordnen.

4.5.1 Ordnung nach dem Abstraktionsgrad

Gebräuchlich ist die Methode der Einordnung von Theorien anhand des Abstraktionsgrads. Dies findet sich nicht nur in der Pflegewissenschaft; auch andere Wissenschaften bedienen sich dieser Unterteilung.

In der folgenden Abbildung seien exemplarisch die Ebenen der Theoriebildung, wie sie sowohl in der Soziologie als auch in der Pflegewissenschaft unterschieden werden, veranschaulicht.

Abbildung 6: Darstellung der Theorien nach dem Abstraktionsniveau

(aus: König, zit. nach Richter 1997)

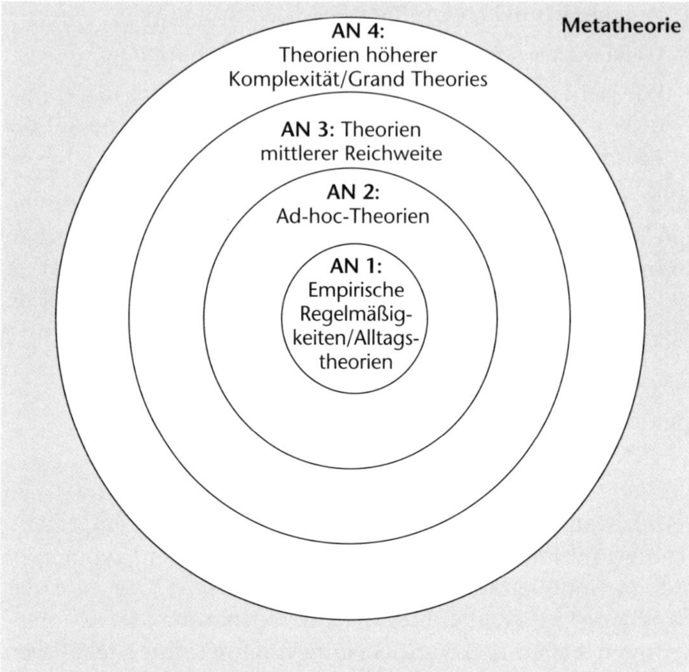

Zentrum: niedriges Abstraktionsniveau – AN 1
Peripherie: hohes Abstraktionsniveau – AN 4

Geringer Abstraktionsgrad ⇓ hoher Abstraktionsgrad

Typologie nach René König (1967)

Ausschnittweise soll hier die Unterteilung soziologischer Theorien in Anlehnung an René König (1967, zit. nach Richter 1997) dargestellt werden. Theorien werden hier im Wesentlichen als logische Verknüpfungen von Variablen, Sätzen, Begriffen und Konzepten betrachtet. Nach dem Grad der Komplexität werden unterschieden: empirische Regelmäßigkeiten, Ad-hoc-Theorien, Theorien mittlerer Reichweite und Theorien höherer Komplexität.

Empirische Regelmäßigkeiten sind streng genommen keine Theorien. Sie sind das Ergebnis empirischer Forschung. Es handelt sich meist um deskriptive Studien, die die Wirklichkeit zu beschreiben versuchen, z. B. den Zusammenhang zwischen niedriger Schulbildung und der Neigung, die FPÖ zu wählen, oder den höheren Fleischkonsum der Männer im Vergleich zu dem der Frauen (die Aussagen der angeführten Beispiele unterlagen keiner Prüfung von meiner Seite!). In Meinungsumfragen erhobene Daten machen oft empirische Regelmäßigkeiten deutlich, ohne diese jedoch erklären zu können.

Ad-hoc-Theorien erklären spontan und einsichtig empirische Regelmäßigkeiten und liefern unmittelbar plausible Vermutungen. Ad-hoc-Theorien sind den Alltagstheorien nahe. Wir ziehen sie als rasche Erklärung eines Phänomens oder Verhaltens heran, wobei sich die Theorie bei näherer Betrachtung oft als Vorurteil, als zu oberflächlich oder nicht vollständig erweist. Ad-hoc-Theorien sind üblicherweise sehr eng und erklären nur einen kleinen Ausschnitt der Wirklichkeit. Auf die genannten Beispiele bezogen könnten Ad-hoc-Theorien folgendermaßen lauten: Personen mit niedriger Schulbildung wählen deshalb öfter die FPÖ, weil sie sich eher mit den Werten dieser Partei identifizieren als Personen mit höherer Schulbildung; Frauen essen deswegen weniger Fleisch, weil sie über ein höheres Gesundheitsbewusstsein verfügen als Männer.

Der Begriff der **Theorien mittlerer Reichweite** *(middle range theories)* geht auf den amerikanischen Soziologen Robert Merton (siehe Merton 1949) zurück. Theorien mittlerer Reichweite erheben den Anspruch, umfassendere Erklärungen für die soziale Wirklichkeit zu geben als Ad-hoc-Theorien. Sie fassen mehrere Ad-hoc-Theorien zu einem Themenbereich zusammen. Die Theorie der mittleren Reichweite soll die „empirische Forschung" leiten. Dies unterscheidet sie von den Systemtheorien. Beispiele sind Theorien über politische Einstellungen der Bevölkerung oder Theorien über das Gesundheitsverhalten bei Männern und Frauen.

Theorien höherer Komplexität erheben den Anspruch allumfassender Erklärungen für die Entwicklung von Gesellschaften, bestimmten Berufsgruppen etc. Ihr Gültigkeitsbereich erstreckt sich vom Handeln zweier Personen über Beziehungen zwischen Organisationen oder Institutionen bis hin zum Verhalten ganzer Gesellschaften. Hierher gehören die Systemtheorie und der Strukturfunktionalismus.

Hoher Abstraktionsgrad
⇓
geringer Abstraktionsgrad

Typologie nach Walker/Avant (1998)

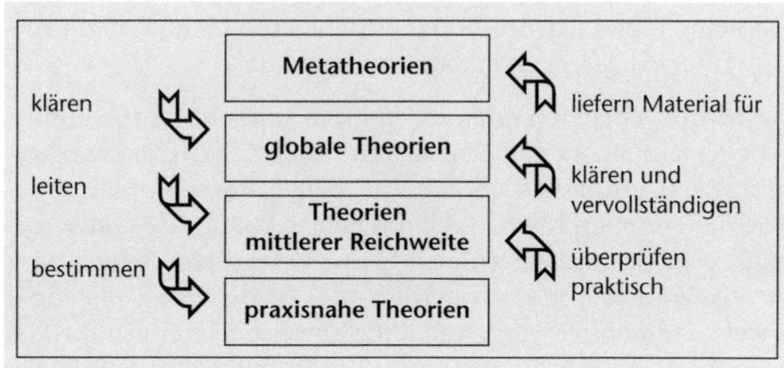

Abbildung 7: Verknüpfung zwischen den Ebenen der Theoriebildung

(aus: Walker/Avant 1998, S. 16)

Metatheorie befasst sich mit generellen theoretischen Problemen. Sie führt nicht zu speziellen Theorien. Man könnte auch sagen, Metatheorien sind Theorien über Theorien. In der Pflegewissenschaft existiert die Frage nach der Pflege als Profession und nach ihrer Bedeutung als praktische Disziplin.

Themen, die auf der Ebene von Metatheorien diskutiert werden, sind:

- Analyse von Art und Aufgabe von Theorien;
- methodische Diskussionen in der Entwicklung von Theorien;
- Darstellung und Diskussion der Kriterien von Theorien;
- Möglichkeiten der Evaluation von Theorien und Modellen;
- Diskussionen über die Wertfreiheit von Wissenschaft.

Die metatheoretische Auseinandersetzung mit Pflege fand im Frühstadium des theoretischen Diskurses statt und hatte einen starken Bezug zu Wissenschaftstheorie, Philosophie und Ethik. Bedeutend war die Frage nach dem Wissenschaftsbezug und nach Orientierung bietenden Paradigmen: Sollte sich Pflegetheorie auf die analytischen Richtungen des Positivismus und Kritischen Rationalismus – also auf die Naturwissenschaft – ausrichten oder sich mehr an Historizismus, Phänomenologie oder Hermeneutik anlehnen? Das sind Fragen, die wir uns heute nicht mehr stellen.

Metatheorien können aufgrund ihres hohen Abstraktionsgrades empirisch nicht überprüft werden.

Die Definition der **globalen Theorien** *(grand theories)* von Walker und Avant (1998) lässt sich mit jener der konzeptuellen Modelle von Fawcett (1998) vergleichen.

Globale Theorien sind abstrakt und wollen eine umfassende Perspektive für die Ziele und Strukturen der Pflege eröffnen. „Das Ziel dieser Theorien ist es, eine Sicht der Welt zu entwickeln, die es ermöglicht, dem Beobachtungsfeld zugehörende Begriffe und Prinzipien zu verstehen" (Walker/Avant 1998, S. 10). Sie wollen das Spezifische von Pflege möglichst breit beschreiben. Aufgrund ihrer Allgemeinheit und des hohen Abstraktionsgrades sind globale Theorien empirisch nicht überprüfbar. Dies liegt meist daran, dass die Begriffe mehrdeutig und zu wenig präzise sind. Somit ist es auch schwierig, Beziehungen zwischen den Begriffskomponenten der Theorien herzustellen und zu prüfen.

Walker und Avant fassen fast alle in unserem Kulturkreis verbreiteten Pflegetheorien als globale Theorien auf. Dazu zählen sie die Arbeiten von Henderson, Johnson, King, Leininger, Levine, Neuman, Newman, Orem, Orlando, Parse, Peplau, Rogers, Roy, Travelbee, Watson und Wiedenbach.

Die Tradition der globalen Theorien in der Pflegeforschung beginnt in den 1960er-Jahren und setzt sich bis heute fort. Inhaltlich beschäftigen sich globale Theorien häufig mit Fragen wie den folgenden: Welche Bedürfnisse haben Patientinnen? Wie verhalten sich Patientinnen im Gesundheitssystem? Wie können Pflegende darauf angemessen reagieren? Sind die globalen Theorien der älteren Theoretikergeneration noch sehr behavioristisch orientiert, so versucht heute eine jüngere Generation, neue Aspekte aus Phänomenologie, Hermeneutik oder Transkulturalitätsforschung einzubringen.

Der Begriff Phänomenologie kommt von gr. *phainetai* (= es zeigt sich), d. h. analysieren, was sich zeigt

Hermeneutik ist die Kunst der Auslegung, der Interpretation, der Erklärung (benannt nach Hermes, dem Götterboten)

Innerhalb einer bestimmten Bandbreite gibt es durchaus variierende Abstraktionsniveaus globaler Theorien. Manche Forscherinnen haben den Versuch unternommen, einzelne Thesen bzw. Subtheorien empirisch zu überprüfen und dann wieder in die Gesamttheorie rückzuführen. Ob aber solche Forschungsergebnisse Auskunft über die Beschaffenheit und Tragfähigkeit einer globalen Theorie geben können, bleibt wohl fraglich.

Theorien mittlerer Reichweite *(middle-range theories)* betreffen die gleiche Ebene wie in der Klassifizierung durch René König. Die Theorien der mittleren Reichweite sind weniger abstrakt, besitzen eine begrenzte Anzahl von Konzepten und sind somit „handhabbarer“ als die globalen Theorien. Sie weisen eine begrenzte Anzahl von Variablen auf und sind auch bezüglich ihres Geltungsbereiches begrenzt. Dies hat den großen Vorteil, dass sie ausreichend spezifisch sind, um einer empirischen Überprüfung zugänglich zu sein.

Problemstellungen von Theorien mittlerer Reichweite könnten beispielsweise sein:

- die Theorie der sozialen Unterstützung (vgl. Norbeck 1981);
- das Stress-Coping-Modell (vgl. Scott et al. 1980);
- die Auswirkung der Zeitorganisation auf die Pflege (vgl. Schrems 1994);
- Auswirkungen und Bedeutung der Mundpflege auf Patienten mit Krebserkrankungen (vgl. Evers et al. 2002; Gottschalck/Dassen 2003; Hehemann 1997);
- Kenntnisse, Einstellungen und Pflegebereitschaft von Angehörigen und Pflegenden bei HIV/AIDS-Erkrankungen (vgl. Bischofberger/Schaeffer 2001; Lohrmann 2002; Spirig/Bischofberger 2000; Spirig et al. 2002).

Bei Theorien mit niedrigerem Abstraktionsniveau kann eine Zuordnung nicht immer genau vorgenommen werden. So könnten manche *middle-range theories* eventuell zu den praxisnahen Theorien gezählt werden. Die direkte praktische Umsetzbarkeit ist eines der Kriterien, die diese beiden Theorieebenen voneinander unterscheiden.

Praxisnahe Theorien *(narrow-scope theories)* haben zum Ziel, Handlungsanweisungen zur Erreichung konkreter Ziele zu geben. Sie stellen einen kleineren, detaillierten, dafür ausführlicher beschriebenen Abschnitt von Pflege dar und sind direkt in die Praxis umsetzbar, z. B. über Pflegedokumentation oder Pflegestandards.

Walker und Avant (1998) schlagen vier Phasen der Theoriebildung für die Entwicklung praxisnaher Theorien vor: die Isolierung der Faktoren, die Verknüpfung der Faktoren, die Strukturierung der Situation und die Reproduktion der Situation. Praxisnahe Theorien laufen Gefahr, den eigentlichen Theorieaspekt zu verlieren und mit „Pflegepraktiken“ verwechselt zu werden. Es ist von Bedeutung, die Praktiken als Spezifikation eines angestrebten Zieles und als Handlungsweise zur Erreichung dieses Zieles aufzufassen.

Typologie nach Jacqueline Fawcett

Das **Metaparadigma** einer Disziplin umfasst jenen Geltungsbereich, in dem sich eine Disziplin von anderen Disziplinen unterscheidet. Es beschreibt die Phänomene, die für alle konzeptuellen Modelle einer Disziplin Gültigkeit haben. Nach Fawcett (1996a) sind dies in der Pflegewissenschaft die zentralen Konzepte der Person, der Umwelt, der Gesundheit und der Pflege.

Konzeptuelles Modell und Theorie: Fawcett unterscheidet zwischen konzeptuellem Modell und konkreter Theorie. Die Unterschiede sind im Folgenden tabellarisch zusammengefasst:

Tabelle 5: Unterschiede zwischen konzeptuellen Modellen und konkreten Theorien bei Fawcett (1998, S. 40 f.)

Konzeptuelles Modell	Konkrete Theorie
Abstraktes, allgemeines Konstrukt aus Begriffen und Annahmen	Spezifisches, konkretes Konstrukt aus Begriffen und Aussagen
Ziel: Entwicklung eines eigenen Wissensfundus für die gesamte Disziplin Pflegewissenschaft	Ziel: Weiterentwicklung eines Aspekts eines konzeptuellen Modells
Keine direkte empirische Überprüfung möglich	Direkte empirische Überprüfung möglich
Viele Phänomene	Wenig Phänomene
Nicht in die klinische Praxis umsetzbar	In die klinische Praxis umsetzbar

Fawcett will mit dem Begriff der konzeptuellen Modelle theoretische Ansätze identifizieren, die nicht einzelne Phänomene, sondern den Gesamtgegenstand der Pflege beschreiben. Die konzeptuellen Modelle versuchen, das Phänomen der Pflege als Ganzheit im Sinne der Systemtheorie zu erfassen. Die Modelle von Johnson, King, Levine, Neuman, Orem, Roger und Roy (vgl. Abschnitt 4.5.1) finden sich in der Sparte „konzeptuelle Modelle" wieder.

„Die einem konzeptuellen Modell zugrunde liegenden Begriffe sind so abstrakt und allgemein, dass sie weder in der realen Welt direkt beobachtet noch auf eine bestimmte Person, Gruppe oder Situation beschränkt werden" (Fawcett 1998, S. 12)

Die Unterscheidung zwischen konkreten Theorien und konzeptuellen Modellen ist kritisiert worden (vgl. Wittneben 1998), da bereits Begriffe wie Paradigma bei Kuhn (1976) oder Metatheorie (siehe den Abschnitt „Typologie nach Walker/Avant", S. 74) existieren, die den Gegenstandsbereich der konzeptuellen Modelle abdecken.

Konzeptuelle Modelle bestehen aus Begriffen und Annahmen, die versuchen, die Konzepte Person, Umwelt, Gesundheit und Pflege miteinander in Beziehung zu setzen und nach deren Zusammenspiel zu fragen. Selbst die zugrundeliegenden Konzepte sind so abstrakt und allgemein, dass sie empirisch nicht überprüft werden können. Fawcett empfiehlt, „zunächst alle Definitionen und Beschreibungen von Person, Umwelt, Gesundheit und Pflege zu sammeln. Anschließend lassen sich dann zentrale Aussagen zu den Konzepten und ihren Verbindungen untereinander extrahieren" (Fawcett 1996a, S. 61).

Das folgende Schema verdeutlicht den Zusammenhang zwischen Metaparadigma, konzeptuellem Modell und Theorie:

Abbildung 8: Zusammenhang zwischen Metaparadigma, konzeptionellem Modell und Theorie

(aus: Arets et al. 1996, S. 119)

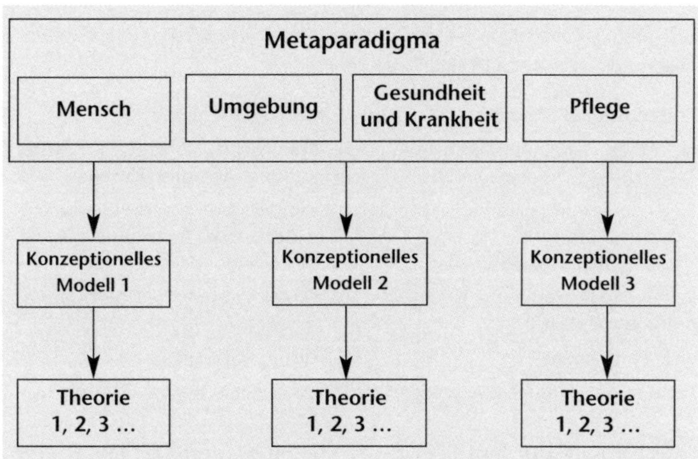

Empirische Indikationen: Empirische Indikatoren stehen für die Instrumente, experimentellen Bedingungen und Verfahren, mit deren Hilfe sich die Begriffe einer Theorie beobachten und messen lassen. So kann z. B. ein Beziehungsfragebogen als empirischer Indikator für den Begriff der Beziehung zwischen Patientin und Pflegender dienen.

Vergleichende Darstellung von Typologieversuchen

Tabelle 6: Vergleichende Darstellung der Klassifikationsversuche von Fawcett (1998), Walker/Avant (1998) und König (1997)

Walker und Avant (1998)	König (1967)	Fawcett (1998)
Metatheorien		Metaparadigma Philosophie
Globale Theorie *(grand theories)*	Theorien höherer Komplexität	Konzeptuelles Modell
Theorien mittlerer Reichweite (middle-range theories)	Theorien mittlerer Reichweite	Theorien
Praxisnahe Theorien *(narrow-scope theories)*	Ad-hoc-Theorien Empirische Regelmäßigkeiten	Empirische Indikationen

Weiterführende Literatur

Weiterführende Literatur und Beispiele zu Theorien mittlerer Reichweite – den Theorien, die im praktischen Pflegealltag am häufigsten zur Anwendung kommen – finden Sie in den nachfolgend aufgelisteten Werken.

Chinn, P.: Developing Substance. Mid-Range Theory in Nursing. Gaithersburg: Aspen, 1994.

Fachbereich Pflege- und Gesundheitswissenschaften der Ev. Fachhochschule Darmstadt (Hg.): Pflegewissenschaft im Alltag. Mabuse: Frankfurt a. M., 1998.

Mayer, H. (Hg.): Pflegeforschung. Aus der Praxis für die Praxis, Bd. 1. Wien: Facultas, 2000.

Kühne-Ponesch, S. (Hg.): Pflegeforschung. Aus der Praxis für die Praxis, Bd. 2. Wien: Facultas, 2000.

Kühne-Ponesch, S. (Hg.): Pflegeforschung. Aus der Praxis für die Praxis, Bd. 3. Wien: Facultas, 2002.

„Ein Paradigma ist ein Weltbild über ein Phänomen, das für eine Disziplin von Interesse ist" (Rizzo-Parse 1987)

4.5.2 Klassifikationen nach verwendeten Denkschulen/ Paradigmen

Typologie nach Norbert von Kampen (1998)

Kampen unterscheidet **Theorien in der Tradition des einheitlichen Paradigmas** und **Theorien in der Tradition des ganzheitlichen Paradigmas.**

- **Theorien in der Tradition des einheitlichen Paradigmas**
  Grundannahme: Die Grundannahme dieser Betrachtungsweise ist, dass der Mensch als ein offenes System beschrieben werden kann. Er befindet sich in einem rhythmischen Interaktionsprozess mit seiner Umwelt. In seiner Einheitlichkeit kann er nicht verstanden werden, wenn nur seine Bestandteile betrachtet werden. Umwelt und Mensch sind ineinander verwoben.
  Gesundheit ist ein Prozess, in dem sich der Mensch entfaltet. Gesundheit „[...] wird vom Individuum erfahren und kann nur durch das Individuum beschrieben werden. Es gibt keine optimale Gesundheit, Gesundheit ist einfach die Art und Weise, wie jemand sein persönliches Leben erlebt" (Rizzo-Parse 1987, S. 136).
  Ziel: Das einheitliche Paradigma geht davon aus, dass Gesundheit und Krankheit keine objektivierbaren Zustände sind. Der Pflegebegriff bezieht sich deshalb nicht ausschließlich auf Menschen im Zustand von Gesundheit oder Krankheit, sondern auf alle Menschen. Der Fokus richtet sich auf die wahrgenommene Pflegequalität! Pflegekräfte sind keine Expertinnen, sie sind Begleiter, was eine große soziale und kommunikative Kompetenz der Pflegenden erfordert. Es gibt keinen standardisierten Pflegeprozess, der Prozess ist individuell – wenn überhaupt, werden lediglich Handlungsanweisungen formuliert.
  „Die Autoritätsperson und der wichtigste Entscheidungsträger in Bezug auf die Pflege ist der zu Pflegende, nicht die Pflegekraft." (Rizzo-Parse 1987, S. 137)
  Dieser Ansatz, dem eine systemtheoretische Ausrichtung zugrunde liegt, geht auf Autorinnen wie Bertalanffy (1968) zurück.
  Forschungsmethode: Eher qualitativ orientiert, quantitative Ansätze werden allerdings nicht ausgeschlossen! Diese Me-

thoden werden in erster Linie benutzt, um Theorien zu verbessern.
Prozess der Theorieentwicklung: Ausgehend von Fragestellungen aus der Pflege soll sich eine bestimmte Sichtweise der Pflege ableiten lassen. Aus dieser Sichtweise ergeben sich dann konkrete Fragestellungen für die quantitative Forschung.
Beispiele: Theorie des einheitlichen Menschen von Martha Rogers (1997), Theorie der Menschwerdung von Rizzo-Parse (1981).

- **Theorien in der Tradition des ganzheitlichen Paradigmas**
Grundannahme: Der Mensch ist ein bio-psycho-sozio-spiritueller Organismus, der unterschiedlichen Umwelteinflüssen ausgesetzt ist und nach einem Gleichgewicht strebt. Dieses zu erreichen, verlangt dem Menschen die Fähigkeit ab, sich seiner Umwelt optimal anzupassen. Umwelt und Mensch stehen einander gegenüber. Das Ganze (die jeweilige Untersuchungseinheit) wird als Summe der Einzelteile verstanden.
Gesundheit ist ein Zustand optimaler Anpassung und optimalen Wohlbefindens. Krankheit und Gesundheit werden durch die Gesellschaft bzw. durch soziale Normen definiert.
Der Ansatz geht in seinen Ursprüngen auf Selye (1946), Maslow (1970) und Descartes zurück.
Ziel sind die Versorgung bzw. Heilung kranker Menschen und die Erhaltung von Gesundheit bzw. Vermeidung von Krankheit. Die krankheitsbezogene Hilfe steht im Mittelpunkt. Diese wird in der Regel durch professionelle Expertinnen erbracht. Im Pflegeprozess mit seinen Stufen Diagnose, Intervention und Evaluation wird diese Hilfe sowohl für akut und chronisch Kranke als auch für Behinderte geleistet.
„Pflegepraxis auf der Grundlage der Theorien des ganzheitlichen Paradigmas wird durch den traditionellen Pflegeprozess mit den Komponenten Assessment, Diagnose, Planung, Implementation und Evaluation operationalisiert [...]. Es gibt systematische Pflegepläne für Menschen mit verschiedenen gesundheitlichen Problemen, die durch die medizinische Wissenschaft identifiziert wurden. Diese Pflegepläne werden den individuellen Bedürfnissen angepasst und dabei jeweils modifiziert. Das Ergebnis der Pflege kann anhand des Adaptionsniveaus, der Selbstpflegefähigkeit *(self-care agency)* und

der Ziele gemessen werden, die die gepflegten Personen erreicht haben." (Rizzo-Parse 1987, S. 33)
Forschungsmethode: Quantitativ ausgerichtet, es werden kausale und assoziative Methoden verwendet. Es handelt sich um die klassischen Methoden der Natur- und Sozialwissenschaften. Verschiedene Variablen werden mittels Statistik miteinander in Beziehung gesetzt.
Prozess der Theorieentwicklung: Pflegerelevantes Wissen wird unter pflegewissenschaftlichen Gesichtspunkten systematisch analysiert. Es geht weniger darum, neue Fragen zu stellen, als vielmehr um den effektiveren Einsatz des bisherigen Wissens in Wissenschaft und Praxis.
Das einheitliche Paradigma setzt das ganzheitliche voraus!
Beispiele: Interaktionistische Pflegemodelle wie z. B. jene von Peplau (1997) und Wiedenbach (1964), systemische Modelle wie z. B. jene von Johnson (1980), Neuman (1998), Roy (1999) und anderen sowie Bedürfnismodelle wie z. B. jene nach Henderson (1966) und anderen.

In der folgenden Tabelle werden die wichtigsten Unterscheidungsmerkmale zwischen dem einheitlichen und dem ganzheitlichen Paradigma nochmals dargestellt.

Tabelle 7: Unterscheidungsmerkmale zwischen einheitlichem und ganzheitlichem Paradigma

	Einheitliches Paradigma	Ganzheitliches Paradigma
Grundannahme:	Der Mensch befindet sich in einem rhythmischen Interaktionsprozess mit seiner Umwelt. Er kann in seiner Einheitlichkeit durch die Betrachtung seiner Einzelteile nicht verstanden werden.	Der Mensch ist ein bio-psycho-sozio-spiritueller Organismus, der unterschiedlichen Umwelteinflüssen ausgesetzt ist und nach einem Gleichgewicht strebt. Das Ganze (die jeweilige Untersuchungseinheit) wird als Summe seiner Einzelteile verstanden.
Definition der Gesundheit:	Gesundheit ist ein Prozess, in dem sich der Mensch entfaltet.	Gesundheit ist ein Zustand optimaler Anpassung und optimalen Wohlbefindens.
Ziel der Pflege:	Der Fokus richtet sich auf die wahrgenommene Pflegequalität! Pflegekräfte sind keine Expertinnen, sondern Begleiterinnen!	Ziel der Pflege sind die Versorgung bzw. Heilung kranker Menschen und das Bestreben, Gesundheit zu erhalten bzw. Krankheit zu verhindern.

	Einheitliches Paradigma	Ganzheitliches Paradigma
Forschungs-methode:	Eher qualitativ	Quantitativ
Prozess der Theorie-entwicklung:	Eigene Fragestellungen aus der Pflege aus einer bestimmten Sichtweise werden abgeleitet	Pflegerelevantes Wissen wird unter pflegewissenschaftlichen Gesichtspunkten systematisch analysiert
Vertreterinnen:	Martha Rogers Rosemarie Rizzo-Parse	Dorothy Johnson Betty Neuman Hildegard Peplau Callista Roy

Typologien nach Marriner-Tomey und Alligood

Marriner-Tomey (1992) klassifiziert die Theorien anhand des Abstraktionsgrades (vgl. Abschnitt 7.2.5):

- Philosophien: Modelle von Nightingale, Wiedenbach, Henderson, Abdellah, Hall, Watson und Benner;
- konzeptuelle Modelle und große Theorien: Modelle von Orem, Levine, Rogers, Johnson, Roy, Neuman und King sowie Roper;
- Theorien mittlerer Reichweite: Modelle von Peplau, Orlando, Travelbee, Leininger, Rizzo-Parse und Newman.

Neuerdings unterscheiden Marriner-Tomey und Alligood (2002) nach inhaltlichen Kriterien vier Kategorien von Theorien:

- Theorien, die sich auf verschiedene allgemeine philosophische Aspekte beziehen;
- Theorien, die sich mit zwischenmenschlichen Beziehungen befassen;
- Theorien, deren Ansätze systemtheoretischer Natur sind;
- Theorien, deren Schwerpunkt „Energiearbeit" ist.

Typologien nach Afaf Meleis

Meleis (1985) fasst die Theorien in drei Denkschulen *(schools of thoughts)* zusammen:

- Denkschule der Bedürfnisse *(needs)*
- Denkschule der Interaktion *(interaction)*
- Denkschule der Ergebnisse *(outcomes)*

(aus: Pflege und Gesellschaft 2, 2003, S. 61)

Tabelle 8: Zusammenfassung der „Denkschule der Bedürfnisse"

Fokus	Problem Funktion der Pflegekraft
Person	Ein Set von Bedürfnissen oder Problemen Ein Wesen, das sich entwickelt
Patient	Bedürfnisdefizit
Orientierung	Krankheit, Leiden
Rolle der Pflegekraft	Von der Medizin abhängig Anfänge unabhängiger Funktionen
Entscheidungsträger	Fachleute in der gesundheitlichen Grundversorgung

Denkschule der Bedürfnisse:

Zu den Bedürfnistheoretikerinnen zählt Meleis Abdellah, Henderson und Orem. Deren Betrachtungen konzentrieren sich auf die Patientenbedürfnisse; die Beantwortung der Frage **„Was ist Pflege?"** ist das Ziel. Eine Zergliederung der Bedürfnisse in die Aktivitäten des täglichen Lebens mit anschließender Systematisierung soll das „Kernstück" der Pflege sichtbar machen. Die Gesetzmäßigkeiten der Lebensprozesse und die Entfaltung menschlicher Fähigkeiten in Bezug auf Gesundheit, Wohlbefinden und Krankheit werden abgeleitet. Abdellah beschäftigt sich mit den Kriterien der Pflegeprobleme, Henderson mit den Grundbedürfnissen und Orem mit den Selbstpflegemöglichkeiten und -defiziten.

(aus: Pflege und Gesellschaft 2, 2003, S. 62)

Tabelle 9: Zusammenfassung „Denkschule der Interaktionen"

Fokus	Pflegekraft-Patient-Interaktionen Krankheit als Erfahrung Interagierendes Wesen
Person	Ein Set von Bedürfnissen Kann Bedürfnisse validieren Menschliche Erfahrung mit Sinn
Patient	Hilfloses Wesen Eine Erfahrung mit Sinn
Orientierung	Krankheit, Leiden
Rolle der Pflegekraft	Bewusster Prozess des Helfens Das Selbst als therapeutischer Agent Anwendung des Pflegeprozesses
Entscheidungsträger	Fachleute in der gesundheitlichen Grundversorgung Von den Klientinnen validiert

Denkschule der Interaktionen:

Dieser Denkschule werden die Theoretikerinnen King, Orlando, Peplau, Travelbee, Paterson und Zderad sowie Wiedenbach zugeordnet. **„Wie wird Pflege gelebt?"** ist die leitende Frage dieser Denkschule. Der Prozess pflegerischen Handelns steht im Mittelpunkt. Die Beziehung zwischen der Patientin und ihren Betreuerinnen ist ein wichtiger, wenn nicht der entscheidende Faktor (Peplau 1997) für die Qualität und den Erfolg dieser Behandlung.

Tabelle 10: Zusammenfassung „Denkschule der Ergebnisse"

(aus: Pflege und Gesellschaft 2, 2003, S. 63)

Fokus	Energie, Gleichgewicht, Stabilität, Präsentation von Homöostase Pflegeergebnis
Person	Ein adaptives, entwicklungsbedingtes Wesen
Patient	Mangel an Anpassung, System-Defizienz Eine Erfahrung mit Sinn
Orientierung	Krankheit, Leiden
Rolle der Pflegekraft	Externer Regulationsmechanismus
Entscheidungsträger	Pflegekraft der gesundheitlichen Grundversorgung

Denkschule der Ergebnisse:

Ergebnismodelle orientieren sich an den zu erreichenden Zielen: **„Zu welchem Zweck soll gepflegt werden?"** Die von Meleis hier genannten Theorien erzwingen von ihrer Struktur her nicht unbedingt die Zuordnung zu einer Kategorie. Gemeinsam ist den Theorien von Johnson, Levine, Rogers und Roy eine große Abstraktheit, die Beschäftigung mit den Zielen der Pflege und die Diskussion über Interventionen.

Meleis hat 1997 im Buch von Schaeffer, Moers und Steppe einen Beitrag verfasst, in dem sie eine vierte Kategorie eingeführt hat:

Denkschule der Humanisten: In die Denkschule der Humanisten gehören Vertreterinnen, die sich der Fürsorge (Caring) und Betreuung nahe sehen: Paterson und Zderad sowie Watson. Pflege wird als (zwischen-)menschlicher Dialog verstanden, für dessen Gelingen beide – Gepflegte und Pflegende –mit ihren Erfahrungen verantwortlich sind. Die Auswirkungen der „humanistischen Pflege" sind bestimmt durch die Möglichkeit zur Wahrnehmung und Reaktion auf den gegenseitigen Dialog. Diese Denkschule scheint der interaktionistischen sehr ähnlich.

1999 bringt Meleis eine weitere Typologisierung ein:

- Theorien über die Klientinnen von Pflege. Vertreterinnen sind Johnson, Neuman und Roy;
- Theorien über Mensch-Umwelt-Beziehungen. Eine Vertreterin ist Rogers;
- Theorien über Interaktionen: Vertreterinnen sind King, Orlando, Paterson und Zderad sowie Travelbee und Wiedenbach;
- Theorien über pflegetherapeutisches Handeln. Vertreterinnen sind Levine und Orem.

Klassifikation nach Jacqueline Fawcett (1998)

Neben der Unterteilung der theoretischen Ansätze nach ihrem Abstraktionsgrad (vgl. den Abschnitt „Typologie nach Jacqueline Fawcett", S. 77) nimmt Fawcett (1998) eine Klassifizierung anhand von sieben konzeptuellen Modellen vor, die sie verschiedenen Vertreterinnen zuordnet:

Tabelle 11: Klassifizierung konzeptueller Modelle

Verhalten als System	Dorothy Johnson
Interaktion als System	Imogene King
Erhaltungsprinzipien als System	Myra Levine
Mensch als System	Betty Neuman
Selbstfürsorgefähigkeit und System	Dorothea Orem
Der unitäre Mensch als Energiefeld	Martha Rogers
Adaption als Interaktion und System	Callista Roy

Klassifikation nach Carper

Carper (1978) bezeichnete Pflege in ihrem Standardwerk „Fundamental Patterns of Knowing in Nursing" sowohl als Kunst als auch als Wissenschaft. Sie identifizierte vier „Muster" *(patterns)* von Pflegewissen:

- Das empirische Wissen
- Das persönliche Wissen
- Das ethische Wissen
- Das ästhetische Wissen

Alle Wissensmuster, die ausschließlich durch klinische Praxis geformt werden, sind nach Carper gleich wichtig und gleich gewichtet. Alle vier Wissensmuster sind integrierte Komponenten des Wissensbestandes Pflege und gehören zum Wissensrepertoire von professionell Pflegenden. Keines der Muster sollte isoliert zur Anwendung kommen: "When knowledge within anyone pattern is not critically examined and integrated with the whole of knowing, distortion instead of understanding is produced. Failure to develop knowledge integrated within all of the patterns of knowing leads to uncritical acceptance, narrow interpretation, and partial utilization of knowledge. We call this 'the patterns gone wild'" (Chinn/Kramer 1999, S. 12). Diese vier Muster beinhalten alle Wissenskonstellationen, die Pflegende in ihrer täglichen Praxis benötigen. Fawcett et al. (2001) bezeichnen jedes dieser Muster als eigene Theorie, die mittels verschiedener wissenschaftlicher Methoden mithilfe quantitativer und qualitativer Forschung entwickelt und evaluiert werden können. Chinn und Kramer (1999) erweiterten ihr Konzept, indem sie die Prozesse jedes Musters identifizierten.

Tabelle 12: Wissensmuster: Typologie der Pflegetheorien, Ermittlungsmethoden und Beweise (aus: Fawcett et al. 2001)

Wissensmuster: Formen der Pflegetheorie	**Beschreibung**	**Generierung von Wissen**	**Beispiele für Evidenz**
Empirie	Öffentlich verifizierbar, sachbezogene Beschreibungen, Erklärungen oder Prognosen, die auf Forschungsdaten basieren: Pflegewissenschaft	Empirische Forschung	Wissenschaftliche Daten
Ethik	Beschreibung moralischer Pflichten, moralischer und nicht moralischer Werte und gewünschter Ergebnisse: Pflegeethik sowie Werte	Identifizierung, Analyse und Klarstellung von Überzeugungen und Werten, Dialoge durch Überzeugungen und ihre Rechtfertigung	Verfahrensstandards, Verhaltenskodex, Pflegephilosophie

Wissensmuster: Formen der Pflegetheorie	Beschreibung	Generierung von Wissen	Beispiele für Evidenz
Persönlich	Ausdruck der Qualität und Authentizität des zwischenmenschlichen Prozesses zwischen jeder Pflegenden und Patientin: zwischenmenschliche Beziehungen der Pflege	Offenheit, Fokussierung auf sich selbst in der Beziehungsarbeit mit anderen, Denken, Zuhören und Reflexion	Autobiografische Geschichten
Ästhetik	Ausdruck dessen, was Pflegende im individuellen Verhalten der Klientinnen als wesentlich erachten: Pflegekunst	Möglichkeiten sichtbar machen, die Kunst und Tätigkeiten der Pflege ausüben	Kritische Betrachtung des Pflegehandelns

Wissenschaft ist nicht die einzige wichtige Quelle von Erkenntnis; diese Meinung wird durchaus von anderen Wissenschaftlerinnen wie beispielsweise von Kirkevold (2002) oder Rogers (1970) geteilt. Die Autorinnen benennen andere bedeutende Elemente als jene der Wissenschaft, beispielsweise ästhetisches Wissen. Die Künste wie Literatur, Malerei, Musik oder Pflege als Kunst können Inspiration, Kraft- und Wissensquellen sein. Ethik generiert aus deren Diskurs andere und vielfältigere Lösungen für Probleme, als die Wissenschaft sie je generieren könnte.

Klassifikation in praxisnahe Theorien und erklärende Theorien

Das Gegenstück von „praxisnah“ ist nicht zwingend „praxisfern“. Alle Pflegetheoretikerinnen haben sich stets der Pflegepraxis verschrieben. Die Unterscheidung, die hier getroffen wird, bezieht sich darauf, ob eine Theorie ein gewünschtes, formuliertes Ziel in Handlungen bzw. Handlungsanweisungen umzusetzen in der Lage ist. So haben Moers und Schaeffer (2007) eine verständliche Form der Klassifizierung entliehen (vgl. Walker/Avant 1998; Haller et al. 1979; Wooldridge et al. 1968), die die heutige Entwicklung besser abzubilden vermag und die leichter handhabbar ist als die bisher dargestellten. Sie versuchen ein Zusammenwirken zwischen Theorie und Praxis zu verdeutlichen und unterscheiden zwischen

- erklärenden Theorien und
- normativen Theorien.

Erklärende Theorien beantworten pflegerelevante Fragen exemplarisch, z. B. wie und warum einige Menschen in der Lage sind, ihre Situation durch Coping in den Griff zu bekommen, und andere nicht. Warum übernehmen manche Selbstverantwortung für ihre Gesundheit und andere nicht? Warum erleben Angehörige die Pflege ihrer Lieben als Belastung? Erklärende Theorien beschreiben Phänomene und Sachverhalte, machen den Versuch, kausale Zusammenhänge zwischen verschiedenen Komponenten einer Theorie zu klären und daraus Vorhersagen abzuleiten.

Der letztgenannte Punkt ist allerdings kein leichtes Unterfangen – kann doch menschliches Handeln als konkretes Handeln sowohl bei Professionals als auch bei Klientinnen nur schwer präjudiziert werden. Im Theorieverständnis der klärenden Analyse sind dem Gegenstand der Forschung und den daraus resultieren empirischen und theoretischen Ergebnissen Beschränkungen auferlegt: Sie bilden einen Ausschnitt der Wirklichkeit ab, und ihre Verallgemeinerung ist häufig nicht zulässig.

Erklärende Theorien stellen den zentralen Wissensbestand einer Disziplin dar, der sich aus einem systematisch aufgearbeiteten und gespeicherten Datenbestand speist. Erklärende Theorien dienen direkt der Forschung und der Lehre und können dann für die Praxis nützlich und anwendbar gemacht werden, wenn sie in eine für die Praxis verständliche Sprache transferiert werden.

Normative Theorien dagegen zeigen anhand theoretischer Erklärungen Handlungsvorschläge (aus den erklärenden Theorien) für mögliche Problemsituationen in der Praxis auf. Sie werden auch als präskriptive oder als vorschreibende Theorien bzw. systematische Praxiskonzepte bezeichnet und sind vergleichbar mit beispielsweise der Klassifikation von praxisnahen Theorien bei Walker und Avant (1999). Praxiskonzepte erfahren einen enormen Aufwind in der Wissenschaft der Pflege. Dass die Praxis nur Pflege ausführt, ist veraltet und schlichtweg falsch. In der Praxis finden unterschiedliche Arten der Wissensgenerierung statt; normative Theorien leisten dazu einen wichtigen Beitrag. Praxiskonzepte unterscheiden sich von den erklärenden Theorien dadurch, dass vorliegende Erkenntnisse aus der Forschung in Handlungsanweisungen umgeformt werden. „Die erwünschte und von der Praxis oft geforderte Verbindung von Theorie und Praxis hängt mit der Sonderform einer Praxisdisziplin zusammen, bei der es neben den klassischen Aufgaben der Wissensentwicklung auch um die Weiterentwicklung der Praxis beruflichen Handelns geht." (Moers/Schaeffer 2007, S. 71)

Normative Theorien generieren sich ebenso durch anwendungsorientierte Forschung wie auch durch problemorientierte Grundlagenforschung aus der Praxis. Als Beispiel könnten hier die unterschiedlichen Expertenstandards oder verschiedene Konzepte wie die Gefühlsarbeit (vgl. Neumann-Ponesch/Höller 2010), die Basale Stimulation (vgl. Bienstein/Fröhlich 2003) oder die Validation (vgl. Feil 2007) genannt werden.

Wollte man deren Klassifizierung nach Abstraktionsniveau einteilen (was die Autorinnen explizit nicht tun), so bewegen sich die erklärenden Theorien zwischen hohem und mittlerem, die normativen auf niedrigem Abstraktionsniveau. Die Autorinnen betonen ausdrücklich, dass die klassischen amerikanischen Theorien deshalb so große Passungsprobleme aufweisen, weil die normativen und erklärenden Theorien nicht auf der gleichen Ebene angesiedelt sind, sondern in einem mehrstufigen Bedingungsgefüge stehen.

Der Zusammenhang zwischen Theorie und Praxis ist folgendermaßen dargestellt:

Tabelle 13: Bedingungsgefüge von der theoretischen Ebene bis zum Einzelfall

(aus: Moers/Schaeffer, 2007, S. 71)

Modell zum Theorie-Praxis-Verhältnis

Ebenen	**Akteure**	**Wissensgrundlagen, Instrumente und Methoden**
Generalisierte Erkenntnisse zu Pflegebedarf und Pflegehandeln	Pflegewissenschaft	Forschungsergebnisse und erklärende Theorien
Spezifische Zielgruppen und Stationen	Pflegepraxis und Pflegewissenschaft	Praxiskonzepte: – Zielgruppe und Praxisfeld – Werte und Ziel – Forschungsergebnisse und erklärende Theorien – Instrumente und Interventionen
Einzelfall	Pflegepraxis: Pflegefachkraft & Patient, Klient, Angehörige	Pflegeprozessmethode: – Fallverstehen – Aushandlungsprozess – Intervention – Evaluation

Die Darstellung zeigt von der Mikro- über die Meso- bis zur Makroebene die darin zur Anwendung kommenden Wissensgrundlagen und Methoden wie auch die verantwortlichen Akteurinnen.

Die Elemente der Praxiskonzepte unterliegen folgenden (nicht neuen, aber immer wichtig zu betonenden) Forderungen:

- **Ziele und Werte** sollen aus dem Prinzip der Klienten- und Patientenorientierung erwachsen, d. h. eine Formulierung der Ziele im Rahmen des Pflegeprozesses unterliegt den Sichtweisen der Klientinnen und Patientinnen. Dies verlangt eine intensive, authentische, qualitativ hochstehende Kommunikation zwischen Professional und Klientin bzw. Patientin. Die zusehends multikulturelle Gesellschaft und ihre Herausforderungen verlangen Kultursensibilität und Rahmenbedingungen, in denen Verständnis füreinander leben und wachsen kann.

- Die **Zielgruppe** und das **Umfeld**, wo das Praxiskonzept zum Einsatz kommt, sollten so genau wie möglich umrissen werden. Je exakter die Kenntnis über das Feld, desto besser kann der Erfolg des Konzepts bewertet werden und desto wirksamer kann dieses zum Einsatz kommen. So wie in anderen Konzepten, Modellen und Theorien auch, ist das Praxiskonzept nicht alleine auf ein Krankheitsgeschehen, sondern auf die gesamte Lebenssituation auszurichten.
- **Die Praxistauglichkeit der theoretischen Erklärung** im Anwendungsbereich muss gegeben sein, d. h.: Eignen sich vorgeschlagene oder im Einsatz befindliche theoretische Begründungen für die in einer bestimmten Situation zu bearbeitenden Probleme? So haben sich beispielsweise Neumann-Ponesch und Höller (2010) in ihrer Arbeit zur Gefühlsarbeit an die konzeptionellen Ausformungen des interaktionistischen Modells von Peplau (1997), an den neurobiologischen Ansatz von Bauer und seinem Team (2007) und die Identitätstheorie von Erikson (1966) angelehnt. Zur Erklärung eines Phänomens oder zur Lösung eines Problems kann es nützlich und notwendig sein, sich an mehreren Disziplinen zu orientieren.

Zum Kern eines Praxiskonzepts gehören **Interventionen** und der Einsatz verschiedener **Instrumente**. Sie sind Produkte sowohl der Forschung als auch der Praxis. Verschiedene Einschätzungsinstrumente wie Klassifikationssysteme, Skalen oder Checklisten gehören anhand der Gütekriterien der Forschung wie Reliabilität und Validität getestet bzw. müssen mit dem am besten verfügbaren Wissen entwickelt werden.

Das Verhältnis von Pflegeklassifikationssystemen zur Pflegetheorie wird uneinheitlich interpretiert. Für Chinn und Kramer (1999) stellt die Anerkennung der Pflegediagnosen die Umsetzung einer theoretischen Auffassung über die Pflege dar. Kirkevold (1997) ordnet NANDA-Pflegediagnosen in einem historischen Überblick gleichberechtigt neben Pflegetheorien ein. Demgegenüber warnt Steppe (1995) davor, Pflegediagnosen mit theoretischen Modellen der Pflege zu verwechseln.

Die verschiedenen Ansätze bereichern die theoretische Diskussion. Hat man sich erst durch den Dschungel der Theorien und Modelle durchgearbeitet, breitet sich ein Feld kreativer Ideen aus. Theorien ergänzen einander, und wie Giddens (1995,

S. 773) für die Soziologie bemerkte: „Der Wettstreit zwischen den verschiedenen theoretischen Ansätzen und Theorien ist [...] ein Ausdruck der Vitalität des soziologischen Unterfangens. Beim Studium der Menschen, beim Studium unserer selbst, rettet uns die Vielfalt der Theorien vor dem Dogma." Trifft dieser Ausspruch auch auf die Modelle und Theorien der Pflege zu? In den Naturwissenschaften wird er weniger Relevanz haben als in Bereichen, in denen menschliches Verhalten als geistiges Phänomen betrachtet werden kann.

Von Theorien und Modellen kann zusammenfassend behauptet werden:

- Sie sind nicht wahr oder falsch, sondern je nach Einsatzbereich mehr oder weniger erklärend.
- Sie sind nie wertfrei.
- Sie sind nie allumfassend und alles erklärend.
- Je abstrakter/breiter Theorien oder Modelle sind, desto mehr Elemente versuchen sie in ihre Erklärungsmöglichkeiten miteinzubeziehen. Je konkreter/enger Theorien oder Modelle sind, desto beschränkter ist ihr Erklärungspotenzial.
- Je abstrakter/breiter Theorien und Modelle sind, desto schwieriger ist ihre empirische Überprüfbarkeit; je konkreter/enger, desto leichter.
- Theorien und Modelle sind sowohl für die Praxis als auch für die Wissenschaft/Theorie von Nutzen.
- Bei der Diskussion von Theorien und Modellen oder deren Entwicklung und Bearbeitung ist es von Bedeutung, sich über die verwendeten Begrifflichkeiten ein genaues Bild zu machen. Auf welchem Abstraktionsniveau ist eine Theorie, ein Modell angesiedelt? Auf welchem philosophischen, soziologischen, psychologischen Hintergrund basiert sie? Nur so können verschiedene Theorien und Modelle miteinander verglichen und zueinander in Beziehung gesetzt werden. So können beispielsweise konzeptuelle Modelle bei Fawcett mit Theorien höherer Komplexität bei Richter oder mit globalen Theorien bei Walker und Avant verglichen werden.

- Die Beschäftigung mit Modellen und Theorien sollte keinen Modeströmungen unterliegen, sondern jeweils Fragen des jeweiligen Zeitgeistes zu beantworten versuchen. Dabei sind Erfahrungen der Vergangenheit ebenso zu beleuchten wie mögliche zukünftige Entwicklungen.

Bei aller Kritik und Kontroverse ist die Entwicklung der Pflegewissenschaft und mit ihr die Theorie- und Modellentwicklung stetig vorangeschritten. Der seit den 1990er-Jahren bevorzugte Theorienpluralismus führte zu einer zunehmenden Systematisierung und Wissensentwicklung in der Pflege. Die Metatheoretikerinnen haben daran großen Anteil.

Kleiner Exkurs zur Wertfreiheit

Das Wertfreiheitspostulat, wie von Max Weber in den Diskurs eingebracht und beispielsweise von den Kritischen Rationalisten (vgl. Popper 1993; Albert 1991) weitergetragen, ist schwer haltbar, da theoretische Diskurse im sozialwissenschaftlichen und sozialpolitischen Bereich auf soziale und wirtschaftliche Probleme reagieren. Was in einer Gruppe von Professionisten als nicht mehr gültig oder überholt gilt, kann in einer anderen Gruppe weiterhin Gültigkeit haben. Einander widersprechende Theorien können im wissenschaftlichen Diskurs ergänzende Funktionen einnehmen: Die eine Theorie spricht Probleme an, die eine andere verdeckt hält und umgekehrt. Der Anspruch der Wertfreiheit in der Wissenschaft wird seit jeher kontrovers diskutiert: *Sehen Positivisten und Kritische Rationalisten die Wertfreiheit, das heißt die Aufforderung nach bestmöglicher Objektivität eines Gegenstandes, als conditio sine qua non, betonen Vertreter anderer Strömungen, dass diese Bedingung aufgrund unrealistischer Zugänge zum Forschungsgegenstand kaum erreichbar ist.* So könne sich beispielsweise die Sozialwissenschaft in den seltensten Fällen so weit von der Gesellschaftsschicht emanzipieren, um auch nur einigermaßen zu Wertfreiheit und somit Objektivität zu gelangen. Der Positivismusstreit (Adorno et al. 1993) zeugt von diesem Diskurs. Die verschiedenen Positionen haben sich einander so weit genähert, dass der kritische Diskurs in der Wissenschaft sich mit den Fragen der Wahrheit einer Behauptung, den Fragen der Relevanz und ihrer Interessen und ihren Bedeutungen relativ zu den Problemen, die in der Wissenschaft gerade behandelt werden, auseinanderzusetzen hat. „Was möglich ist und was wichtig ist und was der Wissenschaft ihren besonderen Charakter gibt, ist nicht die Ausschaltung, sondern die Unterscheidung jener nicht zur Wahrheitssuche gehörenden Interessen von dem rein wissenschaftlichen Interesse an der Wahrheit" (Popper 1993, S. 113 f.) – wobei man sich dessen bewusst ist, dass außerwissenschaftliche Interessen kaum aus der Forschung herauszuhalten sind, auch nicht in den Naturwissenschaften.

Jede Pflegeperson richtet ihr Tun nach den eigenen Vorstellungen von Pflege aus. In der Praxis finden wir jene Werthaltungen wieder, die sowohl durch Berufsidentifikation als auch durch die Persönlichkeit der Pflegenden geformt wurden. Wir können bei näherer Betrachtung den theoretischen Hintergrund identifizieren und analysieren. Richtig ist, dass Pflege und das Agieren von Pflegenden auf Theorie aufgebaut sind. Schwierig und schwer verständlich scheint es uns aber, den eigenen theoretischen Hintergrund zu beschreiben.

Bevor Sie zu den nächsten Kapiteln übergehen, überlegen Sie sich anhand folgender Fragen Ihren eigenen, persönlichen Zugang zur Pflege:

- Definieren/beschreiben Sie Ihr Paradigma/Ihre Sichtweise von Pflege.
- Definieren Sie aus der von Ihnen festgelegten Perspektive Gesundheit und Krankheit.
- Definieren Sie aus der von Ihnen festgelegten Perspektive das Ziel der Pflege.
- Nehmen Sie das Beispiel eines Erstgespräches in Anhang 1 (oder ein Erstgespräch Ihrer eigenen Praxis) und arbeiten Sie anhand Ihrer eigenen Definitionen der Punkte 1–3 eine Pflegeplanung aus.
- Überprüfen Sie anhand der erstellten Pflegeplanung, ob Sie alle Komponenten des von Ihnen festgeschriebenen Paradigmas berücksichtigt haben.

In weiterer Folge lassen sich folgende Fragen ableiten:

- Gibt es spezielle Pflegetheorien, die Sie in Ihrem Denken beeinflussen?

- Wenn ja, welche sind es und warum gerade diese?
- Greifen Sie in Ihrem Alltag bewusst auf Pflegetheorien zurück? Wenn ja, warum? Wenn nein, warum nicht?

In diesem Kapitel wurde der Versuch unternommen, Begriffe in ihrer Struktur voneinander zu unterscheiden. Konzept, Modell und Theorie sind wichtige ineinandergreifende und einander ergänzende begriffliche Werkzeuge. Sie werden sowohl im beruflichen Umfeld der Pflege als auch im täglichen Gebrauch häufig synonym verwendet, was eine genaue Abgrenzung schwierig macht. Für jeden professionellen Umgang ist aber eine genaue, auf Definitionen beruhende Abgrenzung notwendig, d. h. die Zielgruppen und wichtige Schlüsselbegriffe für den jeweiligen Anwendungsbereich sind transparent dargestellt. Das kann dazu führen, dass ein und derselbe Schlüsselbegriff je nach Anwendung und Organisation unterschiedlich definiert sein kann.

Fragen zur Vertiefung

- Die Entwicklung von Theorien unterliegt einer langen Tradition. Welche Stadien der Pflege- und Theorieentwicklung kennen Sie? Beschreiben Sie diese!
- Konzepte sind die kleinsten Bausteine für die Modell- und Theorieentwicklung. Welche Arten von Konzepten kennen Sie?
- Wozu dienen Konzepte?
- Wie lassen sich Konzepte in der Praxis analysieren?
- Modelle sind Miniaturdarstellungen möglicher Wirklichkeiten. Welche Arten von Modellen kennen Sie?
- Nennen Sie wichtige Merkmale von Modellen!
- Theorien leiten die tägliche Pflegepraxis. Es gibt keine Praxis ohne Theorie und umgekehrt. Welche Klassifikationsmerkmale von Theorien kennen Sie?
- Wie unterscheiden sich Theorien geringen Abstraktionsniveaus von Theorien mit hohem Abstraktionsniveau?
- Welche Schwerpunkte setzten Theoretikerinnen in ihren Denkschulen?

Weiterführende Literatur

Arets, J./Obex, F./Vaessen, J./Wagner, F.: Professionelle Pflege. Theoretische und praktische Grundlagen, Bd. 1. Bern: Huber, 1996.

Carper, B.: Fundamental Patterns of Knowing in Nursing. Advanced Nursing Science 1/13, 1978.

Fawcett, J.: Konzeptuelle Modelle der Pflege im Überblick. Bern: Huber, 2. Aufl. 1998.

Meleis, A.: Pflegetheorie. Gegenstand, Entwicklung und Perspektiven des theoretischen Denkens in der Pflege. Bern: Huber, 1999.

Walker, L./Avant, C. K.: Theoriebildung in der Pflege. Wiesbaden: Ullstein Medical, 1998.

Zima, P.: Was ist Theorie? Stuttgart: UTB, 2004.

5 Pflegetheorien – ein Überblick

In diesem Kapitel erfolgt eine kurze Darstellung der Entwicklung der Theorien und Modelle in der Pflege. Die bekanntesten Theoretikerinnen werden kurz vorgestellt und die wichtigsten Aussagen der Theorien herausgearbeitet. Am Ende des Kapitels finden Sie Angaben zu weiterführender Literatur, die Ihnen als Anleitung zum Eigenstudium den vertiefenden Zugang erleichtern soll.

5.1 Entwicklung von Theorien und Modellen in der Pflege

Durch die jahrzehntelange Tradition der Pflege als zuarbeitender und weisungsabhängiger Hilfsberuf war die theoretische Orientierung eng an das medizinische naturwissenschaftliche Paradigma gekoppelt. Eine Konzentration auf krankheits- und tätigkeitsorientierte Pflege war die Folge. Die sprachliche Ausdrucksweise der Pflegenden in Form von „Pflege bei ..." (Herzinfarkt, Bandscheibenprolaps etc.) konditionierte die Pflegenden in der Schwerpunktsetzung ihrer Betreuungskonzepte und beeinflusste ihre Denkmuster.

> Sprache als wichtiges, sich immer wieder reproduzierendes kognitives Element im analytischen Denken bildet wahrgenommene Wirklichkeiten des Praxisumfeldes ab.

Diese wahrgenommenen Wirklichkeiten werden in Sprache – in Pflegesprache – umgesetzt. Die Verwendung von Sprache formt weitere Wirklichkeiten (vgl. Kühne-Ponesch et al. 2002). Wenn mit Sprache in der Pflege „[...] ein Ereignis, ein körperlicher, seelisch-geistiger Zustand eines von uns zu betreuenden Klienten festgehalten und beschrieben wird, um in weiterer Folge Interventionen abzuleiten, durchzuführen und zu evaluieren" (Kühne-Ponesch/Smoliner 2001, S. 39), dann könnte provokant bemerkt werden, dass sich über lange Zeit die Hilfstätigkeit für die Medizin und **das Denken in Krankheiten immer wieder reproduziert haben.** Erst als sich die Sozialwissenschaft vermehrt mit dem Gesundheitswesen befasste, zeigte sich, dass das naturwissenschaftlich-medizinisch ausgerichtete Modell die

Vielfalt der Fragen nicht zu beantworten vermag. Um Missverständnisse zu vermeiden: Natürlich ist medizinisches Wissen für die pflegerische Betreuung unbedingt notwendig – besonders im mitverantwortlichen Bereich (siehe die Definition im österreichischen Gesundheits- und Krankenpflegegesetz von 1997) und speziell in Tätigkeitsfeldern wie Intensivpflege, Pflege im Operations- oder im Anästhesiebereich, die notwendigerweise von der Medizin dominiert werden. Doch können wir der schwierigen Aufgabe der Pflege mit ihren vielfältigen und komplexen Phänomenen gerecht werden? Können Pflegende heute Phänomenen wie unsicherem Gang, Hoffnungslosigkeit oder Verzweiflung kompetent begegnen und forschungsbasierte Pflegehandlungen aus ihrem Wissensschatz ableiten? Wissenschaft und die sich daraus entwickelnden Modelle, Theorien und Konzepte könnten Antworten bringen und den Pflegenden die Augen für nicht sofort ersichtliche Zusammenhänge öffnen. Speziell im eigenverantwortlichen Tätigkeitsbereich gibt es mehr Fragen als Antworten und mehr unreflektiertes, rituelles Handeln als Agieren, das auf theoretischen Erkenntnissen beruht.

Als erster Versuch, eine Theorie der Pflege zu entwickeln, kann das 1859 erstmals erschienene Werk „Notes on Nursing: What it is, and what it is not" von Florence Nightingale (1969) genannt werden. Ihre Vorstellung von Pflege prägte über ein Jahrhundert die Pflegelandschaft. Der Fokus richtete sich dabei mehr auf Gesundheit und Umwelt – größtenteils auf physikalische und einstellungsbezogene Komponenten – als auf die Pflegepraxis. Sie beschreibt eindrücklich die Rahmenbedingungen für erfolgreiche Pflege: die Beschaffenheit der Krankenbetten, die erforderlichen hygienischen Bedingungen, die Belüftung der Krankenzimmer, die Ernährung oder die Kontrolle des Geräuschpegels. Die Berücksichtigung gesundheitsfördernder Umweltbedingungen durch das Setzen konkreter pflegerischer Ziele lässt Pflege zum ersten Mal als reflektierten Akt „anders als das ungezielte und diffuse Bewahren und Vorbild-Sein im Dienst an Gott [...]" (Mühlum et al. 1997, S. 67) erscheinen. Der Grundstein für die Entwicklung eines eigenständigen Paradigmas war gelegt. Nightingale – sie war eine der ersten Statistikerinnen – stützte ihre Aussagen auf systematisch erhobenes Informationsmaterial. Die Nutzung statistischer Daten von pflegerischen und medizinischen Merkmalen brachte eine neue Argumentationsqualität hervor. Als besonders wichtig erachtete sie, pflegerische Maßnahmen aus erhobenem Datenmaterial abzuleiten: „Für sie waren glaubhafte und genaue Zahlen Munition, um auf die lahmen Ärsche derer zu schießen, die ein Krankenhaussystem betrieben, das für die Patienten tödlicher war als die schlimmsten Anstrengungen eines entschlossenen Feindes, sie zu töten oder zu verstümmeln" (Kennedy 1993, S. 60). So erstaunt es nicht, dass sie z. B. in der Lage war, die Zusammenhänge zwischen Liegedauer und Dekubitus herzustellen. Das Entstehen eines Dekubitus sah sie bereits als Pflegefehler an! Die auf Theorie gegründete Pflege „war geboren" – ein Meilenstein im Gesundheitswesen.

Weitere Emanzipationsbewegungen zeichneten sich dann ab Mitte der 1950er-Jahre in den USA ab. Hier sind zunächst die Pionierinnen aus dem Bereich der Psychiatrie und der Lehre zu nennen, die Pflege als gleichwertige Profession im Gesundheitsbereich zu „platzieren" versuchten. Selbstverständlich blieben Diskussionen und Konflikte nicht aus, doch der Fortschritt ließ sich nicht mehr aufhalten. Die ersten Theoretikerinnen befassten sich mit den verschiedenen Berufsrollen und der Entwicklung der Curricula, die zur Ausübung der festgeschriebenen Berufsrollen befähigen sollten. Zentrale Fragen wie „Was ist Pflege?" und „Welche Inhalte bildet Pflege ab?" standen im Mittelpunkt der ersten Theorien. Die Auseinandersetzung mit Pflegetheorien brachte im Laufe der Zeit unterschiedlichste Definitionen hervor. In der Anfangsphase war der Wissenschaftsbegriff wenig ausformuliert; trotz großer Autonomiebestrebungen war eine Anlehnung an die Leitbilder der etablierten Natur- und Sozialwissenschaften, im Speziellen der Medizin, zu erkennen.

Die große Vormachtstellung der Medizin und das Verständnis von Pflege als Praxisdisziplin zementierten über lange Zeit die Vorstellung, Pflege sei lediglich in der Praxis (mit beiden Händen) zu erlernen.

Die Medizin lieferte zur Ausübung pflegerischer Tätigkeiten den theoretischen Hintergrund. Eine gesellschaftliche Betrachtung der Pflege als Assistenzberuf der Medizin war die logische Folge. Das eingefahrene Denken konnte nur schwer durchbrochen werden. Die Berufsgruppe der Pflegenden selbst identifizierte sich über Jahre und Jahrzehnte mit den ihr zugestandenen Tätigkeiten; dadurch war das Eigentümliche von Pflege kaum sichtbar, was den Entwicklungsprozess nur langsam voranschreiten ließ. Bis in die 1970er-Jahre war dann der Gegenstand der Pflegewissenschaft so weit ausformuliert, dass von Eigenständigkeit der Pflege gesprochen werden konnte. Donaldson und Crowly fassen die Inhalte und Themenbereiche, die das Wesen der Pflege in dieser Zeit erklären, folgendermaßen zusammen (Botschafter/Steppe 1994, S. 77):

1. die Gesetzmäßigkeiten, die die Lebensprozesse, das Wohlbefinden und die optimale Anwendung der Fähigkeiten sowohl von kranken als von gesunden Menschen bestimmen;
2. die Muster des menschlichen Verhaltens und der Lebensweisen in Interaktion mit ihrer Umwelt in kritischen Lebenssituationen;
3. Prozesse und Interventionen, die den Gesundheitszustand von Menschen positiv beeinflussen.

Die folgenden Jahre der Theorieentwicklung sind bis heute gekennzeichnet durch einen zusehends deutlicher werdenden **Paradigmenwechsel von der Krankheits- zur Gesundheitsorientierung.** Gesetze und Curricula wurden und werden dahingehend abgeändert. Es gilt verstärkt, Menschen in ihrem Gesundsein und Wohlbefinden zu unterstützen. Die Aufforderung, (Pflege-)Diagnosen zu erstellen, ist Ausdruck des beruflichen Selbstverständnisses.

Sowohl in den USA, wo die Theoriediskussion ihren Ausgang nahm, als auch in anderen Ländern wurden über mehrere Jahrzehnte unterschiedliche Theorien und Modelle entwickelt. Wissenschaftliche und technische Errungenschaften, gesellschaftliche Werthaltung, Professionalisierungsstand der Berufsgruppe und eigene Erfahrungen der Wissenschaftlerinnen nahmen Einfluss auf die Theorieformulierung. Dadurch hat Pflege den Versuch unternommen, sich zu emanzipieren.

Die erste Frage in der Theorieentwicklung

Am Beginn der Pflegetheorie stand eine Frage, die bis zum heutigen Tag nicht zufriedenstellend geklärt werden konnte: **Was ist Pflege?** Es gab mannigfaltige Bemühungen, klare Definitionen zu formulieren. Aus den Abgrenzungen, die sich aus der Frage nach dem Wesen der Pflege ergaben, leiteten sich verschiedene Studiengänge ab, die ein Abbild des jeweiligen Pflegeverständnisses darstellen. Ein weiterer Anstoß zur Theorieentwicklung fand mit der Etablierung von Pflegewissenschaft und

-forschung an den Universitäten statt. Die ANA (American Nurses Association) empfahl 1965 als Reaktion auf die Verlagerung der Grundausbildung an die Hochschulen die Entwicklung pflegespezifischer theoretischer Rahmenbedingungen für den universitären Lehrplan (vgl. Meleis 1999). Dieser Aufruf blieb nicht ungehört. Eine kleine Gruppe von Pflegewissenschaftlerinnen, die an Universitäten lehrten, initiierte den nächsten Theorieanstoß. Die Pionierarbeit dieser „Pflegetheoretikerinnen" ging in den Sprachgebrauch über. So sprach man z. B. von der „Theorie nach Roy", der „Theorie nach Orem", und man pflegte nach Roy, nach Orem etc. Wie schon erwähnt, ist es ruhig geworden um die Pflegetheorien im deutschsprachigen Raum. Der Fokus wird heute vermehrt auf Theorien kleinerer Reichweite gelegt, die durch Forschung begründet werden sollten.

Die folgende Tabelle gibt einen chronologischen Überblick über die wichtigen Stufen der Theorieentwicklung, deren angeführte Vertreterinnen von den Grand Theories über die Theorien mittlerer Reichweite bis zu den Praxiskonzepten reichen. Die Liste kann aufgrund der Vielfalt keine vollständige Darstellung sein; dies bitte ich bei allem Respekt für die Theorieschaffenden zu berücksichtigen.

Tabelle 14: Die Stufen der Theorieentwicklung

Zeitpunkt	Vertreterin	Zuordnung der Modelle in der Literatur
1952	Hildegard Peplau	Interaktionsmodell, Stressmodell, Entwicklungsmodell
1955	Virginia Henderson	Bedürfnismodell, Bedingungsmodell
1958	Dorothy Johnson	Pflegeergebnismodell, (Verhaltens-)Systemmodell
1959	Dorothea Orem	Bedürfnismodell, Entwicklungsmodell, Systemmodell, Substitutionsmodell, humanistisches Modell
1960	Faye Abdellah	Bedürfnismodell
1962	Ida Jean Orlando	Interaktionsmodell
1964	Joyce Travelbee	Interaktionsmodell
1964	Lydia Hall	Die drei Kreise der Pflege
1964	Ernestine Wiedenbach	Interaktionsmodell
1966	Myra Levine	Pflegeergebnismodell, Konservationsmodell, Entwicklungsmodell, Systemmodell

Zeitpunkt	Vertreterin	Zuordnung der Modelle in der Literatur
1968	Imogene King	Interaktionsmodell, allgemeines Systemmodell
1970	Callista Roy	Pflegeergebnismodell, Adaptationsmodell
1970	Martha Rogers	Pflegeergebnismodell
1971	Liliane Juchli	Bedürnismodell
1972	Betty Neuman	Systemmodell, Stressmodell
1976	Josephine Paterson, Loretta Zderad	Interaktionsmodell, humanistische Pflege
1978	Madeleine Leininger	Transkulturelles Pflegemodell
1979	Jean Watson	Humanwissenschaftliches Modell, Theorie der menschlichen Zuwendung
1979	Margarete Newman	Gesundheitsmodell
1980	Joan Riehl	Symbolischer Interaktionismus
1980	Nancy Roper, Winifred Logan, Alison Tierney	Das Modell der Lebensaktivitäten
1981	Rosemarie Rizzo Parse	Gesundheit als Lebensprozess, Theorie des menschlichen Werdens
1981	Janice Morse, Joy Johnson	Model illness experience: dimensions of suffering
1984	Monika Krohwinkel	Modell der fördernden Prozesspflege
1986	Patricia Benner, Judith Wrubel	Pflegekompetenzmodell
1987	J. Akinsanya	Modell „Bionursing“
1990	Silvia Käppeli	Integriertes Pflegemodell
1991	Karin Wittneben	Modell der multidimensionalen Patientenorientierung
1991	Kirsten Swanson	Theorie der Fürsorge
1995	Christel Bienstein, Andreas Fröhlich	Konzept der basalen Stimulation
1996	Joyce Dungan	Modell der dynamischen Integration
1996	Marie-Luise Friedemann	Modell der familien- und umweltbezogenen Pflege
1996	Mieke Grypdonck	Ein Modell der Pflege chronisch Kranker
1996	Naomi Feil	Konzept der Validation
1999	Erwin Böhm	Psychobiografisches Pflegemodell
1998	Anselm Strauss, Juliet Corbin	Ein Pflegemodell zur Bewältigung chronischer Krankheiten
2001	Kari Martinsen	Fürsorgemodell
2003	Yves Gineste, Rosette Marescotti	Beziehungsorientiertes Pflegekonzept
2011	Silvia Neumann-Ponesch, Alfred Höller	Das Konzept der Gefühlsarbeit

Die große Bandbreite an unterschiedlichen Ansätzen belebte die internationale Theoriediskussion. Viele Theoretikerinnen brauchten Jahre und Jahrzehnte, um ihre Modelle und Theorien zu entwickeln. Manches ist gewachsen und gereift und vieles wurde unternommen, um die Aussagen in der Praxis auf ihre Tauglichkeit zu überprüfen.

Es folgt nun ein Überblick über bedeutende Theoretikerinnen und ihre Modelle und Theorien. Ich erhebe nicht den Anspruch, die Theorien erschöpfend zu behandeln – das wäre in diesem Rahmen auch nicht zu leisten. Es handelt sich vielmehr um die Auswahl einiger Punkte, die mein Denken maßgeblich beeinflusst haben und die ich der Leserin empfehle, näher zu erforschen.

5.2 Wichtige Theoretikerinnen und ihre Theorien – eine alphabetische Kurzdarstellung

5.2.1 Faye Glenn Abdellah

Kurzbiografie

Geboren 1919 in New York City

1942	Abschluss der Pflegeausbildung am Fiktin Memorial Hospital
1945	Bachelor of Science
1947	Magister of Arts am Teacher's College der Columbia-Universität in New York
1955	Doktortitel in Erziehungswissenschaften Dozentin an der Yale- und Columbia-Universität
1970	Chief Nurse Officer des öffentlichen Gesundheitswesens
1982	Als erste Frau: Surgeon General

Publikation von über 150 Artikeln und Büchern; mehr als 40 Auszeichnungen.

Elemente der Theorie

Abdellah hat im Rahmen mehrerer Forschungsprojekte eine direkt aus der Pflegepraxis entwickelte Typologie von 21 Pflegeproblemen entworfen. Hauptelemente der Theorie sind die Definition der Pflegeprobleme, die daraus abgeleiteten notwendigen Fähigkeiten des Pflegepersonals und der Problemlösungsprozess. Die Arbeiten Virginia Hendersons haben großen Einfluss auf Abdellah genommen; Abdellah selbst bezeichnete Henderson als ihre Mentorin.

Pflege war für Abdellah Wissenschaft und Kunst mit dem Fokus auf der Identifizierung von Pflegeproblemen und der Wiederherstellung der Gesundheit durch einen Problemlösungsprozess. Prävention, Rehabilitation und die Bedeutung der Beziehung zur Patientin waren zum damaligen Zeitpunkt nicht Gegenstand ihrer Arbeit.

5.2.2 Patricia Benner

Kurzbiografie

Geboren in Hampton, Virginia

1964	Bachelor of Arts am Pasadena College
1979	Master of Arts an der Universität von Kalifornien
	Forschungsassistentin an der Universität von Kalifornien
1989	Professur an der Universität von Kalifornien

Elemente der Theorie

Patricia Benners Denken wurde maßgeblich von Virginia Henderson, Martin Heidegger sowie von Dreyfus und Dreyfus beeinflusst. Ihr Verdienst in der jüngeren Pflegegeschichte ist das Hervorheben der Bedeutung von Praxisfeldern als Lernwelten der Pflegenden. Die Praxis mit all ihren Facetten sei so komplex und vielfältig, wie Theorie nie sein könne. Sie unterstreicht neben dem „Wissen, dass" das „Wissen, wie". „Knowing that" wird überwiegend durch Aus- und Weiterbildung erworben, „knowing how" durch Erfahrungen in der Praxis mit und durch die Patientin in verschiedenen Pflegesituationen. In ihrer Arbeit zu den Stufen der Pflegekompetenz betont sie eindrücklich die unterschiedlichen Lösungskompetenzen von „jungen", erst kurz in der Pflege verweilenden Personen, und jenen Pflegenden, die bereits länger im Beruf stehen. Vollendende Kunst der Pflege kann erlangt werden, indem die vielfältigen Möglichkeiten des „knowing how" vervollkommnet und mit dem „knowing that" in Einklang gebracht werden. Dass sich die Pflegenden im Pflegeprozess auf das Erleben von Wohlbefinden und Krankheit der uns Anvertrauten konzentrieren, spielt dabei eine außerordentliche Rolle, denn „passt die Behandlung nicht zum Verständnis der Person von ihrem Kranksein, wird der Heilungsprozess behindert und das Leid verstärkt" (Benner/Wrubel 1997, S. 30).

5.2.3 Mieke Grypdonck

Kurzbiografie

Geboren 1946 in Gent

1996	Veröffentlichung ihres Modells
1996–2005	Professorin für Pflegewissenschaft an der Universität Utrecht

Elemente der Theorie

Grypdonck entwickelte ein Modell zur Pflege chronisch Kranker, dessen Fundament an den Erfahrungen und am Erleben der Kranken – am Leben insgesamt – ansetzt und nicht bei der Krankheit selbst. Das Phänomen, „chronisch krank zu sein", ist dem Betroffenen ebenso inne wie seiner Familie. Grypdonck beschreibt zwei Reaktionsmuster auf das Geschehen: Die eine Gruppe ist bemüht, über die Krise hinwegzukommen. Die Betroffenen setzen positive Akzente und versuchen, sich am Leben zu erfreuen, sie versuchen das Beste aus ihrer Situation zu machen, sind von sich aus aktiv und treffen Arrangements mit ihren unvermeidlichen Einschränkungen. Die andere Gruppe verschließt sich einer Akzeptanz des Zustandes und ist mit sich selbst und dem Umfeld unzufrieden. Diese Patientinnen können sich auf die Veränderungen, die mit der Erkrankung einhergehen, nicht einstellen und weisen häufig auf äußere Ursachen ihrer Erkrankung hin. Der Patient und dessen Familie leiden. Forschungen müssen vorangetrieben werden, um herauszufinden, warum sich jemand in die eine oder andere Richtung entwickelt. Die Hauptaussagen von Grypdoncks Modell beziehen sich auf den zunehmenden „Verlust" des Körpers, der bis zur Entfremdung führen kann, auf die Überwindung der Krise durch die gestellte Sinnfrage und auf das Management der täglichen Probleme, die eine Priorisierung und geglücktes Timing zum Inhalt haben. Aufgaben der Pflege liegen in der Unterstützung, um die Krise, die durch die Erkrankung oder durch die Benennung der Diagnose hervorgerufen werden kann, zu überwinden. Wichtige organisatorische und individuelle Hilfe im pflegerischen und therapeutischen Regime sind zu setzen und immer wieder an den momentanen Zustand der Betroffenen anzupassen. Die Arbeit mit chronisch Kranken und deren Familien setzt großes Vertrauen und Flexibilität der Pflegenden voraus.

5.2.4 Virginia Henderson

Kurzbiografie

Geboren 1897 in Kansas City

1921	Heeresschule für Krankenpflege in Washington D.C. Tätigkeit in der psychiatrischen Krankenpflege, in der Kinderkrankenpflege und in der ambulanten Pflege
1922	Lehrerin am Norfolk Protestant Hospital in Virginia
1929	Magisterium als Lehrerin der Pflege an der Columbia-Universität
bis 1948	Lehrerin am Teacher's College an der Columbia-Universität
ab den 1950ern	Lehre an der Yale-Universität
1960	Veröffentlichung der „Grundprinzipien der Krankenpflege" durch den International Council of Nurses (ICN), Übersetzung des Werkes in über 20 Sprachen
1996	Verstorben

7 Ehrendoktorate, 1. Christiane-Reimann-Preis

Elemente der Theorie

Henderson, eine der ersten Pionierinnen moderner Krankenpflege, beschäftigte sich mit der Definition von Pflege. Als einflussreiche Personen für ihre Arbeit bezeichnete sie u. a. Goodrich, Thorndike, Harmer und Maslow. Ihrem Modell liegen 14 Grundbedürfnisse zugrunde. Aufgabe der Pflegenden ist die Unterstützung und Wiederherstellung der Unabhängigkeit einer erkrankten Person. Gesundheit wird von ihr nicht eigens definiert. Die Pflegenden sollen das Sprachrohr der Kranken sein. Die Pflege hat sowohl eine unterstützende Funktion in der Ausführung des medizinischen Betreuungskonzeptes – speziell darauf ausgerichtete Pflegepläne zeugen davon – als auch einen wichtigen eigenständigen Part. Die Rolle der Patientinnen im Beziehungsprozess wird durch die Forderung nach einer konsequenten Beteiligung beschrieben.

5.2.5 Dorothy Johnson

Kurzbiografie

Geboren 1919 in Savannah, Georgia

1942	Pflegeausbildung an der Vanderbilt-Universität in Nashville als Kinderkrankenschwester

1948	Abschluss als Master of Public Health an der Harvard-Universität in Boston
1965–1967	Vorsitzende der „California Nurses Association"
1980	Stellt ihre Theorie zum ersten Mal im Detail vor
1999	Verstorben

Elemente der Theorie

In der Entwicklung ihres Modells wurde sie von Arbeiten der Verhaltens- und Systemtheorie, von Autorinnen wie Rapoport und Parsons beeinflusst. Sie konzipierte ein Verhaltenssystemmodell, bestehend aus sieben Subsystemen: Zugehörigkeit, Abhängigkeit, Nahrungsaufnahme, Ausscheidung, Sexualität, Aggression und Leistungsverhalten. Pflege betrachtet sie als eine andere Gesundheitsberufe ergänzende, eigenständige Disziplin, deren Aufgabe es ist, Verhaltensweisen einer Person zu fördern, um Krankheit zu verhindern oder Gesundheit wiederherzustellen. Ziel ist das Erreichen und Erhalten eines Gleichgewichtes, die Herstellung von Harmonie und Stabilität im Verhaltenssystem. Gleichgewicht ist nicht mit vollständiger Gesundheit gleichzusetzen, sondern Gleichgewicht zu erreichen heißt, wirksame Verhaltensweisen zur Bewältigung des Alltags zur Verfügung zu haben.

5.2.6 Silvia Käppeli

Kurzbiografie

1969–1972	Krankenpflegeschule vom Roten Kreuz, Zürich-Fluntern (Diplom)
1975–1976	Ausbildung zur Berufsschullehrerin für Pflege (Diplom)
1980–1981	Diplom in Advanced Nursing Studies (DANS), Universität Manchester, Großbritannien, Medical Faculty, Dept. of Nursing
1981–1982	Master of Science in Nursing (MSc), Universität Manchester, Großbritannien, Medical Faculty, Dept. of Nursing
1982–1984	Philosophical Doctor (PhD), Universität Manchester, Großbritannien, Medical Faculty, Dept. of Nursing
1989–2010	Leiterin der Stabstelle für Entwicklung und Forschung in der Pflege ZEFP am Universitätsspital Zürich
1995	Universität Luzern, Schweiz, geisteswissenschaftliche Fakultät (Lizenziat, Judaistik/Religionswissenschaft)
1996	Universität Luzern, geisteswissenschaftliche Fakultät (Doktorat, Judaistik in Verbindung mit Pflegewissenschaft)
2000–2001	Nachdiplomkurs medizinische Statistik, Universität Bern
2010	emeritiert

Elemente der Theorie

Das Integrierte Pflegemodell ist eine Art Patchworkmodell. Das Modell ist dabei kein klassisches, sondern eine Synthese verschiedener in den 1970er- und 1980er-Jahren aktueller „Grand Theories“ und stellt mehr eine Art Konzeption von Pflege dar. Käppeli vereint Elemente der humanistischen Pflege (erfahrungsbezogene, eher subjektive), basierend auf dem humanistischen Pflegeansatz nach Paterson und Zderad (1976), der humanistischen Psychologie sowie der Gestaltpsychologie und der Phänomenologie mit biomedizinischen (organbezogen, eher objektiv) Bereichen eines Menschen. „Pflege ist eine Erfahrung zwischen Menschen“ (Paterson/Zderad 1976, S. 3). Das integrative Modell von Käppeli versucht, den Pflegenden Erklärungen über die Krankheit und vor allem über das Erleben und die Erfahrungen der Leidenden in ihrer konkreten, subjektiven Situation bzw. subjektiven Wirklichkeit darzulegen. Wichtig ist, welcher Sinn oder welche Bedeutung ein Mensch seiner Krankheit beimisst (Werte- oder Glaubenssystem). Die Einschätzungen der Patientinnen erfahren im Modell Gleichwertigkeit insofern, als ihre Situationen neben der Fremdeinschätzung der Professionals immer Berücksichtigung finden müssen. Die Förderung des Gesundheitsbewusstseins in allen Lebenslagen ist eine weitere wichtige Ausrichtung in Käppelis Modell. Das Modell ist ressourcen- und individualorientiert. Die Methodik basiert auf semistrukturierten Ansätzen, d. h. die biomedizinischen Ansätze weisen messbare Normen auf, die sich quantitativ erheben lassen. Die sozial-geisteswissenschaftlichen Aspekte verfügen nicht über klassische Normen, sondern weisen Tendenzen aus, die qualitativ beschreibend und vergleichend erhoben werden (mehr darüber im Beispiel im Kapitel „Theorieentwicklung“, S. 230).

5.2.7 Imogene King

Kurzbiografie

1923	Geboren in West Point, Iowa
1945	Pflegeausbildung am John's Hospital of Nursing in St. Louis, Missouri
1948	Bachelor of Science in Nursing Education der Universität St. Louis
Bis 1958	Lehrerin und stellvertretende Direktorin an der Schule des St. John's Hospital

1957	Master in Nursing Science
1961	Doktorat der Erziehungswissenschaften am Teacher's College der Columbia-Universität, New York
1961–1966	Außerordentliche Professur an der Loyola-Universität in Chicago
1964	Erste Publikation der Theorie in Nursing Science, herausgegeben von Martha Rogers
1968–1972	Direktorin der Pflegeschule an der Ohio-State-Universität
1979	Professur an der Universität South Florida, College of Nursing in Tampa; emeritierte 1990

Imogene King war ein aktives Mitglied der American Nurses Association (ANA) und erhielt für ihr Schaffen mehrere Auszeichnungen.

Elemente der Theorie

King bedient sich bei der Entwicklung ihres Modells Ideen aus der Systemtheorie, dem Interaktionismus, dem entwicklungsbezogenen und dem psychoanalytischen Paradigma, um nur einiges beispielhaft anzuführen. Sie geht von der Annahme aus, Menschen seien kommunikative, vernunftbegabte, zielgerichtete und offene Wesen (offene Systeme), wobei die Erhaltung der Gesundheit und die Erfüllung von Bedürfnissen durch die Interaktion mit der Umwelt erreicht wird. Der Pflegeprozess, das zentrale Konzept ihrer Theorie, ist ein Interaktionsprozess zwischen der Pflegenden und der Patientin, der dazu dient, gemeinsam Ziele zu definieren und zu erarbeiten. Patientinnen haben den Status aktiv Beteiligter. Die Wahrnehmung der Perspektive der Patientin in der Ausübung der Pflege ist das leitende (reziprok-interaktive) Paradigma. Kings universelle Ideen sind: soziales System, Gesundheit, Wahrnehmung und zwischenmenschliche Beziehung.

5.2.8 Monika Krohwinkel

Kurzbiografie

Geboren 1941 in Hamburg

Krankenpflege- und Hebammendiplom, Ausbildung als Lehrpflegende und als Managerin

1979–1993	Repräsentantin der Workgroup of European Nurse Researchers (WENR)
1982	Abschluss des Studiums der Pflege- und Erziehungswissenschaft an der Victoria-Universität in Manchester

ab 1988	Aufbau des Agnes-Karll-Instituts für Pflegeforschung Mitbegründerin der zentralen Arbeitsgruppe für Pflegeforschung im Deutschen Berufsverband
1993	Gründungsprofessorin für Pflegewissenschaft in einem Diplomstudiengang zur wissenschaftlichen Bearbeitung von Pflegepraxis in Deutschland Mitglied der interdisziplinären Ethikkommission im Deutschen Berufsverband
bis 1999	Professorin für Pflegewissenschaft an der Evangelischen Fachhochschule Darmstadt

Elemente der Theorie

Krohwinkel wurde maßgeblich beeinflusst von Orem, Rogers und Roper. Sie erweitert und modifiziert das Modell der Aktivitäten des täglichen Lebens von Roper und spricht in diesem Zusammenhang von Aktivitäten und existenziellen Erfahrungen des Lebens (AEDL). Die AEDL schließen die Themen „soziale Bereiche des Lebens sichern" und „mit existenziellen Erfahrungen des Lebens umgehen" ein (Krohwinkel 1998). Damit wird man der Tatsache gerecht, dass nicht nur die Lebensaktivitäten, sondern auch die Auseinandersetzung mit existenziellen Erfahrungen Einfluss auf das Leben und die Gesundheit eines Menschen haben. Als Ergebnis einer Untersuchung, in der die Auswirkungen von „existenziellen Situationen" von Patientinnen analysiert wurden, kristallisierten sich als Fazit vier Kategorien defizitärer Pflegepraxis heraus: Die Pflegebedürfnisse der Patientinnen werden nur oberflächlich erkannt (Unsichtbarkeit), Bedürfnisse werden in Einzelteile zerlegt (Fragmentierung), die Pflegeabläufe werden ständig unterbrochen (Diskontinuität) und die Pflege ist an Defiziten orientiert; alles zusammen forciert eine abhängigkeitsfördernde Pflege (Abhängigkeit).

5.2.9 Madeleine Leininger

Kurzbiografie

Geboren in Sutton, Nebraska

Ende der 1940er-Jahre Abschluss an der St. Anthony's School of Nursing in Denver

1950	Bachelor of Science in Biologie am Benedictine College in Atchison, Kansas
1954	Master of Science in psychiatrischer Pflege an der Catholic University of America in Washington

	Begegnung mit Margaret Mead und der Anthropologie
1966	Professur an der Universität Colorado für Pflege und Anthropologie
1969	Vorstand und Professur an der Universität von Washington, Seattle
1974	Vorstand und Professur an der Universität Utah in Salt Lake City Sie etabliert die „National Transcultural Nursing Society"
1978	Publikation ihres Hauptwerks „Transcultural Nursing: Concepts, Theories, and Practice"
1981	Professur in Detroit

Herausgeberin des „Journal of Transcultural Nursing"
Leininger hat insgesamt 14 Kulturen studiert, weltweit Institutionen in transkulturellen Fragen beraten und wurde von 85 Universitäten als Gastvortragende eingeladen. Sie hat an die 30 Bücher herausgegeben und mehr als 200 Artikel veröffentlicht.

Elemente der Theorie

Kulturelle Überzeugungen und Werte beeinflussen das Wohlbefinden und das Erlebnis von Krankheit maßgeblich. Leininger behauptet, dass ihre Theorie die einzige Pflegetheorie ist, die über eine Pflegeforschungsmethode zur Erklärung der Phänomene in verschiedenen Kulturen verfügt. Ziel ihrer Theorie ist es, mittels forschungsgestütztem Wissen sinnvoll, verantwortlich und kreativ gemeinsam mit der Patientin und Klientin eine kulturkongruente professionelle Pflege zu gewährleisten, d. h. zur Gesundheit und zum Wohlbefinden beizutragen bzw. im Umgang mit Behinderungen oder dem Tod zu helfen. Leininger war eine der Ersten, die den Begriff der Fürsorge *(care)* in die Pflege einbrachte und zum zentralen Element ihrer Theorie machte. Sie betont die Existenz verschiedenen Fürsorgewissens und unterscheidet das generische oder heimische Fürsorgewissen, das emische Fürsorgewissen verschiedener Kulturen und das professionelle, ethische Fürsorgewissen. Diese drei Formen des Fürsorgewissens müssen zum Wohle der Klientin kreativ miteinander verknüpft werden. „Die Disziplin der professionellen Pflege kann nur so stark, legitim und lebensfähig sein wie ihre Mitglieder, die aktiv die Entwicklung, Anwendung und Kritik der Theorie vorantreiben müssen, um die Wissensgrundlage für die professionelle Pflege weiterzuentwickeln, sie zu untermauern und die professionellen Pflegepraktiken entsprechend zu lenken" (Leininger 1998, S. 74).

5.2.10 Myra Estrin Levine

Kurzbiografie

Geboren 1921

1944	Diplom der Krankenpflege an der Cook Country School of Nursing
1948	Bachelor
1951	Direktorin der Pflege am Drexel-Home in Chicago
1962	Master an der Wayne-State-Universität
1969	Die erste Ausgabe ihres Buches „Indroduction to Clinical Nursing" erscheint
1973	Mitglied der American Academy of Nursing
1977	Professur an der Universität von Illinois am College of Nursing
	Mehrfach Gastprofessuren in Israel; zahlreiche Auszeichnungen, aktive Funktionärin in der American Nurses' Association und Illinois Nurses' Association
1992	Ehrendoktorat der Loyola-Universität in Chicago
1996	Verstorben

Elemente der Theorie

Myra Levine sieht den Menschen als ganzheitliches, offenes Erhaltungssystem an, das mit seiner Umwelt interagiert und sich ihr anpasst. Der Mensch hat viele Möglichkeiten der Anpassung; Ziel ist die Erhaltung des Lebens mit möglichst geringem Energieaufwand, um den vielfältigen Anforderungen gewachsen zu sein. Gesundheit und Krankheit sind Fähigkeiten, sich Veränderungen anzupassen. Pflege hat unterstützende und therapeutische Funktion im Sinne der Erhaltung (Anpassung) der menschlichen Energie, der strukturalen Integrität (zur Bewahrung der Funktionsfähigkeit des Körpers), der personalen Integrität (zur Bewahrung eines „Selbst") und der sozialen Integrität (zur Bewahrung der Beziehungsfähigkeit zu den Gesellschaftsmitgliedern).

Pflegende haben eine moralische Verpflichtung gegenüber der nach Selbstverwirklichung strebenden Patientin. Levine legt Wert auf die professionell kontrollierte soziale Beziehung zwischen Gepflegter und Pflegeperson!

5.2.11 Kari Martinsen

Kurzbiografie

1943 geboren in Oslo

1964	Abschluss der Pflegeausbildung
1966	Abschluss zur psychiatrischen Pflegenden
1968	Bachelorabschluss der Philosophie
1974	Masterabschluss der Philosophie
1984	Doktorat

Elemente der Theorie

Diese norwegische Theoretikerin ist eine der bedeutendsten skandinavischen Autorinnen. Ihr Modell ist an das Weltbild der Phänomenologie angelehnt. Sie konzipiert eine Theorie der Fürsorge, die vor allem einen Rahmen für die Pflege und das Verhalten von Pflegenden darstellen sollte. Fürsorge ist die Grundlage allen menschlichen Daseins und ist in der gegenseitigen menschlichen Abhängigkeit in unser aller Leben begründet. Fürsorge im Modell Martinsen ist ausgewiesen als moralische Verantwortung den Schwachen der Gesellschaft gegenüber. Diese Haltung impliziert Solidarität mit den uns Anvertrauten in der Pflege. Fürsorge nach Martinsen ist eine Grundhaltung, aber auch praktisches Handeln und umfasst fachliche und moralische Kompetenz, deren Ergebnis eine Beziehung zum Menschen beschreibt. Beziehung hat die Unabhängigkeit oder die Abhängigkeit eines Menschen zum Inhalt. Martinsen betont, dass die Ausführung von Fürsorge in konkreten Pflegesituationen ein „Vorverständnis" voraussetzt. Vorverständnis wird durch eigene Erfahrungen erworben; diese Erfahrungen helfen Pflegenden, sich in die Situation der Klientin hineinzuversetzen, ein Verständnis für die Situation des Gegenübers aufzubauen und darauf aufbauend adäquate Pflegehandlungen zu setzen. Es entsteht der Beziehungsprozess eines gemeinsames Verständnisses, welches dadurch gekennzeichnet ist, dass die Gebende, hier die Pflegeperson, keine Gegenleistung erwartet. Martinsen hat hohe Ansprüche an die Moral der Pflegenden. Moralisch zu handeln, ist für sie vernünftiges Handeln, dem rationale Überlegung sowie emotionale und soziale Überlegungen zugrunde liegen. Fürsorglich zu handeln und dieses Handeln zu begründen, nennt sie „moralischen Verstand". Dazu braucht es die Fähigkeit, sich einzufühlen und zu reflektieren. Pflege, so könnte man behaupten, ist das Produkt gelungener Beziehung, die davon abhängt, wie sich eben diese Beziehung gestaltet.

5.2.12 Dorothea Orem

Kurzbiografie

Geboren in Baltimore

Krankenpflegeschule am Providence Hospital in Washington

1939	Bachelor of Science an der katholischen Universität von Amerika
1945	Master of Science in Pädagogik der Krankenpflege Direktorin der Krankenpflegeschule am Providence Hospital
1945–1948	Direktorin des Pflegedienstes des Krankenhauses in Detroit
1949–1957	Beraterin für Gesundheit der Gesundheitsbehörde in Indiana
1959	Assistenzprofessur für Pädagogik der Krankenpflege an der katholischen Universität von Amerika
1968	Gründung der Arbeitsgruppe zur Entwicklung der Pflege
1970	Gründung der Beratungsfirma „Orem & Shields Inc."
1971	Buchpublikation: Nursing: „Concepts of Practice"

Dorothea Orem ist Trägerin mehrerer Ehrendoktorate.

Elemente der Theorie

Orems Arbeit wurde von vielen Denkansätzen inspiriert. Abgesehen von der Definition von Pflege bei Henderson hebt sie aber keinen besonders hervor. Sie postuliert die Bedeutung der Selbstfürsorgefähigkeit als Entwicklungsparameter. Selbstpflege ist die persönliche Pflege, die Menschen zur Erhaltung ihrer Gesundheit und für ihr Wohlbefinden ausüben. Selbstfürsorge ist eine zielgerichtete, erlernte Handlung! Pflege als bewusster Akt hat die Aufgabe, das Ausmaß der Selbstpflegefähigkeit festzustellen und eventuell gegebene Defizite zu befriedigen. Auf verschiedene Selbstfürsorgeerfordernisse – unterschieden werden allgemeine, entwicklungsbezogene und gesundheitsstörungsbedingte Selbstfürsorgeerfordernis – kann nach genauer Planung, abhängig vom Bedarf der Klientin, von der unterstützend-erzieherischen Pflege bis hin zur völlig kompensatorischen Pflege reagiert werden. Klientinnen können Einzelpersonen, Gruppen, Familien etc. sein.

5.2.13 Ida Jean Orlando

Kurzbiografie

Geboren 1926

1947	Abschlussdiplom für Krankenpflege am New York Medical College
1951	Bachelor of Arts an der St.-John's-Universität in Brooklyn, New York
1954	Masterabschluss
1954–1958	Assistenzprofessorin für geistige Gesundheit und psychiatrische Pflege an der Yale-Universität in Connecticut
1958	Ihr erstes Buch erscheint: „The Dynamic Nurse-Patient Relationship: Function, Process and Principles of Professional Nursing Practice“
1962–1972	Beraterin für klinische Krankenpflege am McLean Hospital
1987	Stellvertretende Direktorin der Pflegelehre und Forschung am Metropolitan State Hospital

Elemente der Theorie

Orlando wurde maßgeblich von Peplau, Sullivan und dem symbolischen Interaktionismus beeinflusst. Im Mittelpunkt ihres Modells steht die Beziehung zwischen Patientin und Krankenschwester und ihr fördernder bzw. hemmender Einfluss. Sie selber betont, hätte sie mehr Mut, hätte sie ihre Theorie „Pflegeprozesstheorie“ genannt. Der Pflegeprozess ist ein Prozess der Exploration, der auf ein gemeinsames Verständnis des Verhaltens der Patientin abzielt. Nur die Patientin könne bestätigen, ob die Einschätzung der Pflegenden richtig sei. Die Selbstreflexion der Pflegenden sowie die Fähigkeit der Patientin, Vertrauen in die Pflege aufzubauen, sind bedeutende Parameter professioneller Pflege. Pflegerische abgeleitete Handlungen müssen bewusst in einen professionellen Kontext gesetzt werden. Automatisierte, routinemäßig erfolgende Pflegehandlungen sind ineffektiv! Die unmittelbare Bedürfnisbefriedigung, die von der Patientin nicht mehr selbst vorgenommen werden kann, ist das Ziel.

5.2.14 Rosemarie Rizzo Parse

Kurzbiografie

Bachelor- und Masterabschluss an der Universität in Pittsburgh
Vorstand der Pflegeschule an der Duquesne-Universität

1983–1993	Professur und Koordination des Forschungszentrums für Pflege am Hunter College der Universität New York
	Begründerin und Herausgeberin der Zeitschrift „Nursing Science Quarterly“
Zurzeit	Professur an der Marcella Niehoff School of Nursing

Ihre Arbeiten sind in mehrere Sprachen übersetzt und werden vielfach angewendet.

Elemente der Theorie

Rizzo Parses Arbeit ist inspiriert von Dilthey und Rogers. Der zentrale Begriff ihrer Theorie ist das menschliche Werden, ein tagtägliches Entfalten im wechselseitigen Austausch von Mensch und Universum. Das Werden ist bei Rizzo Parse gelebte Gesundheit. Jedes Individuum schafft sich seine eigene Gesundheit, trifft autonome Entscheidungen und gibt seinem Leben Sinn. Pflege fasst Rizzo Parse als Begleitung auf, als ein Sich-Einlassen im Sinne eines „wahren“ Eingehens auf den anderen. Das Gegenüber soll damit in die Lage versetzt werden, seine Situation zu „beleuchten“ und gegebenenfalls über sich selbst hinaus zu neuen Möglichkeit zu gelangen. Lebensqualität zu erhalten und zu verbessern, ist der Zweck. Die Beziehungsqualität des „Sich-Einlassens“, basierend auf einer theoretischen Grundlage, ist die eigentliche Kunst der Pflege. Die Theorie Rizzo Parses unterstellt allerdings, dass jeder Mensch seinen Weg kennt und in der Lage ist, Entscheidungen zu treffen.

Die Kunst der Pflege resultiert aus Respekt vor unterschiedlichen Ansichten, aus der Verknüpfung mit anderen, aus dem Stolz auf das eigene Sein, daraus, für andere greifbar zu sein, sowie daraus, zu mögen, was man tut.

5.2.15 Paterson und Zderad

Kurzbiografie Paterson

Pflegeausbildung am Lenox Hill Hospital
Bachelor of Science an der St.-John's-Universität
Master of Public Health an der Johns-Hopkins-Universität
Promotion an der Universität Boston

Kurzbiografie Zderad
Pflegeausbildung am St. Bernard's Hospital
Bachelor of Science an der Loyola-Universität
Master of Arts an der katholischen Universität von Amerika
Doktorat an der Universität Georgetown

Elemente der Theorie

Die Theorie von Paterson und Zderad entstand während ihrer Lehrtätigkeit am Veterans Administration Hospital, wo sie heute als Pflegeforscherinnen tätig sind, im Rahmen der gemeinsam entwickelten Ausbildungsreihe „Humanistische Pflege". Sie stützen ihr Modell auf die philosophischen Strömungen des Existenzialismus, der humanistischen Psychologie und der Phänomenologie. Die „humanistische Pflege", wie sie ihr Modell nennen, ist sowohl vom Tun als auch vom Sein geprägt. Das „Mitsein" mit der Patientin sehen die beiden als wesentlichen Bestandteil professioneller Pflege an: Die Pflegende sollte mit ihrem ganzen Wesen gegenwärtig sein. Sie versucht mit allen ihr zur Verfügung stehenden Kräften, gesundheitsförderliche Schritte einzuleiten. Ziel ist das Begleiten eines Menschen in seiner Entwicklung, abhängig vom jeweiligen menschlichen Potenzial der zu Begleitenden. Es wird kein Versuch unternommen, die Pflegesituation objektiv zu erfassen! Vielmehr wird konsequent die Sicht der Patientin eingenommen.

5.2.16 Callista Roy

Kurzbiografie
Geboren 1939 in Los Angeles, Kalifornien

1963	Bachelor of Arts am Mount Saint Mary's College in Los Angeles Master of Science an der Universität von Kalifornien in Los Angeles Promotion im Fach Soziologie an der Universität von Kalifornien
Bis 1982	Assistenzprofessorin und Vorsitzende des Department of Nursing am Mount Saint Mary's College, danach Professur am Saint Mary's College und an der Universität von Portland

Roy hat die neu geschaffene Position Pflegetheorie an der Boston College School of Nursing inne; sie erhielt viele Auszeichnungen und ist Trägerin mehrerer Ehrendoktorate; Schülerin von Dorothy Johnson.

Elemente der Theorie

Roy geht in ihrer Grundannahme davon aus, dass jede menschliche Verhaltensweise eine Anpassung (Adaption) an die Umwelt ist mit dem Ziel, ein Gleichgewicht zwischen Mensch und Umwelt herzustellen. Wie Menschen die Umwelt bewältigen, ist das Resultat ihrer individuellen Sozialisation und ihrer physiologischen und psychologischen Konstitution. Jeder Mensch reagiert innerhalb eines bestimmten Adaptionsniveaus, das von Person zu Person unterschiedlich sein kann. Anpassung ist dabei ein aktiver Prozess, der auf die Umwelt zurückwirkt. Die aus der Umwelt kommenden Reize verändern wiederum die Formen der Anpassung. Die Aufgabe der Pflege ist, mit der Förderung der Anpassung an die Umwelt Gesundheit und Lebensqualität zu stärken. Ein würdiges Sterben soll ermöglicht werden. Um dies zu erreichen, muss entweder Einfluss auf störende Stimuli genommen oder eine Verbesserung des Bewältigungshandelns erreicht werden. Roy betont, ein körperliches, geistiges und soziales Wohlbefinden, also eine optimale Gesundheit, sei nicht für alle möglich!

5.2.17 Joyce Travelbee

Kurzbiografie

Geboren 1926

1946	Krankenpflegediplom am Charity Hospital in New Orleans
1956	Bachelor of Science an der Louisiana-State-Universität
ab 1959	Master of Science in Nursing an der Yale-Universität
	Assistenzprofessorin an der Pflegefakultät der Louisiana-State-Universität, New Orleans
	Lehrerin für Pflegepädagogik an der Universität New York
	Professur an der Universität Mississippi School of Nursing in Jackson
	Professur an der Hotel Dieu School of Nursing in New Orleans
1970	Verstorben

Elemente der Theorie

Travelbee betont den starken Einfluss von Orlando auf ihre Arbeit. Ihre theoretischen Äußerungen sind stark von der Existenzphilosophie beeinflusst. Pflege ist eine Interaktion zwischen der Patientin und der Pflegenden, in der beide einander wechselseitig beeinflussen. Die Aufgabe der Pflegenden ist es, als „Change Agent“ zu agieren. Situationen werden nicht einfach hingenommen, sondern die Pflegeperson bewirkt eine Veränderung, indem sie bewusst macht, wie Krankheit, Behinderung und Leiden vermieden werden können. Durch diese Erfahrungen kann der Mensch wachsen. Travelbee beschreibt die Human-to-human-Beziehung als Gegensatz zu einer rollenbezogenen Pflege-Patientinnen-Beziehung. Pflegekompetenz ist dabei im Erreichen der Ziele sichtbar. Die Beziehung zwischen Pflege und Patientin ist eine Ansammlung von Erfahrungen, wobei es in erster Linie darum geht, den Pflegebedarf der Patientin zu erfüllen!

5.2.18 Margret Jean Harman Watson

Kurzbiografie

Geboren 1940 im südlichen West Virginia

Pflegediplom an der Lewis Gale School of Nursing in Roanoke, Virginia

1964	Bachelor of Science der Pflege an der Universität von Colorado
1965	Master of Science in der psychiatrischen Gesundheitspflege
1973	Doktorat am Boulder Campus
1979–1981	Entwicklung und Implementierung von Doktorandenprogrammen für die Pflege in Colorado
1983–1990	Dekanin der Universität der Coloradopflegeschule und assistierende Direktorin des Universitätsspitals

Zurzeit Stiftungsprofessur für „Caring Science“ an der Universität der Colorado-Pflegeschule. Watson erhielt mehrere Auszeichnungen und Ehrendoktorate.

Elemente der Theorie

Die Anerkennung und Bedeutung der menschlichen Zuwendung ist ein Leitgedanke ihres Modells. Die menschliche Zuwendung ist Teil der menschlichen Erfahrung von Gesundheit und Krankheit. Gesundheit ist ein Zustand der Harmonie zwischen Körper, Geist und Seele. Pflege hilft, ein größeres Maß an Harmonie zu erlangen, indem der Prozess der Selbsterkenntnis, Selbstachtung, Selbstheilung und Selbsthilfe gefördert wird. Dieses Ziel ist nach Watson nur im Prozess der menschlichen Zuwendung zu erreichen. Die Pflegeperson muss in der Lage sein, das „In-der-Welt-Sein“ anderer wahrzunehmen und darauf mit verschiedenen Mitteln wie Berührungen, Geräuschen, Worten oder Farben zu reagieren. Somit kann dem Gegenüber der Sinn der eigenen Existenz aufgezeigt werden, um im nächsten Schritt seine Selbstkontrolle und Selbstbestimmung zu stärken. Die Fähigkeit, das eigene Wesen frei zu entfalten, wird durch die entsprechende Fähigkeit anderer Menschen mitbestimmt. Die menschliche Zuwendung zwischen zwei Personen sieht Watson als ganz besonderes Geschenk.

5.2.19 Ernestine Wiedenbach

Kurzbiografie

Geboren 1900 in Deutschland

In der Kindheit Emigration in die USA

1922	Bachelor of Arts am Wellesley College in Massachusetts Anschließend Krankenpflegeausbildung am John Hopkins Hospital in Baltimore Masterabschluss am Teacher's College der Columbia-Universität und Ausbildung als Hebamme
1952	Assistenzprofessorin für Entbindungspflege an der Krankenpflegeschule der Yale-Universität
1996	in Florida verstorben

Elemente der Theorie

Wiedenbach arbeitete in Yale zusammen mit Orlando, Dickhoff und James, die sich mit der Systematisierung von Theorien beschäftigten. Wiedenbach vertritt die Ansicht, dass sich ein theoretisches Gebäude für die Pflege allein aus dem Studium der Praxis ableiten lässt. Die pflegebestimmenden Aspekte sind: (a) die Absicht des pflegerischen Handelns, gemessen am jeweiligen Output, (b) die Kunst im pflegerischen Handeln, d. h. die Art und Weise, wie das Wissen eingesetzt wird, um die pflegerischen Ziele zu erreichen, (c) die Philosophie und die Wertvorstellung, die das Pflegehandeln beeinflussen, und (d) die Pflegepraxis, die bewusst und zielgerichtet gesteuert wird. Wiedenbach formuliert notwendige Merkmale für professionelles Pflegehandeln und leistet einen wichtigen Beitrag zur Professionsdiskussion. Pflegende sollten klare Vorstellungen von ihrem Handeln haben; sie sollten die notwendigen pflegerischen Fertigkeiten beherrschen, fähig sein, multiprofessionell zu arbeiten und Einsicht in die Notwendigkeit der ständigen Erweiterung ihres Wissens haben. Wissen ist unendlich. Es umfasst alles, was der menschliche Geist wahrnehmen kann!

Am Beginn der 1980er-Jahre ging die Blütezeit der Theorieentwicklung abrupt zu Ende. Bei näherer Betrachtung sehen wir ein Übergewicht an Theoriebeständen aus anderen Wissenschaften. Die Pionierinnen der Pflegetheorie haben den Versuch unternommen, aus der Perspektive der Pflege neues, spezifisches Wissen hervorzubringen. Die folgende Generation an Wissenschaftlerinnen beschäftigte sich mit der Entwicklung dieser Theorien. Fawcett, Marriner-Tomey und Meleis gehören dieser Gruppe der Metatheoretikerinnen an, die das Material der Pionierinnen einer Analyse unterzogen hat.

Die gegenwärtige Tendenz in der Entwicklung von Modellen und Theorien beschreiben Rodgers und Knafl (2000) folgendermaßen: "The current tendency has been to consider concepts as dynamic, rather than static; 'fuzzy', rather than finite, absolute, and 'crystal clear'; context dependent, rather than universal; and to possess some pragmatic."

Fragen zur Vertiefung

- Zu welchen Paradigmenwechseln in der Pflege kam es im Laufe der Entwicklung? Begründen Sie diese!
- Welche Elemente sind immer wieder Gegenstand der Theorieentwicklung bei den verschiedenen Theoretikerinnen? Versuchen Sie, diese zu beschreiben.

Weiterführende Literatur

Botschafter, P./Moers, M./Steppe, H.: Pflegemodelle in der Praxis. „Die Schwester/Der Pfleger“ 1990, Folge 1–9.
Botschafter, Moers und Steppe publizierten in der Zeitschrift „Die Schwester/Der Pfleger“ eine Serie von Artikeln, in denen verschiedene Theorien und Modelle einer Betrachtung unterzogen werden. Sie lehnen sich dabei an die Ausführungen von Marriner-Tomey und Alligood an und beschreiben den Werdegang der Theoretikerinnen, deren theoretische Quellen, die Hauptelemente der Theorien und die verschiedenen Definitionen von Pflege. Sie versuchen, die zugrunde liegenden Begriffe klar zu definieren. Eigene Kapitel befassen sich

mit den Modellen in der Praxis. Der Gehalt der Theorien wird anhand von Fallbeispielen verdeutlicht.

Chinn, P.: Developing Substance. Mid-Range Theory in Nursing. Gaithersburg: Aspen, 1994.
Peggy Chinn trägt in ihrem Buch Publikationen der Theorie mittlerer Reichweite zusammen, die von 1980 bis 1994 in „Advances in Nursing Science" publiziert wurden.

Fawcett, J.: Konzeptuelle Modelle der Pflege im Überblick. Bern: Huber, 1998.
Jacqueline Fawcett stellt in ihrem umfangreichen Werk bedeutende Theorien aus der amerikanischen Tradition der Pflegeforschung dar. Einleitend erklärt sie die in ihrem Buch verwendeten Schlüsselbegriffe: konzeptuelles Modell, Metaparadigma, Philosophie, Weltbild, wissenschaftliche Ansätze, Theorie, empirische Indikatoren und konzeptuell-theoretisch-empirische Systeme des Pflegewissens. Sie beschreibt die Analyse und Evaluation konzeptueller Modelle und geht dann in die Darstellung von sieben ausgewählten Modellen über. Das letzte Kapitel ist der Umsetzung in die Praxis gewidmet.

Kim, H./Kollak, I.: Nursing Theories. New York: Springer, 1999.
Kim und Kollak als Herausgeberinnen durchleuchten für die Pflege relevante Begriffe wie Ganzheitlichkeit, Kultur und Transkulturalität, Phänomenologie, Existenzialismus, Fürsorge oder Empowerment. Es werden im Buch nicht explizit einzelne Theorien vorgestellt, der Blick in häufig verwendete Begrifflichkeiten trägt jedoch zu einem größeren Verständnis von Theorien bei.

Marriner-Tomey, A./Alligood, M.: Nursing Theorists and Their Work. St. Louis: Mosby, 2002.
Die Autorinnen stellen in der 5. Ausgabe in englischer Sprache in erster Linie amerikanische und britische Theoretikerinnen vor. Das Spektrum reicht von den ersten Pionierinnen bis zur jüngeren Generation von Theoretikerinnen. Das Buch ist unterteilt in: Entwicklung von Pflegetheorien, Philosophien, konzeptuelle Modelle und große Theorien, Theorien mittlerer Reichweite und Zukunft der Pflegetheorien. Theorien werden unter den Gesichtspunkten Hintergrund der Theoretikerin, theoretischer Ursprung der Theorie, empirische Evidenz, Hauptaussagen der Theorie, Akzeptanz in der Pflege (Forschung, Praxis, Lehre), weitere Entwicklungen und Kritik der Theorie beschrieben.

Meleis, A.: Pflegetheorie. Bern: Huber, 1999.
Das umfangreiche Werk ist in sieben Kapitel unterteilt: Theoretische Reise, theoretisches Erbe, das Fachgebiet und seine Struktur, unsere Wissenschaftlerinnen, unsere Epistemologie, die Pionierinnen und die Zukunft der Theorien. Ihre „Reise" führt zurück in die Geschichte

der Pflege und in ihren Bezug zur Philosophie bis hin zur Entwicklung einer modernen Gesundheits- und Krankenpflege. Alle Kapitel werden umfassend behandelt – ein Buch, dem man sich längere Zeit widmen muss.

Osterbrink, J.: Erster internationaler Pflegetheorienkongress Nürnberg. Bern: Huber, 1998.
Das von Jürgen Osterbrink herausgegebene Buch enthält die Referate, die beim ersten Nürnberger Pflegetheorienkongress gehalten wurden. Viele internationale Wissenschaftlerinnen kamen dort zusammen, um ihre Gedanken zur Pflegetheorie und zu ihrer Bedeutung einem großen Publikum näherzubringen. Das Buch bietet einen guten Überblick über den theoretischen und wissenschaftlichen Diskurs aus verschiedenen Perspektiven.

Schaeffer, D./Moers, M./Steppe, H./Meleis, A.: Pflegetheorien. Bern: Huber, 1997.
Das 1997 erschienene Buch beschreibt nach einleitenden Worten zum Entwicklungsstand der Pflegewissenschaft in Deutschland die Entwicklungsstadien der Pflegetheorie. Publiziert sind Beiträge namhafter Theoretikerinnen aus den USA. Im letzten Kapitel findet sich eine Diskussion über die Bedeutung der amerikanischen Pflegetheorien für den deutschen Raum.

Schröck, R./Drerup, E.: Pflegetheorien in der Praxis. Forschung und Lehre. Freiburg i. Br.: Lambertus, 1997.
Das Buch stellt Beiträge verschiedener Autorinnen zu Schwerpunkten der Pflegearbeit wie Theoriearbeit, Praxisarbeit, Forschungsarbeit und Arbeit in der Lehre dar. Neben einer kurzen theoretischen Einführung wird der gelebten Praxis in Form der Beschreibung von Praxisbeispielen Rechnung getragen. Die Vielfalt an Einsatzmöglichkeiten von Theorie im Praxisalltag der Pflege gibt einen guten Einblick in die Bedeutung der Theorie für die Berufsgruppe der Pflegenden.

6 Theoretisches Denken anhand ausgewählter Beispiele

Im folgenden Abschnitt sind exemplarisch einige Theorien, Modelle und Konzepte aus dem amerikanischen und europäischen Raum dargestellt. Es wird – der jeweiligen Nomenklatur folgend – der Versuch unternommen, eine Einschätzung der Klienten-, Patienten- und Umfeldsituation vorzunehmen und daraus sowohl die Pflegediagnose als auch Pflegemaßnahmen abzuleiten. Es handelt sich dabei um Vorschläge und nicht um dogmatische Festlegungen. Beim Bearbeiten oder in der Diskussion mit Studentinnen können durchaus Abwandlungen vorgenommen werden. Schlussendlich ist das Wohlergehen der Patientin oder Klientin das Entscheidende. Insofern ist dies die maßgebliche Instanz bei der Bewertung von Theorien und Modellen.

Bezüglich der Begriffe Theorie und Modell halte ich mich im Folgenden an den Sprachgebrauch der jeweiligen Theoretikerinnen: Peplau bezeichnet ihre Überlegungen als Theorie; Neuman, Rogers und Böhm nennen ihre theoretischen Ausführungen Modelle. Neumann-Ponesch und Höller verwenden das Wort (Praxis-)Konzept, Bühlmann Praxistheorie und Kooij Pflege- und Betreuungsmodell. Weiterführende Literaturangaben zu den behandelten Theorien, Modellen bzw. Konzepten finden sich am Ende des Kapitels.

6.1 Das Systemmodell von Betty Neuman

Kurzbiografie

1924 In der Nähe von Lowell, Ohio, auf einer Farm geboren

1947 Diplom der psychiatrischen Pflege in Akron an der Peoples Hospital School of Nursing, Ohio
Arbeitete in Kalifornien als Lehrerin und leitende Pflegende

1957 Bachelor an der Universität von Kalifornien in Los Angeles in Public Health und Psychologie

1966 Master's Degree in Mental Health und Public Health an der Universität Kalifornien in Los Angeles; beginnt ihre Karriere als Dozentin an der Universität
Sie und Donna Aquilina waren die Ersten, die innerhalb des Krisenzentrums von Los Angeles eine Pflegeberatung anboten

1971 Erste Buchpublikation: „Consultation and Community Organization in Community Mental Health Nursing“

1972 Erste Publikation ihres Modells: „The Neuman System Model: Application to Nursing Education and Practice"
1985 Promotion an der Pacific Western University
1989 2. Auflage ihres Hauptwerks
1995 3. Auflage ihres Hauptwerks

Neben der Weiterentwicklung und Lehre ihres Modells beschäftigt sie sich heute mit Ehe- und Familientherapie.

Neuman wurde maßgeblich von der Systemtheorie Bertalanffys, den Überlegungen zur Prävention bei Caplan, zur Ganzheitlichkeit bei Chardin, zu Adaptation und Umwelt bei Putts und von Selyes Arbeit über Stress und körperliche Stressreaktionen beeinflusst.

Das Modell von Neuman ist ein Systemmodell mit hierarchischer Gliederung. Die Klientinnen werden als Systeme erfasst. Gegenstand des Modells sind Stresserscheinungen und die Reaktionen darauf. Es beschäftigt sich mit der Entwicklung eines Bezugsrahmens zur Beschreibung der Beratungsrolle von Pflegekräften.

6.1.1 Definition von Pflege

Eine Klientin kann eine Einzelperson, eine Gruppe oder eine Organisation sein!

Im Zentrum des Modells steht der Begriff „Klient". Dahinter können sich eine Person, eine Gemeinschaft, aber auch eine Organisation bzw. ein soziales Thema unterschiedlicher Ausprägung verbergen. Die Klientin wird grafisch als ein von konzentrischen Kreisen umgebener Kern dargestellt:

Die Effektivität der Abwehr- und Widerstandslinien ist vom Alter und vom Entwicklungsstand der Klientin abhängig! Ihre Aktivierung ist kein bewusster Akt, sondern erfolgt unbewusst und automatisch.

Die Klientin besteht aus einem zentralen Kern *(central core)* – auch als Basisstruktur oder Überlebensfaktor *(basic survival factor)* bezeichnet –, der von Widerstands- und Abwehrlinien umgeben ist, deren Aufgabe darin besteht, Stressoren fernzuhalten und Wohlbefinden zu bewahren. Der Zentralkern, die Grundstruktur von Stärken und Schwächen eines Klientensystems, wird durch eigene interne Faktoren unterstützt (z. B. Mobilisierung der Immunabwehr). Diese Grundstruktur erhält sich durch den Aufbau von Energieressourcen. Handelt es sich bei der Klientin um ein Individuum, setzt sich der zentrale Kern aus genetischer Struktur, angeborenen Reaktionsmustern, der Struktur des Ego und den Stärken und Schwächen der Organe zusam-

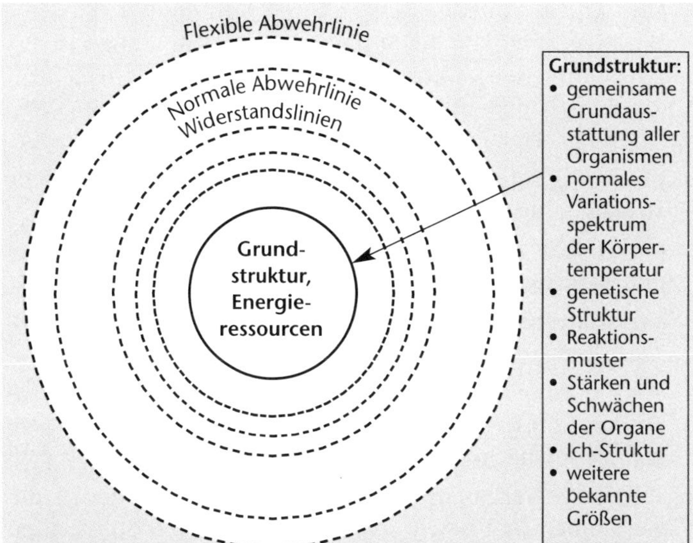

Beachte:
Die einzelnen konzentrischen Kreise werden jeweils zugleich durch physische, psychische, soziokulturelle, entwicklungsbezogene und spirituelle Variablen bestimmt.

Abbildung 9: Klientin/Klientensystem

(aus: Neuman 1998, S. 47)

men. Die äußere flexible Abwehrlinie dient als Puffer gegen schädliche Einflüsse. Je weiter sie von der normalen Abwehrlinie entfernt ist, desto größer ist ihre Schutzfunktion. Aufgrund ihrer dynamischen Struktur kann sie sich, wie in Notfällen erforderlich, sehr rasch situationsspezifisch verändern. Zieht sie sich aufgrund eines schädlichen Einflusses (z. B. Flüssigkeitsdefizit, Verletzung) so weit zusammen, dass sie auf die darunter liegende normale Abwehrlinie trifft, so muss diese versuchen, die Einwirkung von außen abzuwehren. Kann die normale Abwehrlinie gegen einen oder mehrere Stressoren keinen Widerstand mehr leisten, kommt es zu einer Destabilisierung des Systems; handelt es sich beim Klientensystem um ein Individuum, treten Krankheiten auf. Die drei Widerstandslinien, die die innerste Verteidigungslinie des Systems bilden, schützen und stabilisieren das System auch noch in diesem Fall. Werden sie durchbrochen, ist die Existenz des Klientensystem akut bedroht.

Wenn die unterstützenden Faktoren ausreichend gut ausgebildet sind, überwacht sich das System Klientin konstant selbst und passt seinen Bedarf ständig an, „[...] um die für eine optimale Gesundheit notwendige Stabilität zu bewahren, wiederherzustellen oder aufrechtzuerhalten" (Neuman 1990, S. 129).

Fünf Klientenvariablen übernehmen bestimmte schützende Funktionen innerhalb des Systems, z. B. indem bestimmte Lebensgewohnheiten gepflegt werden oder Copingstrategien zur Anwendung kommen. Sie alle machen das Bewältigungspotenzial und -muster der Klientin aus:

- **physiologische Variablen** beziehen sich auf körperliche Strukturen und Funktionen;
- **psychische Variablen** beziehen sich auf geistige Prozesse und Beziehungen;
- **soziokulturelle Variablen** beziehen sich auf die Muster sozialer und kultureller Bindungen;
- **entwicklungsgeschichtliche Variablen** beziehen sich auf Entwicklungsprozesse des Lebens (die Biografie eines Menschen oder die „Geschichte" einer Organisation);
- **spirituelle Variablen** wurden erst jüngst in das Modell aufgenommen und beschreiben den Einfluss der Spiritualität auf die Klientin.

Je besser diese fünf Variablen aufeinander abgestimmt sind, desto effektiver können Stressoren abgewehrt werden.

„Negentropie: Darunter wird der Prozess der Konservierung von Energie verstanden, bei dem der Grad der Organisiertheit und der Komplexität steigt und das System sich auf einen Zustand von Stabilität oder auf ein höheres Wohlbefinden zubewegt. Die Stabilität und der Grad des Wohlbefindens stehen in einer direkten Beziehung zueinander" (Neuman 1998, S. 71)

„Entropie: Darunter ist der Prozess des Energieverlustes und der Desorganisation zu verstehen, bei dem sich das System auf Krankheit und Tod zubewegt" (Neuman 1998, S. 70)

Das Modell bietet eine Struktur, mit der Teilbereiche des Klientensystems in Wechselwirkung mit einem Gesamtsystem dargestellt werden können. Klientensystem und Umwelt beeinflussen sich dabei gegenseitig sowohl positiv als auch negativ.

6.1.2 Definition von Gesundheit und Krankheit

Der Begriff der Gesundheit wird mit Wohlbefinden, mit Energie und Stabilität gleichgesetzt; Krankheit bedeutet Instabilität. Die Darstellung auf S. 129 gibt den Zusammenhang von Gesundheit und Krankheit wieder.

Zur Definition von Gesundheit und Krankheit bedient sich die Autorin einiger Begriffe aus der Physik: Gesundheit und Krankheit liegen auf einem Kontinuum, das sich von Negentropie bis Entropie erstreckt. Im negentropen Prozess wird Energie gespeichert und das System stabilisiert. Entropie bedeutet für Neuman, dass mehr Energie verbraucht wird, als vorhanden ist. Im schlimmsten Fall führt ein zu großer Energieverlust zum Tod. Gesundheit ist ein Zustand optimalen Wohlbefindens, der

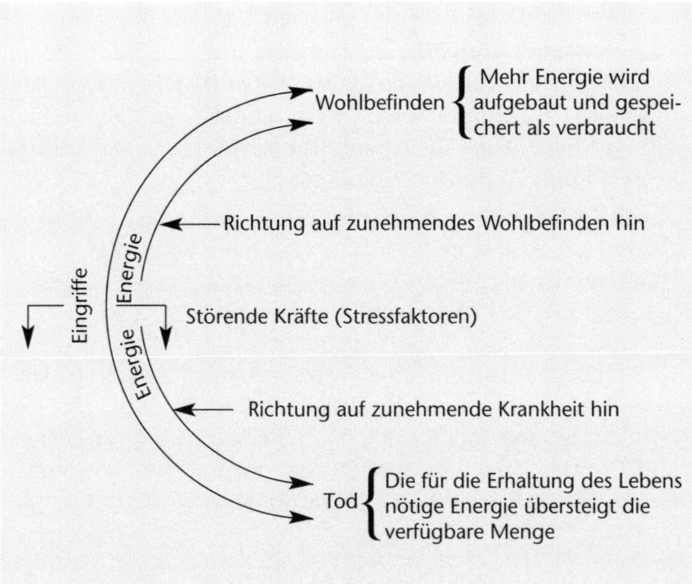

Abbildung 10: Darstellung des Kontinuums Wohlbefinden – Krankheit

(aus: Neuman 1997, S. 204)

in Abhängigkeit von der Energiebilanz definiert wird. Energie ist nach Neuman die durchdringende Kraft, die alle Funktionen und Vorgänge innerhalb eines Klientensystems antreibt.

In einer Krankheit wird eine Reaktion auf Stress manifest: Die flexible Abwehrlinie wird durchbrochen und die Stressoren treffen auf die normale Abwehrlinie. Ist nun diese nicht mehr in der Lage, die schädlichen Einflüsse angemessen zu bearbeiten, wird die Klientin krank! Das System wird in diesem Fall nur noch durch die inneren Widerstandslinien stabilisiert. Sind diese ineffizient, erschöpft sich die Energie. Im schlimmsten Fall kann dies zum Tode führen.

Die Förderung der Gesundheit ist die Abwehr von Erkrankung

Die Entfernung der Abwehrlinien vom zentralen Kern ist ein Maß für den Zustand des Klientensystems: Je weiter sie vom Kern entfernt sind, desto besser ist das Wohlbefinden.

Umwelt und Klientin beeinflussen einander wechselseitig

Unter Umwelt werden jene internen und externen Faktoren verstanden, die auf ein Klientensystem permanent einwirken. Die Umwelt nimmt stets Einfluss auf die Klientin, umgekehrt wirkt auch die Klientin auf die Umwelt zurück. Betty Neuman unterscheidet zwischen

- **interner Umwelt** innerhalb des Klientensystems,

- **externer Umwelt** außerhalb des Klientensystems und
- **geschaffener Umwelt**, die sich aus unbewusstem Wissen und unbewusster Überzeugung aufbaut. Die geschaffene Umwelt wird vom Klientensystem subjektiv wahrgenommen und ist in der Lage, die Gesundheit durch das Leben von Haltungen und Werten zu stimulieren.

Umwelteinflüsse sind potenzielle Stressoren für die Klientin.

6.1.3 Aufgabe der Pflege und ihre Methoden

„Als Pflege bezeichnen wir die Profession, die mit allen denjenigen Variablen befasst ist, die einen Klienten in seiner Umwelt beeinflussen" (Neuman 1998, S. 71). Pflege soll das optimale Wohlbefinden der Klientin durch Bewahrung bzw. Wiederherstellung der Klientensystemstabilität fördern.

Die Prävention dient der Erfüllung dieser Aufgaben. Sie umfasst Pflegeinterventionen, die in verschiedenen Bereichen des Kontinuums von Gesundheit bis Krankheit durchgeführt werden. Neuman definiert drei Formen der Prävention:

- die primäre Prävention dient der Bewahrung der Stabilität des Klientensystems;
- die sekundäre Prävention soll die Stabilität des Klientensystems wieder herstellen (Rehabilitation);
- die tertiäre Prävention soll helfen, die wieder hergestellte Stabilität zu bewahren.

In der **primären Prävention** geht es um die Erhaltung von Gesundheit. Die normale Abwehrlinie bzw. der gewöhnliche Gesundheitszustand kann dadurch geschützt werden, dass die flexible Abwehrlinie gestärkt wird. Stress soll durch Reduktion der Risikofaktoren in den Umwelten verringert werden. Vielfältige Strategien der Gesundheitsförderung dienen der Erhaltung des Wohlbefindens. Pflegende können gemeinsam mit der Klientin abklären, welche potenziellen Stressoren mit welcher Wahrscheinlichkeit auftreten und wie man diesen mit gezielten Maßnahmen begegnen kann. Primäre Intervention besteht darin, die Klientin zu motivieren und sie bezüglich potenzieller Stressoren zu sensibilisieren, indem Wissen an sie herangetragen wird. Das Vorbild der Pflegenden kann dazu beitragen, dass primäre Prävention nicht als leere Worthülse empfunden wird.

Die **sekundäre Prävention** kommt bei auftretenden Stressreaktionen zum Tragen. Erste Symptome machen sich bemerkbar; eine Therapie ist angebracht. Sie dient dem Schutz der Grundstruktur durch Stärkung der Abwehr- und Widerstandslinien. Durch eine geeignete Behandlung soll die Gesundheit bzw. Stabilität des Systems wieder hergestellt werden. Mit dem Ziel, den Rückgang der Stressreaktion zu erreichen, wird versucht, die internen und externen Ressourcen der Klientin zu identifizieren und möglichst intensiv zu fördern. Im Pflegeprozess werden zwischen der Pflegenden und der Klientin gemeinsame Schritte der Wiederherstellung erarbeitet.

Die **tertiäre Prävention** wird zur Aufrechterhaltung des wiedererlangten Wohlbefindens eingesetzt. Nach der Behandlung sollen die Stabilität und die Rekonstitution des Klientensystems sichergestellt werden. Die Ressourcen der Klientin sollten erfolgreich mobilisiert werden. Das Kennen und Anwenden richtiger, neuer Bewegungsabläufe dient ebenso der tertiären Prävention wie die Umstellung auf ein anderes, der Gesundheit förderliches Ernährungsprogramm.

Der Begriff der Prävention ist bei Neuman breiter, als dies im allgemeinen Sprachgebrauch des Gesundheitswesens der Fall ist. Die Erhaltung und Wiedererreichung von Stabilität durch Prävention ist ein zentrales Moment in ihrem Modell.

Neumans **Pflegeprozessmodell** besteht aus drei Schritten:

1. **Pflegediagnose** *(nursing diagnosis)*,
2. **Festlegung der Pflegeziele** *(nursing goals)* und
3. **Pflegeergebnisse** *(nursing outcome)*.

Pflegediagnose: Die Diagnosestellung bedarf eines genauen Assessments unter Berücksichtigung der physiologischen, psychischen, soziokulturellen, entwicklungsgeschichtlichen und spirituellen Variablen, die untereinander in Wechselwirkung stehen. Die Datenbasis der Pflegediagnosen ergibt sich durch

- potenzielle und aktuelle Stressoren;
- Bestandteile der Grundstruktur und vorhandene Energieressourcen;
- Eigenschaften der verschiedenen Abwehr- und Widerstandslinien;

„Durch Verknüpfung der umfassenden Information über den Klienten mit dazu relevanten theoretischen Grundlagen ergibt sich eine übergreifende pflegediagnostische Aussage, aus der gemeinsam mit dem Klienten die Ziele für die Pflegeintervention gewonnen werden können" (Neuman 1998, S. 58)

- potenzielle und bereits eingetretene Reaktionen;
- das Ausmaß der internen und externen Ressourcen, die zur Sicherung des Wohlbefindens verfügbar sind.

Die Wahrnehmungen der Klientinnen werden mit jenen der Pflegenden in Beziehung gesetzt. Möglicherweise auftretende Wahrnehmungsunterschiede müssen ausdiskutiert werden.

Im Folgenden ist die Pflegediagnose unter Berücksichtigung zweier Instrumente des Systemmodells – des Neuman-Nursing-Process-Formats und des Prevention-as-Intervention-Formats – dargestellt:

Abbildung 11: Neumans Systemmodell: Der Pflegeprozess

(aus: Fawcett 1998, S. 243 f.)

I. Pflegediagnose

A. Grunddaten sammeln bei gleichzeitiger Berücksichtigung der dynamischen Wechselbeziehungen zwischen physiologischen, psychischen, soziokulturellen, entwicklungsgeschichtlichen und spirituellen Variablen
  1. Wahrnehmungen der Klientin/des Klientensystems benennen
     a) Zustand und Stärke der Faktoren und Ressourcen der Grundstruktur einschätzen
     b) Charakteristika der Widerstands- und Abwehrlinien, Ausmaß der potenziellen oder tatsächlichen Reaktion sowie Potenzial der Rekonstitution nach einer Reaktion einschätzen
     c) Inneres Milieu und externe Umwelt einschätzen
        (1) Potenziell oder tatsächlich vorhandene Stressoren, die eine Gefahr für die Stabilität des Klientensystems darstellen, benennen und evaluieren
        (2) Stabilitätsgefährdende Stressoren klassifizieren
           a) Deprivation
           b) Exzess
           c) Veränderung
           d) Intoleranz
     d) Potenzielle und/oder tatsächliche intra-, inter- und extrapersonale Interaktionen zwischen Klientensystem und Umwelt unter Berücksichtigung aller fünf Variablen benennen, klassifizieren und evaluieren
     e) Geschaffene Umwelt einschätzen
        (1) Wahrnehmung der Klientin/des Klientensystems ergründen
           a) Wahrnehmung von Stressoren
           b) Wahrnehmung von Problem- und Stressbereichen
           c) Wahrnehmung momentaner Abweichungen von üblichen Lebensmustern
           d) Bewältigung ähnlicher Probleme in der Vergangenheit
           e) Zukunftserwartungen infolge der momentanen Situation
           f) Wahrnehmung möglicher Selbsthilfe

g) Erwartungen an Pflegekräfte, Angehörige und andere Bezugspersonen
(2) Grad des vorhandenen Schutzes bestimmen
(3) Ursachen der geschaffenen Umwelt ergründen
f) Einflüsse vergangener, aktueller und möglicher zukünftiger Lebensprozesse und Bewältigungsmuster auf die Stabilität des Klientensystems bestimmen
g) Potenzielle bzw. tatsächliche interne und externe Ressourcen, die zu einer Optimierung des Wohlbefindens beitragen könnten, benennen und evaluieren
2. Wahrnehmung der Pflegekraft ergründen (Punke 1a, b, c, d, f, g aus der Sicht der Pflegekraft wiederholen)
3. Wahrnehmungen des Klientensystems und der Pflegekraft vergleichen
   a) Ähnlichkeiten und Unterschiede in der Wahrnehmung benennen
   b) Bewusstsein für wichtige Verzerrungen wecken
   c) Unterschiede in der Wahrnehmung klären

B. Abweichungen vom Wohlbefinden
1. Gewonnene Daten zu relevanten Theorien der Pflegewissenschaft und verwandten Disziplinen in Beziehung setzen
2. Umfassende pflegediagnostische Aussage formulieren
3. Pflegeziele nach Prioritäten ordnen
   a) Grad des Wohlbefindens der Klientin berücksichtigen
   b) Bedürfnisse der Systemstabilität berücksichtigen
   c) Gesamtheit verfügbarer Ressourcen berücksichtigen
4. Zu erwartende Ergebnisse formulieren und Interventionen bestimmen, die zur Optimierung von Systemstabilität und Wohlbefinden beitragen können, d. h. die normale Abwehrlinie schützen und die flexible Abwehrlinie stärken

Festlegung der Pflegeziele: Auf der Grundlage der Diagnose werden gemeinsam mit der Klientin hypothetische Interventionen erarbeitet, die sich an den drei Ebenen der Prävention orientieren. Ziel ist immer das Erreichen bzw. Erhalten der Stabilität des Klientensystems.

Pflegeergebnisse resultieren aus den Pflegeinterventionen der drei Formen der Prävention. An den Zielen werden die Interventionen evaluiert: Konnten die Ziele erreicht werden oder nicht? Die Pflegeergebnisse validieren den gesamten Pflegeprozess.

In der folgenden Abbildung sind die Gesamtzusammenhänge des Modells dargestellt:

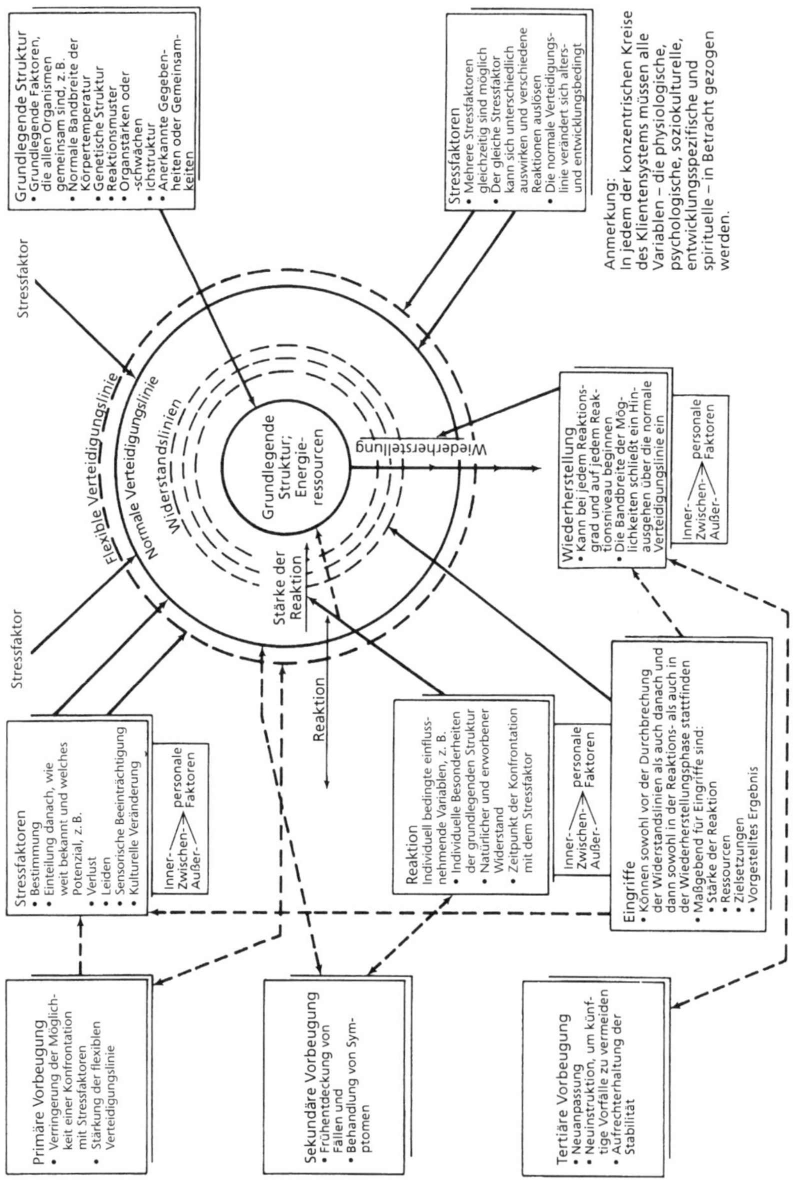

Abbildung 12: Das Neuman'sche Systemmodell

(aus: Neuman 1997, S. 199)

Neumans Modell lässt sich tabellarisch zusammenfassen:

Tabelle 15: Neumans Modell

Aufgabe der Pflege	Methode
• Diagnose des Grades der Stabilität bei Klientinnen	• Durch Analyse: – der Abwehrlinien – der Widerstandslinien – der Grundstruktur der Energieressourcen – der fünf interagierenden dynamischen Variablen
• Identifikation der internen und externen Stressfaktoren der Klientin • Stabilität des Klientensystems	• Durch Prävention (Identifikation, Sensibilisierung, Desensibilisierung von Stressfaktoren, motivieren, koordinieren, unterstützen, integrieren, aufrechterhalten etc.)

6.1.4 Einordnung des Modells von Betty Neuman

Neumans Modell wird von den verschiedenen Autorinnen unterschiedlich aufgefasst. Norbert van Kampen versteht es als Modell in der Tradition des ganzheitlichen Paradigmas. Afaf Meleis bezeichnet es als Theorie über die Klientinnen von Pflege, während Jacqueline Fawcett es als konzeptuelles Modell auffasst. Betty Neuman selbst schließlich sieht ihren Entwurf als ganzheitliches und multidimensionales, philosophisches und biologisches Modell an.

„Pflegekräfte fungieren als Heilende, d. h. sie verfolgen das Ziel, die Energie des Klienten zu erhalten, damit sein System auch weiterhin harmonisch funktionieren kann, während gleichzeitig Veränderungen eingeleitet werden, die dem optimalen Wohlbefinden förderlich sind" (Neuman 1990, S. 131)

6.1.5 Exemplarische Umsetzung eines Praxisbeispiels

Für diese Bearbeitung wird das Beispiel in Anhang 4 (S. 336) herangezogen. Zunächst muss im Vorfeld die Frage geklärt werden, wer die Klientin ist. Ich identifiziere hier drei Klientensysteme: Frau Gassner (A), Herrn Gassner (B) sowie Frau und Herrn Gassner (C). In weiterer Folge wird auf alle Klientensysteme Bezug genommen.

Pflegediagnose

Als ersten Schritt des Pflegeprozesses nennt Neuman die Erstellung der Diagnose.

Es ist erkennbar, dass manche Zuordnungen mehrfach erfolgten. Aus dem beschriebenen Beispiel lässt sich zum einen nicht

		Umweltfaktoren		
		Interne Stressfaktoren	**Externe Stressfaktoren**	**Geschaffene Umweltvariablen**
Variablen	*Physisch*	• **A** Schwäche, Krämpfe in den Extremitäten, permanente Übelkeit, Appetitlosigkeit, anfallsartig auftretende Atemnot, zunehmende Müdigkeit, Stauungen, Gefahr der Körperschädigung aufgrund bestimmter Blutungsneigung	• **A**: Gefahr der Körperschädigung aufgrund bestimmter Blutungsneigung	• **A**: Kennt Risiko und präventive Maßnahmen
	Psychologisch	• **A**: Beeinträchtigter Selbstwert • **B**: Überforderung aufgrund der Pflege seiner Frau, Zukunftsängste wegen voraussichtlich zunehmender Pflegebedürftigkeit seiner Frau • **C**: Beziehungsproblem zwischen A und B • **D**: Vertrauensverlust zwischen A und B	• **A**: Einsamkeit (Kinder im Ausland, Rückzug der Freunde), mangelnder Selbstwert, Ungeschicklichkeit/Unwille/mangelndes Verständnis des Gatten • **B**: Überforderung aufgrund der Pflege seiner Frau, Statusverlust durch veränderte berufliche Situation	• **A**: Positive Einstellung zur Pflegenden, ist gut informiert, lehnt fremde Hilfe ab • **B**: Reserviert gegenüber Pflegenden
	Soziokulturell	• **A**: Mangelnde Kommunikationsfähigkeit mit dem Partner • **B**: Mangelnde Kommunikationsfähigkeit mit dem Partner • **C**: Ungenügende familiäre Bewältigungsmöglichkeit	• **C**: Ungenügende familiäre Bewältigungsmöglichkeit	• **A**: Ist gut informiert, lehnt fremde Hilfe ab • **C**: Ungenügende familiäre Bewältigungsmöglichkeit
	Entwicklungsspezifisch	• **B**: Mangelnder Selbstwert durch Beeinträchtigung der gesellschaftlichen Rolle als Mann und als aktiver Arbeitnehmer	• **B**: Überforderung aufgrund der Pflege seiner Frau, Statusverlust durch veränderte berufliche Situation	
	Spirituell	• **A**: Negative Lebensbilanz • **B**: Angst vor negativer Lebensbilanz		

Abbildung 13: Identifikation der internen und externen Einflüsse/Umwelten/Stressfaktoren zum Zeitpunkt der Begegnung zwischen der Pflegenden sowie Herrn und Frau Gassner

genau herleiten, welche Umweltfaktoren welche Variablen berühren; zudem ist es durchaus möglich, dass ein und derselbe potenzielle Stressor mehrere Variablen beeinflussen kann.

Nun werden die vorhandenen Informationen und Daten analysiert. Die Unterschiede in der Befindlichkeit von Frau und Herrn Gassner sollen deutlich gemacht werden. Bei beiden gibt es ein angehäuftes Energiedefizit, das die flexible Abwehrlinie aller Klientensysteme schwächt, sodass Stressoren die normale Abwehrlinie durchdringen konnten (der Einfluss der Stressoren ist nicht so massiv, dass die Widerstandslinien davon berührt sind; unmittelbare Lebensgefahr ist nicht gegeben). Das Energiereservoir von Frau Gassner und dem gemeinsamen Klientensystem war wahrscheinlich schon vor dem Auftreten ihrer Krankheit durch die wiederholte Untreue von Herrn Gassner und die daraus resultierende Kränkung geschwächt. Speziell bei Frau Gassner kam es durch die mannigfaltige Stressoreneinwirkung zur Krise. Die Grundstruktur ist nun massiv bedroht; die entwickelten Bewältigungsmechanismen waren für eine Abwendung der Bedrohung nicht ausreichend. Die Abwehrlinien konnten nicht gestärkt werden. Sowohl bei Frau als auch bei Herrn Gassner entwickelten sich durch verschiedenste Faktoren abweichende Erwartungen an den jeweiligen Partner. Die Folge war eine weitere Stresserhöhung aller Klientensysteme. Neue Bewältigungsstrategien können nicht entwickelt werden. Ressourcen, wie die Zuwendung der eigenen Kinder und der Freunde, sind nicht vorhanden. Frau Gassner verbraucht viel Energie, um die Therapie und ihre Krankheit zu „bearbeiten“; zusätzlich baut sie Energie in der Beziehung zu ihrem Mann ab. Auch Herr Gassner verbraucht viel Energie für die Betreuung seiner Gattin. Das Aufrechterhalten der Arbeit und vor allem der Freude an der Arbeit kosten weitere Energie.

Aufgrund der folgenden Abweichungen lässt sich vorsichtig eine erste ganzheitliche und umfassende **pflegediagnostische Aussage** treffen:

Die bereits geschwächten Klientensysteme haben durch eine dauernde kontinuierliche, nicht zu beseitigende Belastung (keine Genesung von Frau Gassner, Beziehungsprobleme und fehlende unterstützende Ressourcen) zu einer Erschöpfung der Energiereserven und zum gestörten Kommunikationsfluss zwischen den Klientensystemen geführt.

„Will eine Pflegeperson professionell arbeiten, braucht sie die Kompetenz, eine anerkannte wissenschaftliche Theorie mit den Klientendaten zu verknüpfen, die den Rahmen dafür schafft, eine akkurate pflegediagnostische Aussage zu machen und damit die nachfolgenden Entscheidungen logisch zu rechtfertigen“ (Neuman 1998, S. 67).

Um die Gefahr der Erschöpfung der systemeigenen Energiereserven abzuwenden, wurden externe unterstützende Ressourcen gesucht.

Pflegeziele

Als nächstes werden gemeinsam mit der Klientin die Pflegeziele formuliert. Die exakten Zielsetzungen hängen davon ab, welche Wünsche und Bedürfnisse Herr und Frau Gassner haben. Es ist z. B. zu hinterfragen, wie weit Herr Gassner überhaupt in den Pflegeprozess seiner Gattin integriert sein möchte. Ist es Frau Gassner angenehm, von ihrem Mann gepflegt zu werden? Wenn ja, in welchem Ausmaß? Aus der Frage nach den Prioritäten leiten sich kurz-, mittel- und langfristige Ziele ab.

Abbildung 14: Neumans Systemmodell: Pflegeziele

(aus: Fawcett 1998, S. 244)

II. Pflegeziele

A. Wünschenswerte normative Veränderungen, die Abweichungen vom Wohlbefinden korrigieren können, mit der Klientin diskutieren
   1. Die in I.B.3.b. genannten Bedürfnisse berücksichtigen
   2. Die in I.B.3.c. genannten Ressourcen berücksichtigen

B. Die relevante Art der Prävention als Intervention mit der Klientin erörtern

Mögliche Zielformulierungen:

- Frau Gassner Kompetenzen vermitteln, wie sie ihre physischen Stressoren bearbeiten kann;
- Frau Gassner das Gefühl vermitteln, in ihrer Situation nicht allein zu sein;
- Frau Gassner behilflich sein, die Bedürfnisse ihres Gatten zu verstehen und Vertrauen herzustellen;
- Herrn Gassner behilflich sein, die Wünsche und Bedürfnisse seiner Gattin zu verstehen und Vertrauen herzustellen;
- Herrn Gassner Kompetenzen vermitteln, wie er seine Frau pflegerisch unterstützen kann;

- direkte Kommunikation zwischen den beiden Ehegatten herstellen;
- Wissen über die Möglichkeit vermitteln, therapeutische Hilfe durch eine Expertin in Anspruch zu nehmen;
- Harmonie im System Herr und Frau Gassner unterstützen;
- System Herr und Frau Gassner für mögliche Außenkontakte zu öffnen versuchen.

Die **Pflegeinterventionen** sollten ebenso mit den Klientinnen besprochen werden wie die Ziele.

A. Pflegerische Interventionen umsetzen
1. Primäre Prävention: Systemstabilität bewahren
   a) Eindringen von Stressoren verhindern
   b) Vorhandene Stärken unterstützen
   c) Positive Bewältigungsmuster verstärken
   d) Tatsächlich oder potenziell vorhandene schädliche Stressoren desensitivieren
   e) Zur Optimierung des Wohlbefindens motivieren
   f) Interdisziplinäre Theorien und epidemiologische Erkenntnisse integrieren
   g) Aufklären bzw. Aufklärung vertiefen
   h) Stress als positive Interventionsstrategie nutzen
2. Sekundäre Prävention: Systemstabilität wiederherstellen
   a) Grundstruktur schützen
   b) Interne und externe Ressourcen mobilisieren
   c) Stressoren und Stressorreaktionen zielgerichtet manipulieren
   d) Pflegeziele erläutern und zu deren Realisierung motivieren
   e) Adäquate Behandlungsmaßnahmen verstärken
   f) Faktoren, die das Wohlbefinden optimieren könnten, unterstützen
   g) Durch effektive Koordination und Integration aller erforderlichen Maßnahmen die Position der Klientin/des Klientensystems stärken
   h) Bei Bedarf Maßnahmen der primären Prävention bereitstellen
3. Tertiäre Prävention: Systemstabilität aufrechterhalten
   a) Höchstmögliche Ebene von Wohlbefinden und Stabilität durch Rekonstitution erlangen und aufrechterhalten
   b) Aufklären bzw. Aufklärung vertiefen
   c) Angemessene Ziele diskutieren und zu deren Realisierung motivieren
   d) Ressourcen des Gesundheitssystems koordinieren und integrieren
   e) Bei Bedarf Maßnahmen der primären und sekundären Prävention bereitstellen

B. Ergebnisse evaluieren
1. Erfüllung von Zielen bestätigen
2. Ziele neu formulieren

C. Mittel- und langfristige Ziele für nachfolgende pflegerische Handlungen setzen, die sich an den bisherigen Ergebnissen orientieren

Abbildung 15: Neumans Systemmodell: Pflegeergebnisse

(aus: Fawcett 1998, S. 244 f.)

Eine **primäre Prävention** kommt dann zum Einsatz, wenn eine potenzielle Gefährdung durch einen Stressor vermutet wird, aber noch keine Reaktionen eingetreten sind:

- Beratung bezüglich externer Hilfen durch Expertinnen;
- Hospizplatz für den Bedarf sicherstellen;
- Frau und Herrn Gassner über pflegerische Maßnahmen zur Stressorenvermeidung informieren und die Durchführung anleiten.

Eine **sekundäre Prävention** beinhaltet alle Handlungen, die erforderlich sind, um ein durch Stressoren angegriffenes Klientensystem zu stabilisieren:

- in Absprache mit dem Hausarzt Maßnahmen zur physischen Stressorenminimierung festlegen und durchführen;
- Entlastung von Herrn Gassner durch die Pflegende;
- Herrn Gassner Kompetenzen der Pflege vermitteln;
- Sicherheit bezüglich der Erreichbarkeit der Pflegenden im Bedarfsfall vermitteln;
- vertrauensbildende Maßnahmen zwischen Frau und Herrn Gassner initiieren;
- Wege der offenen Kommunikation finden;
- Initiativen zur Kontaktaufnahme mit der Familie und den Freunden setzen.

Zur **tertiären Prävention** gehören alle Handlungen, die der Aufrechterhaltung der wiederhergestellten Systemstabilität dienen:

- Wissen über die Vermeidung weiterer Stressoren nützen;
- regelmäßige Besuche der Pflegenden, um die korrekte Durchführung der Maßnahmen sicherzustellen.

6.1.6 Analyse des Modells anhand der Kriterien von Cormack und Reynolds

- Ist das Modell so beschrieben, dass es von den Pflegepraktikerinnen zweifelsfrei verstanden werden kann?

Betty Neumans Modell ist ein konzeptuelles Modell mit hohem Abstraktionsgrad. Im Großen und Ganzen ist es präzise beschrieben, wobei Neuman sehr ins Detail geht. Es mangelt allerdings an Beschreibungen, wie Klientinnen auf Stress reagieren. Ebenso muss die (Aus-)Wirkung auf die pflegerische Praxis durch Pflegeforschung vermehrt nachgewiesen werden. Die Nützlichkeit in der Pflegepraxis ist in vielen Studien nachgewiesen.

- Ist der Anwendungsbereich des Modells klar umrissen?

Das Modell ist mehr auf die Anpassung des Individuums an die Umwelt als auf die Anpassung der Umwelt an das Individuum ausgerichtet. Klientinnen passen sich jedoch nicht nur passiv an ihre Umwelt an, sie versuchen auch, sich aktiv einzufügen. Wie dies zu bewerkstelligen ist, wird nicht festgehalten. Das Modell befasst sich nicht damit, wie Stressoren vermieden werden können oder wie Prävention gesundheitsfördernd gestaltet werden kann.

- Stellt das Modell eine Annäherung an die spezifischen Bedürfnisse von Pflege und Pflegenden dar?

Prävention wird in diesem Modell für unsere Begriffe missverständlich verwendet, da auch „Wiederherstellungsmaßnahmen“ inbegriffen sind. Gesundheit und Wohlbefinden sind hier austauschbare Begriffe.

Neuman führt explizit die Bezeichnung „Klient“ ein. Impliziert wird damit eine Gleichberechtigung der Partnerinnen, zwischen denen die Pflegeziele ausgehandelt werden müssen. Was geschieht jedoch mit jenen Patientinnen, die dazu nicht in der Lage sind? Sind dies keine „Klienten“?

Neuman selbst ist der Auffassung, dass das Modell den Pflegenden wissenschaftliche Kompetenz abverlangt. Somit ist es nur dort anwendbar, wo diese Fähigkeiten institutionell in hohem Maße vorhanden sind.

- Basiert das Modell auf einer (wissenschaftlich) getesteten und akzeptierten Grundlage?

Neuman agiert nicht mit dem Begriff des Gleichgewichts oder Fließgleichgewichts, mit Begriffen der Wissenschaft, auf der ihre Theorie beruht. Sie bemüht sich allerdings sehr, Kritik an ihrem Modell in die Diskussionen miteinzubeziehen.

- Ist das Modell valide und reliabel?

Fawcett, Meleis und viele andere Autoren erkennen an, dass Neumans Modell auf seriösen Erkenntnissen mehrerer wissenschaftlicher Disziplinen beruht.

- Lässt sich das Modell auf einen anderen Kulturkreis übertragen?

Diese Frage wird von Neuman nicht diskutiert. Neumans Modell ist weltweit verbreitet; man kann daher davon ausgehen, dass es in vielen Kulturen angewendet wird.

- Liefert das Modell einen Rahmen für die Pflegediagnostik?

Neuman gibt konkrete Empfehlungen für die Diagnostik ab. Sie betont auch, dass die vorhandenen Klassifikationssysteme wie NANDA nicht ausreichend sind, um der Theorie gerecht zu werden. Eine Ergänzung der bestehenden Systeme bzw. die Konzeption neuer Varianten ist daher zu empfehlen.

- Erlaubt das Modell die Ableitung geeigneter Interventionen zur Optimierung des Gesundheitszustandes?

Ziel des Modells ist es, das Wohlbefinden zu erhalten oder wieder herzustellen. Der vielfältige Einsatz bestätigt, dass es geeignet ist, den Gesundheitszustand zu optimieren.

- Definiert das Modell den gewünschten Outcome einer Intervention?

Der Outcome wird gemeinsam mit der Klientin festgelegt; somit ist er in der individuellen Situation definiert. Im Modell selbst ist unklar, was der Outcome genau umfasst. Eine weitere Spezifizierung wäre hier notwendig.

- Entspricht das Modell allgemeingültigen ethischen Richtlinien?

Das gemeinsame Formulieren und Festschreiben von Pflegezielen und Pflegeergebnissen zeugt von dem hohen ethischen Anspruchs Neumans.

6.2 Das Modell von Martha Rogers

Kurzbiografie

Geboren 1914 in Dallas

1936 Krankenpflegediplom an der Knoxville General Hospital School of Nursing
1937 Bachelor of Science am George Peabody College, Nashville
1945 Masters' Degree für Pflege am Teacher's College
1952 Master of Public Health an der Johns-Hopkins-Universität
1952 stellt sie erstmals ihr Modell vor

Sie arbeitet in der Gemeindepflege in Michigan und Connecticut und gründet in Arizona den ersten Hauspflegedienst!

1954 Promotion an der Johns-Hopkins-Universität – arbeitet dann als Dekanin der School of Nursing an der Universität New York

1975 Professorin und Leiterin des Fachbereiches Pflege an der Universität New York

1994 verstirbt sie nach einem Sturz, von dem sie sich nicht mehr erholt, in Arizona

Rogers hat ab 1970 ihr sehr komplexes, schwer zugängliches Werk „An Introduction to the Theoretical Basis of Nursing" in diversen Publikationen weiter ausgearbeitet. Viele Theoretikerinnen wie z. B. Newman oder Rizzo Parse haben sich an ihre Ideen angelehnt. Rogers war in ihren Vorstellungen unbeugsam, und dies zu einer Zeit, als die Pflegewissenschaft und die Emanzipation der Pflege ganz am Anfang standen. So war sie harschen Anfeindungen ausgesetzt, als sie auf die Gefahren einer allein auf dem Gedanken der Wohltätigkeit beruhenden Pflegearbeit unqualifizierter Laien hinwies. Rogers galt als originelle Denkerin und plädierte immer für die Vielfalt in der Pflege. Ihre Liebe zu Musik und Science Fiction beeinflusste ihr Leben und ihre Werke. Sie wurde als humorvoll, herausfordernd und prophetisch mit eigenen Idealen beschrieben.

„Wir müssen mit Fleiß und Kreativität nach dem ‚Warum' menschlichen Verhaltens und Strebens suchen, das in diesem Universum voller Geheimnisse und Wunder verborgen liegt. Nur wenn wir das ‚Warum' verstanden haben, werden wir auch das ‚Wie' in Erfahrung bringen, das uns hilft, die Ziele der Pflege mit Hilfe dieser Kenntnisse zu erreichen" (Rogers 1997, S. 140)

6.2.1 Grundlagen

Martha Rogers sieht den Menschen in seiner Ganzheit. Sie vertritt einen Holismus, in dem angenommen wird, dass

- das Ganze mehr als die Summe seiner Teile ist und
- das Ganze durch die separate Untersuchung der Teile (und deren Wechselwirkung untereinander) nicht erklärt oder prognostiziert werden kann.

Der Mensch in seiner Umwelt ist ein solches Ganzes *(unitary human being)*. Es gibt einen kontinuierlichen Austausch zwischen Mensch und Umwelt, eine Trennung der beiden Systeme ist aufgehoben. Das führt dazu, dass Einwirkfaktoren und Reaktionsweisen in diesem System nicht mehr getrennt betrachtet und analysiert werden können. Es gibt eine Einheit von Physis, Psyche, Geist und Sozialem: Der Mensch ist ein

Energiefeld, das mit der Umwelt ein dynamisches Ganzes bildet. Mensch und Umwelt sind aneinander gekoppelt und müssen gemeinsam betrachtet werden, um Pflege zum Erfolg zu führen.

Rogers setzte sich mit der Frage nach dem Schwerpunkt der Pflege, dem Wesen der Pflegeklientin (Wer ist das?) und der Entwicklung der Pflegewissenschaft auseinander.

Für ein Verständnis des Modells von Rogers ist es hilfreich, sich mit der Vielfalt der ihrer Arbeit zugrunde liegenden Begriffe aus verschiedenen Wissensgebieten zu beschäftigen:

Charakteristika des Energiefelds bei Rogers: kontinuierlich offen; in die umweltbezogenen Felder integriert; in Mustern organisiert, die sich kontinuierlich verändern; pandimensional, d. h. beschreiben einen nicht linear strukturierten Funktionsbereich ohne räumliche und zeitliche Merkmale; den Prinzipien der Homöodynamik gehorchend

- **Systemtheorie**: Der Mensch ist ein einheitliches (unitäres) Wesen, das sich in einem Austauschprozess mit seiner Umwelt befindet. Rogers lehnt das Studium der Subsysteme und einzelner Verhaltensweisen ab. Das Ganze kann nicht verstanden werden, wenn es auf seine Teile reduziert wird!
- **Naturwissenschaft/Physik:** „Der Mensch ist ein den Naturgesetzen unterworfenes Wesen, das mit Hilfe eines elektrodynamischen Feldes beschreibbar ist“ (Rogers 1997, S. 60). Die Energiefelder des Menschen und der Umwelt sind dynamisch, nicht reduzierbar, ungebunden, unendlich und durch Muster und Wellen gekennzeichnet. Der Mensch wird als Energiefeld *(human energy field)* betrachtet. Rogers charakterisiert das Feld folgendermaßen: Es ist elektrischer Natur und befindet sich in einem kontinuierlichen Fluss. Intensität, Dichte und Ausdehnung des Feldes verändern sich ständig. Das menschliche Feld hat dort seine Grenze, wo seine Umwelt beginnt. Es gibt Interaktionen zwischen den Energiefeldern des Menschen und den Energiefeldern der Umwelt. Beide Felder weisen bestimmte Muster auf. Die Muster können nicht direkt beobachtet werden; sie manifestieren sich in Ereignissen. Energiefelder sind offen für einen Austausch und können sich unendlich ausdehnen.

Negentropie ist bei Rogers eine Entwicklung, die durch zunehmende Komplexität und Vielfalt gekennzeichnet ist

Der Mensch ist ein homöodynamisches, kein homöostatisches Wesen. Größere Komplexität ist die Folge. „Das dynamische Wesen des Menschen und der Umwelt belegt, dass die Welt in Bewegung ist. Die negentropischen Eigenschaften des Lebens deuten auf eine fortlaufende Innovation und eine zunehmende Komplexität hin“ (Rogers 1997, S. 143).

Dahinter steckt die Vorstellung eines kontinuierlichen Werdens des Menschen.

- **Evolutionstheorie**: „Die Evolution ermöglichte es, das Fortschrittspotenzial fassbar zu machen; sie wurde zum Symbol für Begriffe wie ‚Verbesserung' und ‚Vorwärtsschreiten' [...]" (Rogers 1997, S. 49). Die Entwicklung der Menschheit im Evolutionsprozess stattete den Menschen mit der Fähigkeit aus, immer sinnvollere Abstraktionen zu bewältigen. Sie führte zu zunehmender Komplexität des Menschen, und nach Rogers kann Komplexität nur durch ganzheitliche Entwürfe/Erklärungsansätze verstanden werden.

6.2.2 Definition von Pflege

Rogers will keine Handlungsanweisungen für die Praxis geben

Rogers sieht die Pflege als Wissenschaft an (Schaffung systematisierten Wissens), als Kunst (kreative Umsetzung des Wissens in der Praxis) und als einen akademischen Beruf. Das Ziel ihrer Arbeit besteht in

- der Schaffung eines allgemeingültigen konzeptuellen Rahmens für die Pflege;
- der Förderung des Fortschritts der Pflege;
- sinnvollem Planen und Umsetzen von Pflege auf der Basis des Verstehens der Lebensprozesse. Dadurch wird es möglich, Wohlbefinden zu mehren.

Die homöodynamischen Prinzipien haben „[...] den Status von hypothetischen, generellen Aussagen über den Lebensprozess im Menschen" (Rogers 1997, S. 122)

Rogers glaubt, dass die Entwicklung des Lebensprozesses eines *unitary human being* auf den Prinzipien der Homöodynamik aufgebaut ist:

- Prinzip der Resonanz;
- Prinzip der Spiritualität oder Helizität;
- Prinzip der Integralität.

Das **Prinzip der Resonanz** beschreibt die Richtung der ständigen Veränderungen innerhalb menschlicher und ökologischer Felder. Das **Prinzip der Helizität** beschreibt die stetig wachsende Vielfalt, den kontinuierlichen, unvorhersagbaren Wandel. Unter Integralität verstehen wir den kontinuierlichen Interaktionsprozess der Felder „Mensch" und „Umwelt". Das **Prinzip der Integralität** beschreibt das Wesen der Gemeinsamkeit von menschlichen und umweltbezogenen Energiefeldern.

Alle drei Prinzipien sind kontinuierlich und manifestieren sich in Mustern.

6.2.3 Definition von Gesundheit und Krankheit

Rogers hat diese Begriffe nicht exakt beschrieben – dies deshalb, weil sie Gesundheit und Krankheit als miteinander verbundene Einheiten ansieht. Sie sind kulturell definiert, und es ist daher schwer, sie begrifflich streng voneinander abzugrenzen.

Mit Gesundheit soll das Ziel von Harmonie (nicht Gleichgewicht) beschrieben werden. Diese Harmonie geht aus der Integralität der Energiefelder des Menschen und der Energiefelder der Umwelt hervor. Im Zustand der Harmonie nimmt die Vielfalt und Ausdifferenzierung der Muster zu. Das Entstehen von Mustern ist ein dynamischer Prozess. Menschen haben dabei die Fähigkeit, sich trotz stetiger Veränderung zu erhalten. Dieser bemerkenswerte Prozess wird auch als Fähigkeit zur Selbstregulierung verstanden. Das Fortführen der Selbstregulierung ist ein Charakteristikum von Gesundheit; Wohlbefinden und Abwesenheit von Krankheit bedeuten Gesundheit.

Gesundheit und Krankheit sind keine dichotom aufzufassenden Begriffe, sondern werden als Teil eines Kontinuums verstanden, dessen Bandbreite individuell verschieden ist. Gesundheit und Krankheit werden in verschiedenen Gesellschaften unterschiedlich bewertet – sie sind somit keine absoluten Größen!

Der Begriff der Krankheit wird dann verwendet, wenn das menschliche Energiefeld Charakteristika aufweist, die als unerwünscht gelten. Krankheit ist eine Störung der dynamischen Energiefelder im Menschen und zwischen Menschen und ihrer Umwelt.

6.2.4 Aufgabe der Pflege und ihre Methoden

Aufgabe der Pflege ist es, „[...] Menschen zu helfen, ihr maximales Gesundheitspotenzial, [...] das für die jeweilige Person maximale Wohlbefinden“ zu erreichen (Rogers 1970, S. 86). Dies geschieht, indem eine „Professionelle Pflegepraxis [...] das harmonische Zusammenwirken zwischen Mensch und Umwelt fördert, die Integrität des menschlichen Feldes stärkt und die maximale Realisierung des Gesundheitspotenzials die Muster der menschlichen und umweltbezogenen Energiefelder ordnet" (Rogers 1970, S. 122).

Das Energiefeld des Menschen soll durch die Kunst der Pflege gestärkt werden. Dies geschieht durch das kreative Anwenden wissenschaftlicher Kenntnisse. „Die Kompetenz der Pflegepraxis hängt ab von der Art und dem Umfang der pflegewissenschaftlichen Kenntnisse der Praktiker und davon, wie dieses Wissen durch phantasiereiches und kritisches Handeln im Dienst am Menschen zum Tragen kommt" (Rogers 1997, S. 152). Eine pflegewissenschaftliche Ausbildung ist unabdingbar, um den Aufgaben der Pflege gerecht werden zu können. Das (bewusste) Beeinflussen von Mustern eines Menschen verlangt große Kompetenz.

„Die Pflege soll zur Verbesserung des gesundheitlichen Zustands von Menschen beitragen, ob sie sich nun auf dem Planeten Erde oder im Weltall befinden" (Rogers 1992, S. 33)

Pflegekräfte nehmen am Prozess der Veränderung teil, um Menschen zu helfen, eine Ebene zu erreichen, die mit besserer Gesundheit im Sinne

- der Gestaltung eines sinnvollen Überganges zwischen Leben und Tod,
- der Mobilisierung der individuellen oder familiären Ressourcen,
- der Steigerung der Integrität und Stärkung der Mensch-Umwelt- oder Familie-Umwelt-Beziehung,
- der Identifikation der Modalitäten und
- der Vermehrung des Pflegewissens für die Praxis

assoziiert wird.

Eine Pflegeperson, die sich Rogers' Modell bedient, arbeitet an der Mobilisierung der individuellen oder familiären Ressourcen, an der Steigerung ihrer Integrität und an der Stärkung der Mensch-Umwelt- oder Familie-Umwelt-Beziehung.

Methodisch rät Rogers zur bewussten gemeinsamen Musterbildung, die in pflegerischen Interventionen umgesetzt wird. Es handelt sich dabei um einen kontinuierlichen Prozess, in dem Pflegekraft und Klientin/Umwelt gemeinsam die Muster des umweltbezogenen Energiefeldes beeinflussen, um hinsichtlich der aktuellen gesundheitlichen Ereignisse Wohlbefinden herzustellen. Das bedeutet nichts anderes, als miteinander Situationen zu gestalten, in denen die im Pflegeprozess Beteiligten durch gemeinsames Übereinkommen Harmonie herstellen. Gesundheit kann so wieder hergestellt und gefördert werden. Dabei wird das Wissen der Pflegenden sensibel und fantasievoll eingesetzt.

In der Entwicklung ihrer Theorie setzte Rogers dialektische Akzente durch die Logik des Widerspruchs oder die Methode eines kritischen, Gegensätze bedenkenden Philosophierens und Schlussfolgerns. Dadurch erarbeitete sie die Konzepte der offenen Systeme, der Muster, der Pandimensionalität und der menschlichen Entwicklung. Die Beziehung zwischen diesen Konzepten ist noch nicht erforscht!

6.2.5 Einordnung des Modells von Martha Rogers

Auch das Modell von Martha Rogers wird von den verschiedenen Autorinnen unterschiedlich aufgefasst. Norbert van Kampen meint, es sei ein Modell in der Tradition des einheitlichen Paradigmas. Afaf Meleis spricht von einem Ergebnismodell, und Jacqueline Fawcett sowie Martha Rogers selbst beschreiben es als konzeptuelles Modell, wobei Rogers es auch zu den „Grand Theories" zählt.

6.2.6 Exemplarische Umsetzung eines Praxisbeispiels

Anhand des Beispiels von Frau und Herrn Gassner in Anhang 4 soll das Modell ansatzweise einer Umsetzung zugeführt werden. Wie Rogers die Pflege konkret angegangen wäre, ist von ihr nirgends genau festgeschrieben. Somit sind viele Interpretationen möglich. Mehrere Autorinnen haben Rogers' Theorie mit den Bedürfnissen und Aktivitäten des täglichen Lebens in Verbindung gebracht und daraus verschiedene Instrumente der Einschätzung und Therapie abgeleitet.

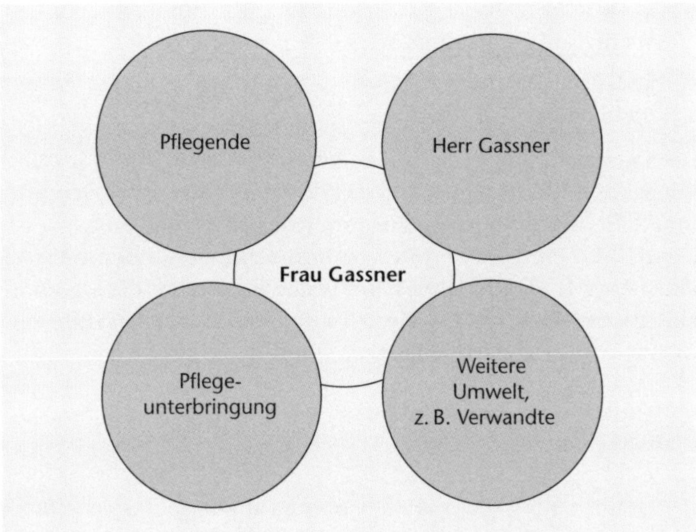

Abbildung 16: Gesamtsystem aus der Sicht von Frau Gassner

Diagnose des Systems

Die Harmonie des Gesamtsystems (Energiefeld) ist gestört. Gründe liegen sowohl in der unterschiedlichen Musterbildung von Herrn und Frau Gassner als auch in der Umwelt von Freunden und Verwandten. Es findet sich kein gemeinsamer Rhythmus, da es zum einen zu einer Überaktivierung des Systems (Empfindlichkeit und Krankheitszustand von Frau Gassner), zum anderen zu einer Gehemmtheit des Systems durch die Überforderung und das Nichtwissen von Herrn Gassner kommt. Es können keine übereinstimmenden „Rhythmen“ in der Kommunikation aufgebaut werden. Es gibt im Gesamtsystem einmal zu viel, einmal zu wenig Energie. Weiters kommt es zu einer Blockade, da immer wieder unterschiedliche Zielsetzungen angestrebt und mögliche Ressourcen nicht genutzt werden.

Planung des Pflegeprozesses

Ziele sind

- die Unterstützung der Identifikation im Lebensprozess;
- die Einschätzung der Manifestation von Mustern, die bewusste gemeinsame Musterbildung;

- die Anleitung in der Verwendung von Instrumenten zur Unterstützung von Gesundheit;
- die Umsetzung neuer, kreativer Methoden der Intervention (nicht invasive Modalitäten).

Für Herrn und Frau Gassner bedeutet das, gemeinsam mit der Pflegenden Klarheit über ihre Lebensprozesse zu erreichen und mögliche Interventionen zur Erhaltung dieser Lebensprozesse abzuleiten. Ein Gefühl von Rhythmus und Selbstidentität soll dabei erlangt werden. Dies kann bedeuten, sich in der Situation zurechtzufinden, diese aktiv zu gestalten und das Gefühl der Anerkennung wiederzuerlangen.

Maßnahmen

Therapeutic Touch ist eine Energietherapie. Indem die Therapeutin ihre Hände über den Körper der Patientin legt, wird Energie übertragen und das Energiefeld der Patientin reguliert. Es findet also eine Interaktion der Energiefelder statt.

Bibliotherapie ist therapeutische Arbeit mit Literatur

Energiearbeit im Sinne einer Veränderung des Energiesystems sollte durchgeführt werden. Dies kann mit „Therapeutic Touch" und/oder mit verbaler und nonverbaler Kommunikationsarbeit erfolgen. Empathie zwischen den Partnerinnen ist dabei Voraussetzung. Das Ausmaß der eingesetzten Maßnahmen hängt vom Ausmaß der Energie im Feld ab. Regelmäßige Anwendung von Energieübertragung und -ausgleich kann zu vermehrter Harmonie und zur (Neu-)Ordnung der Muster führen.

Für eine holistische Pflege sind weitere Maßnahmen in der Therapie umzusetzen: Hilfestellungen für die Pflege, Beratung bezüglich einer gesundheitsstabilisierenden Haltung und unterstützende Dialoge oder Bibliotherapie. Ebenso können alternative, im Sinne der Schulmedizin nicht übliche Methoden wie das Tagebuchschreiben, ästhetische Erfahrungen mit Kunst, Shiatsu, verschiedene Biofeedbacktechniken, Aromatherapie oder Autogenese Verwendung finden. Das Wissen und der Einfallsreichtum der Pflegenden führen zu einem Ordnen und Neuordnen der Muster mit dem Ziel, das Selbstbewusstsein, die Selbsteinschätzung und die persönliche Haltung zu stärken.

„In der professionellen Pflegepraxis sind Kreativität und Phantasie gefordert. Seine Wurzeln hat das praktische Handeln im theoretischen Wissen, im kritischen Urteilsvermögen und in der Empathie. Patentrezepte, nach denen man handeln kann, gibt es nicht" (Rogers 1997, S. 152).

6.2.7 Analyse des Modells anhand der Kriterien von Cormack und Reynolds

- Ist das Modell so beschrieben, dass es von den Pflegepraktikerinnen zweifelsfrei verstanden werden kann?

  Rogers' Modell bedarf bestimmter Rahmenbedingungen für die Umsetzung:
  - kulturelles Verständnis;
  - akademische Bildung („die Qualität der Ausbildung ist an die Professionalität des Lehrkörpers gebunden");
  - Fähigkeiten/Qualifikationen, um Begleiterin zu sein;
  - Instrumente zur Identifizierung und Bestimmung des Energiefeldes;
  - Fachsprache.

Rogers definierte nicht die Praxis – sie versuchte es auch nicht! Das Modell scheint daher zu abstrakt. Die Konzepte werden zwar theoretisch definiert, eignen sich jedoch nicht unmittelbar für die Praxis und entziehen sich einer messenden Forschung.

- Ist der Anwendungsbereich des Modells klar umrissen?

Rogers' Modell ist eine deduktive, monadische Theorie mit mehreren nicht reduzierbaren Einheiten. Von ihren Inhalten und ihrer Reichweite her gehört sie zu den Makrotheorien! Das Modell will die kontinuierlichen, neu entstehenden und unvorhersagbaren Muster erklären. Rogers liefert einen Bezugsrahmen zur Beschreibung der Lebensprozesse.

- Stellt das Modell eine Annäherung an die spezifischen Bedürfnisse der Pflege und der Pflegenden dar?

Das Modell liefert viele neuartige Anregungen. Im Speziellen vertritt Rogers mit Vehemenz die Etablierung der notwendigen Rahmenbedingungen für die Durchführung professioneller Pflege. Diese Ansätze sind auch heute noch revolutionär und zu einem Großteil nicht umgesetzt. Viele der Aussagen von Rogers zeichnen sich durch große Allgemeinheit aus. Spezielle Bedürfnisse stehen nicht im Zentrum der Auseinandersetzung.

- Basiert das Modell auf einer (wissenschaftlich) getesteten und akzeptierten Theorie?

Einzelne Komponenten wurden von unterschiedlichen Personen in unterschiedlichen Pflegesituationen einer wissenschaftlichen Evaluierung unterzogen. Da Martha Rogers aber einer Aufsplitterung einzelner Komponenten ihres Modells nie zugestimmt hat und dies ihrer Vorstellung vom unitären Menschen widerspricht, kann diese Frage mit einem klaren Nein beantwortet werden.

- Ist das Modell valide?

  Die Validität kann nicht überprüft werden.

- Ist das Modell reliabel?

  Die Reliabilität kann ebenfalls nicht überprüft werden.

- Lässt sich das Modell auf einen anderen Kulturkreis übertragen?

Diese Frage wird von Rogers nicht beantwortet. Geht man von ihrer Definition von Pflege aus, ist vorstellbar, dass die Dienstleistung unter den von ihr genannten Gesichtspunkten überall durchgeführt werden kann. Kann eine Pflegende die Energiefelder nicht als Bestandteil der realen Welt der Pflege wahrnehmen, wird sie auch die Wissenschaft des unitären Menschen nicht akzeptieren und nicht leben.

- Liefert das Modell einen Rahmen für die Pflegediagnostik?

Das Modell liefert eine Philosophie der Pflege. Konzeptionen für den Einsatz von Pflegediagnostik müssen vermehrt entwickelt und einer Evaluierung zugeführt werden.

- Befähigt das Modell zur Ableitung geeigneter Interventionen zur Optimierung des Gesundheitszustandes?

Interventionen werden gemeinsam mit der Klientin festgelegt. Das Modell der Energiearbeit fokussiert auf nicht invasive Interventionsstrategien in der Pflege. Auch in diesem Punkt sind weitere Diskussionen angebracht.

- Definiert das Modell den gewünschten Outcome einer Intervention?

Harmonie ist der festgeschriebene Outcome. Sofern jeder Mensch seinen Harmoniezustand subjektiv genau definieren kann – möglicherweise kann er dadurch auch objektiviert werden –, ist der Outcome genau festgeschrieben.

- Entspricht das Modell allgemeingültigen ethischen Richtlinien?

Durch die Forderung, Patientinnen als Partnerinnen des Pflegeprozesses zu sehen, wird Rogers – so wie fast alle Theoretikerinnen – ethischen Anforderungen gerecht.

6.3 Die Theorie von Hildegard Peplau

Pflege ist „[...] a significant, therapeutic, interpersonal process. It functions co-operatively with other human processes that make health possible for individuals in communities [...]. Nursing is an educative instrument, maturing force, that aim to promote forward movement of personality in the direction of creative, constructive, productive, personal and community living" (Peplau 1952, S. 16)

Kurzbiografie

Geboren 1909 in Reading, Pennsylvania

Eltern: Ottilie und Gustav, beide deutscher Abstammung, sind in Polen geboren

1931	Abschluss der Krankenpflegeausbildung in Pottsdown, Pennsylvania
	Bachelor of Arts in Psychologie am Bennington College, Vermont
	Wird dem Pflegekorps der amerikanischen Armee, der Schule für militärische Neuropsychiatrie, zugewiesen
	Master of Arts der psychiatrischen Pflege an der Columbia-Universität
1948–1953	Instruktorin und Leiterin des Fortgeschrittenenprogramms in Psychiatriepflege
1952	Publikation „Interpersonelle Beziehung in der Pflege"
1953	Doktorat in Erziehungswissenschaften am Teacher's College der Columbia-Universität
1954	Professorin und Leiterin des Studienganges „Psychiatrische Pflege" an der Universität New Jersey
Seit 1957	Ruhestand
1969	Direktorin der American Nurses' Association. Ihre Tätigkeit dauerte bis 1974; sie übernahm in dieser Zeit auch die Funktion der Präsidentin
1999	Verstorben

Peplau war eine der Ersten, die verschiedene Theorien in ihre Theorie integrierte. Sie bediente sich dabei in erster Linie der Arbeiten von Psychologinnen und Psychiaterinnen. So bezieht sie sich auf die Motivationstheorie von Maslow, die Persönlichkeitstheorie von Miller und das Reiz-Reaktions-Modell von Pawlow. Adorno, Erikson, Freud und Fromm waren weitere befruchtende Persönlichkeiten. Am einflussreichsten für sie aber war Harry Stuck Sullivan mit seinen Arbeiten auf dem Gebiet der Psychiatrie. Sullivan behauptet, dass menschliches Verhalten durch den Wunsch nach Befriedigung und den Wunsch nach Sicherheit angetrieben wird. Die Schlüsselelemente seiner Arbeit sind in folgendem Diagramm dargestellt:

Abbildung 17: Schlüsselelemente in Sullivans Theorie der menschlichen Natur

(aus: Aggleton/Chalmers 1990, S. 39)

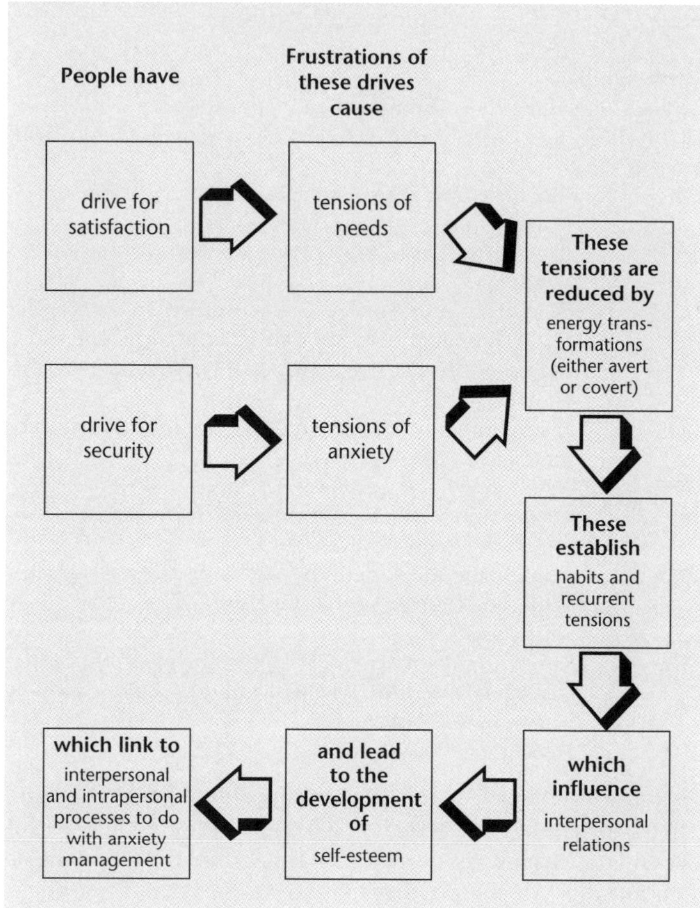

Auf Basis dieser vielfältigen Anregungen entwickelte Peplau ein prozessorientiertes Modell. Es ist geprägt von ihren Erfahrungen in der psychiatrischen Krankenpflege.

6.3.1 Definition von Pflege

Hildegard Peplau schuf den Begriff der psychodynamischen Pflege, der die Bedeutung der Beziehung zwischen Pflegender und Patientin in den Mittelpunkt rückt. Es geht Peplau um ein Erkennen und ein Klären dessen, was passiert, wenn eine Pflegende sich unterstützend einer Patientin zuwendet. Ihre Annahmen lauten dabei:

- Die Persönlichkeit einer Pflegenden ist für den Lernprozess der Patientin von Bedeutung;
- die Förderung der Persönlichkeit zum reifen Menschen ist Aufgabe der Pflege und der Pflegeausbildung. Methoden der Bearbeitung und des Verstehens von zwischenmenschlichen Beziehungen müssen deshalb Inhalt der Lehre sein.

Peplau beschreibt vier Phasen der Beziehung zwischen Pflegender und Patientin, die Auskunft über den Entwicklungsstand der Beziehung geben:

- Orientierung
- Identifikation
- Ausbeutung
- Entscheidung

In der **Orientierungsphase** hat die Patientin den Wunsch, sich aufgrund eines Leidens professionell helfen zu lassen *(feel need)*. Der Leidensdruck ist der erste Schritt zur Weiterentwicklung der Persönlichkeit. Die Pflegende hilft der Patientin, ihre Probleme und Bedürfnisse zu benennen und zu verstehen, um in weiterer Folge geeignete Hilfe für sie abzuleiten. Das Gesagte muss für die Patientin verständlich formuliert werden, um ihr die Möglichkeit der aktiven Teilnahme zu geben. In dieser Phase entsteht die Grundlage für die weitere Kooperation zwischen der Pflegenden und der Patientin. Man kann von einer „Partnerbeziehung" sprechen.

In der **Identifikationsphase** erfolgt eine Identifizierung der Patientin mit den Personen, die ihr Hilfe anbieten. Die Beziehung zwischen der Pflegenden und der Patientin wird dadurch gefestigt und Vertrauen kann aufgebaut werden. Es wird der Weg bereitet, aktiv als Patientin am Pflegeprozess mitzuwirken. Die in einer Krankheitssituation gemachten Erfahrungen können sich ebenso fördernd oder hemmend auf eine aktive Beteiligung an einem Beziehungsprozess auswirken wie der Wissensstand der Patientin in Gesundheitsbelangen. Ein allgemein gutes Bildungsniveau wirkt sich günstig auf das sprachliche Ausdrucksvermögen und das Verstehen und Verstandenwerden aus. Ist die Patientin passiv und bringt sie sich nicht in das Pflegegeschehen ein, ist es die Aufgabe der Pflegenden, die Beziehung und die damit verbundenen Ängste zu reflektieren.

Pflegende bedürfen großen Selbstvertrauens

Im Stadium der **Ausbeutung oder Nutzungsphase** sollte die Patientin maximalen Nutzen für die Bewältigung ihres Leidens aus der Beziehung ziehen. Dies gelingt ihr nur, wenn sie ihre Situation besser verstehen lernt und Gebrauch von den angebotenen Leistungen macht. Die Kraft der Pflegenden geht dabei auf die Patientin über, neue Ziele können formuliert und angestrebt werden. Die Pflegende gibt der Patientin dabei das Gefühl der positiven „Mutterliebe".

Im Stadium der **Entscheidung oder Ablösung** werden alte, für die Patientin nicht mehr relevante Ziele verworfen und neue angestrebt. Die Patientin befreit sich aus der Beziehung zur Pflegeperson und ist wieder offen für die Beziehungsaufnahme außerhalb des Gesundheitsbereiches. Sie übernimmt wieder selbst die Verantwortung für sich. Dieser Prozess läuft meist parallel mit dem Heilungsprozess und weist auf eine Genesung hin. Es kommt nicht selten vor, dass Pflegende Schwierigkeiten haben, die Patientin loszulassen, und auf diese Weise eigene Abhängigkeitsbedürfnisse befriedigen. Der Ablösungsprozess, der immer von der Patientin auszugehen hat, wird dadurch erschwert (Abb. 18).

Abbildung 18: Ineinander übergehende Phasen der Krankenschwester-Patientin-Beziehung

(aus: Steppe 1990, S. 769)

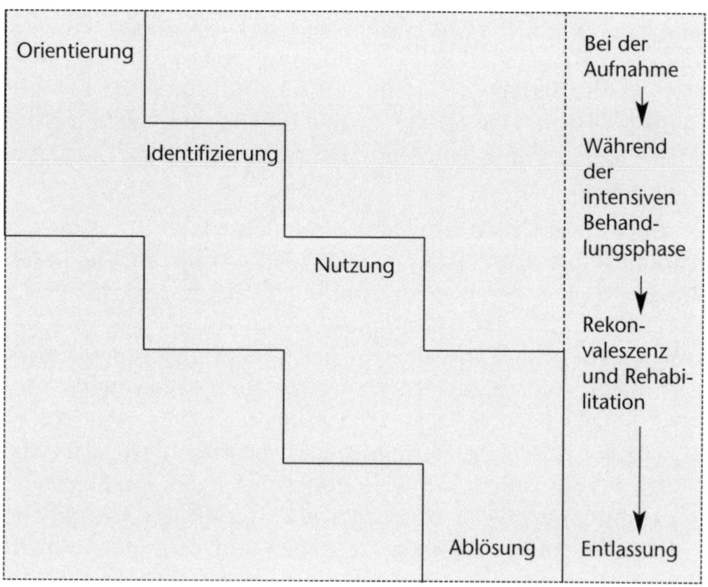

6.3.2 Definition von Gesundheit und Krankheit

Gesundheit kann durch „Wachstum" erreicht werden. Wachstum, das mit der Entwicklung der Persönlichkeit gleichgesetzt wird, vollzieht sich, wenn es gelingt, Krankheitserfahrungen in die Persönlichkeit zu integrieren und daraus zu lernen. Peplau sieht ein Ziel im kreativen, konstruktiven, produktiven und vor allem gesellschaftlich anerkannten Leben. Sie definiert Krankheit als unvermeidliche menschliche Erfahrung. Wenn man einen Sinn in der Krankheit finden kann, kann sie als Wachstumserfahrung empfunden werden.

Krankheiten können Lernprozesse vorantreiben

6.3.3 Aufgabe der Pflege und ihre Methoden

Die Aufgabe von Pflegenden ist es, verschiedene Rollen einzunehmen und dadurch die Patientin kennenzulernen und zu unterstützen. Gelingt dies nicht, kann Chronizität die Folge sein, die Peplau (1997, S. 89) als „Misserfolg des Pflegepersonals im Bemühen, beim Patienten eine Wendung zum Besseren herbeizuführen", definiert. Als Aufgabe der Pflege ergibt sich, die brachliegenden Fähigkeiten der Patientinnen zu identifizieren und im Sinne der Vorbeugung vor Erkrankung zu nutzen.

„Durch Ehrgeiz allein kannst du dein Ziel nicht erreichen. Du brauchst die Hilfe wissender Menschen, die wie du nach Erkenntnis lechzten und sie fanden" (Peplau 1997, S. 17)

Rollen der Pflegenden im Pflegeprozess sind:

- Rolle der Unbekannten
- Rolle der Hilfsperson
- Lehrerrolle
- Führungsrolle
- Stellvertreterrolle
- Beraterrolle

Eine Pflegeperson befindet sich in der **Rolle der Unbekannten** oder Fremden, wenn sie der Patientin zum ersten Mal begegnet, sie nicht kennt. Sie sollte ihr – so Peplau – unbefangen und ohne Vorurteile gegenübertreten. Die Pflegende sollte der Patientin höflich und als erwachsenem Menschen begegnen und davon ausgehen, dass sie zu Gefühlen fähig ist. Die Rolle der Unbekannten deckt sich mit dem Stadium der Identifizierung.

In der **Rolle der Hilfsperson** hält die Pflegende Antworten auf die Fragen der Patientin bereit. Sie informiert über anstehende Untersuchungen, krankenhausinterne Abläufe oder gibt Auskunft über Gesundheitsfragen.

Die **Lehrerrolle** muss angepasst an das Können, Wissen und die Interessen der Patientin angelegt werden. Peplau nimmt eine Zweiteilung der Rolle vor: Sie unterscheidet eine erzieherische und eine lernende Rolle. In ersterer ist die Pflegende eine Gebende: Sie informiert, sie antwortet auf Fragen, sie berät. In letzterer ist die Pflegende Nehmende. Sie nimmt die Rolle der Lernenden ein. Durch die Erfahrungen mit der Patientin sind Pflegende in der Lage, allgemeine Aussagen über das Fühlen, Denken und Handeln der Patientinnen abzuleiten und sie in die weitere Pflegebeziehung einfließen lassen.

In der **Führungsrolle** ist es der Pflegenden möglich, die Patientin aktiv in den Beziehungsprozess miteinzubeziehen. Sie kann sie motivieren, ihre Aufgaben zu erfüllen. Die Rolle wird im Sinne eines demokratischen Führungsstils gesehen.

Die **Stellvertreterrolle** besagt, dass die Pflegende von der Patientin nicht als Pflegende gesehen wird, sondern in der Rolle einer anderen Person. Diese Gelegenheit der Übertragung kann die Pflegende nützen, die Situation zu besprechen, um eine Differenzierung zwischen der übertragenen Rolle und ihrer eigenen Person vorzunehmen. Gelingt es der Pflegenden, die Patientin so zu akzeptieren, wie sie ist, dann bietet sich Raum für persönliches Wachstum der Patientin und der Pflegenden. Diese Rolle verlangt persönliche Stärke, Sensibilität und vor allem viel Erfahrung.

Pflegende sollten Kommunikationsprofis sein und über hohe soziale Kompetenz verfügen!

Die **Beraterrolle** ist die Reaktion der Pflegenden auf die geäußerten Bedürfnissen und Wünsche der Patientin. Beratung bezweckt eine Integration des Wissens und der Erfahrungen in das Leben der Patientin. Die Beratung muss so erfolgen, dass die Patientin verstehen und annehmen kann, was gesagt wird.

Die Beratungssituation ist durch verschiedene Annahmen gekennzeichnet (Peplau 1997, S. 225):

- Ausmaß, Qualität und Gegenstand des Gespräches hängen von der Zielsetzung, der Art der Interaktion und dem Vertrauen zwischen den Gesprächsteilnehmerinnen ab.
- Jedes Verhalten zeichnet sich durch eine bestimmte Absicht aus und kann verstanden werden.

- Alles Verhalten ist lebensgeschichtlich zu erklären.
- Eigenes Verhalten kann nur durch die Person selbst erarbeitet werden. Außenstehende können lediglich Unterstützung bieten.
- Neu gelerntes Verhalten wirkt, bis es verinnerlicht ist, ungeschickt und fremd.
- In einem Expertinnen-Klientinnen-Gespräch kann grundsätzlich alles besprochen, analysiert und verstanden werden.
- Das Erarbeiten und Reflektieren dieser Rollen und ihrer Bedeutung muss, so Peplau, in den Ausbildungsjahren beginnen. An die Lehrenden werden hohe Anforderungen gestellt. Reiche Erfahrungen, persönliche Reife und hohe fachliche Kompetenz sind unerlässlich.
- Die „richtige" Kommunikation mit der Patientin ist ausschlaggebend für eine gelungene Beziehung zwischen der Pflegeperson und der Patientin.

Peplau (1997, S. 139) nennt einige Verhaltensweisen, die Pflegende auf keinen Fall an den Tag legen sollten:

- die Patientin mit Erzählungen über das eigene Leben behelligen;
- die Patientin zur Lieblingspatientin erheben und dies im Arbeitsalltag erkennen lassen;
- die Patientin für kleine Aufträge ausnützen;
- bei Streitigkeiten zwischen Patientinnen Schiedsrichter spielen;
- reagieren, wenn Patientinnen sich selber herabsetzen;
- auf Abhängigkeitstendenzen wie „Ich bin abhängig und hilflos" eingehen;
- das Verhalten anderer Pflegepersonen mit der Patientin besprechen;
- sich auf eine kumpelhafte Beziehung mit der Patientin einlassen;
- mehrdeutige Aussagen machen.

Ziel hinter all dem Gesagten ist die Entwicklung der Persönlichkeit aller Beteiligten im Beziehungsprozess. Der konstruktiven Entwicklung von Menschen im Sinne von Kreativität, Produktivität und Gemeinschaftlichkeit wird große Aufmerksamkeit

Fragetechnik: „Erzählen Sie mir …", nicht „Können Sie mir sagen, was …"

geschenkt. Peplau spricht sogar von Pflege als einem Erziehungsinstrument.

Es gilt, die zwischenmenschlichen Beziehungen in Form der Rollen bewusst zu machen, d. h. der Situation entsprechend Rollen therapeutisch auszufüllen, diese zu reflektieren und daraus zu „lernen“. Pflegende müssen über psychotherapeutische Fähigkeiten, über Kenntnisse des Problemlösungsprozesses sowie über Kompetenzen und Erfahrungen im Beobachten und in der Ausübung verschiedener Kommunikationstechniken verfügen.

„Induktives Schlussfolgern vollzieht sich [...] vom Besondern zum Allgemeinen. Auf diesem Weg des logischen Denkens will man aus der Beobachtung von Einzelfällen allgemein gültige Theorien ableiten“ (Mayer 2002, S. 16)

Peplau verwendet zur Theoriebildung in erster Linie einen induktiven Ansatz; die qualitative Forschung steht im Mittelpunkt. Die Pflegepraxis bietet so viel Gelegenheit zur Beobachtung, dass daraus einzigartige Pflegekonzepte abgeleitet werden können.

Zur Verdeutlichung ist im Folgenden die Entwicklung im Pflege-Patientinnen-Beziehungsprozess zusammenfassend dargestellt:

„Ich hoffe, daß sich die verantwortungsbewußten Schwestern und Pfleger um die nötige Zusatzausbildung bemühen werden, um der schwierigen, aber hochinteressanten Aufgabe, die uns obliegt, gewachsen zu sein“ (Peplau 1997, S. 26)

Tabelle 16: Entwicklung der Beziehung

Phase	**Rolle der**	**Fokus Pflegenden**	**Pflegeprozess**
Orientierung	Unbekannten, Hilfsperson/ Beraterin	Problemdefinition Auswahl der Pflegenden	Assessment
Identifizierung	Lehrerin/Führerin	Klinische Beobachtungen/Messungen	Planung
Ausbeutung	Führerin/ Stellvertreterin, Lehrerin	Lösungsstrategien anwenden	Durchführung
Lösung	Ressource, Hilfsperson, Lehrerin	Beenden der professionellen Beziehung	Evaluation

6.3.4 Einordnung der Theorie von Hildegard Peplau

Die verschiedenen Autorinnen fassen das Modell von Hildegard Peplau folgendermaßen auf: Fawcett sieht es als Theorie mittlerer Reichweite an und bezeichnet es darüber hinaus als deskriptive, klassifikatorische Theorie. Marriner-Tomey spricht von Theorien über die zwischenmenschlichen Beziehungen und Meleis bezeichnet es als Interaktionstheorie.

6.3.5 Exemplarische Umsetzung eines Praxisbeispiels

Die Bearbeitung des Modells erfolgt wieder anhand des Beispiels in Anhang 4.

Die Phasen des Beziehungsprozesses lassen sich folgendermaßen darstellen:

- Kontaktaufnahme/Aufnahme/Einweisung
- Phase intensiver Behandlung und Betreuung
- Konvaleszenzen und Rehabilitation
- Entlassung, Auflösung der Pflegende-Patientin-Beziehung

Als Klientinnen werden hier Frau Gassner und Herr Gassner angesehen.

Die vorgeschlagenen Diagnosen sind als Diskussionsgrundlage zu betrachten. Eine genaue Einschätzung des Befindens und die endgültige Formulierung der Diagnosen sind mit Frau und Herrn Gassner persönlich in einem Gespräch vorzunehmen, so die Empfehlung Peplaus.

Die Frage „Was tun Pflegekräfte?" wurde um die Frage „Wie tun Pflegekräfte, was immer sie tun?" ergänzt

Orientierungsphase

Die erste Begegnung zwischen Frau Gassner, ihrem Gatten und der Pflegenden dient der Aufnahme der Beziehung und der Einleitung der Datensammlung. Da die Pflegekraft die beiden Personen nicht kennt, nimmt sie die Rolle der Unbekannten ein. Es ist anzunehmen, dass die erste Begegnung durch all jene Aktionen und Handlungen gekennzeichnet ist, die bei einem ersten Kennenlernen üblich sind. In der Phase der Orientierung ist es wichtig, dass sowohl Frau als auch Herr Gassner den Umfang des Pflegebedarfs von Frau Gassner und die Bedürfnisse von Herrn Gassner erkennen. Für die positive weitere Arbeit wäre die Akzeptanz der Pflegenden als professionelle Hilfe durch das Ehepaar anzustreben. Die Pflegende hat vorurteilsfrei die Situation einzuschätzen und den Handlungsbedarf abzuleiten. Kein einfaches Unterfangen, wird doch die Pflegende in ihrer Rolle als Frau mit Herrn Gassners Untreue konfrontiert.

Frau Gassner spricht sehr offen über ihre Lage, Herr Gassner ist durch dieses Verhalten wahrscheinlich irritiert. Allein mit der Pflegenden, öffnet er sich und erzählt von seinen Problemen und Bedürfnissen.

Einschätzung des Pflegebedarfs/Formulieren der Diagnosen

Aufgrund der Gespräche, der Beobachtung und der Einschätzung mittels verschiedener Assessmentinstrumente wird eine möglichst genaue Einschätzung der Situation versucht. Kann die Ätiologie im Beispiel aufgrund des Textes nicht genau bestimmt werden, fehlt diese bei den formulierten Diagnosen.

„Die Pflegeperson kann weder diese Reaktionen ändern noch andere Reaktionen fordern. Was sie tun kann: ihr eigenes Verhalten so steuern, dass es als Anstoß wirkt, auf den das nachfolgende Verhalten des Patienten eine Antwort ist" (Peplau 1997, S. 243)

Potenzielle Pflegediagnosen von Frau Gassner

- Angst aufgrund des wachsenden Tumors
- Anfallsartige Atemnot
- Schwäche
- Einsamkeitsgefühle durch (räumliche und emotionale) Distanz der Freunde und Familienangehörigen
- Gefühle der Minderwertigkeit aufgrund des Gefühls, dass sich jetzt niemand um sie kümmert
- Gefühle der Kränkung und Verbitterung
- Schuldgefühle
- Gefahr von Dekubitus aufgrund von Schwäche
- Gefahr von Infektion aufgrund von O_2-Gabe

Die Behandlung der Probleme: Krämpfe in den Extremitäten, Appetitlosigkeit, dauernde Übelkeit und Müdigkeit müssen gemeinsam mit dem behandelnden Hausarzt abgeklärt werden. Die Pflegende kann dabei eine Vermittlerrolle einnehmen. Schmerzen scheinen für Frau Gassner kein Problem zu sein; sie spricht nicht über Schmerzen und es gibt keine klinischen Zeichen für Schmerz.

Potenzielle Pflegediagnosen von Herrn Gassner:

- Mangelndes Vertrauen in die Pflegende
- Überforderung in der Pflege seiner Gattin

Potenzielle gemeinsame Diagnose:

- Belastete eheliche Beziehung

Die potenziellen Diagnosen werden mit Frau und Herrn Gassner besprochen (nach Wunsch mit jedem einzeln). Eine gemeinsame Ebene des Wachsens kann hergestellt werden. Eine ähnliche Ausgangslage bei jedem von den beiden ist auf diese Weise gesichert. Diese Schritte leiten in die nächsten Phasen über, die sich in der Praxis häufig überschneiden.

Identifizierungs- und Nutzungsphase

Die Pflegende kann mehrere Rollen einnehmen: die Rolle der Lehrerin, die Rolle der Führenden, die Rolle der Beraterin und die Stellvertreterrolle.

Die Pflegende versucht, die aktive Beteiligung von Frau und Herrn Gassner im Pflegeprozess zu gewinnen. Der Pflegeplan wird erstellt, die Maßnahmen werden durchgeführt. Die Unterstützung und das Wissen der Pflegenden können durch das Ehepaar Gassner genützt werden.

Potenzielle pflegerische Maßnahmen:

- Durch Informationen und Gespräche wird es für das Ehepaar Gassner möglich, die Probleme zu erkennen und die daraus abzuleitenden Handlungen zu verstehen;
- die Pflegende muss in ihrer Entwicklung ihre Grenzen erkennen und eventuell weitere Professionisten zur Betreuung und Behandlung heranziehen;
- sie muss über atemerleichternde Maßnahmen informieren;
- sie muss Sicherheit bei Ängsten vermitteln;
- sie muss über die Dekubitus- und Infektionsgefahr informieren und Maßnahmen zur Verhinderung erarbeiten;
- sie muss bezüglich einer entlastenden Hilfe beraten und geeignete Möglichkeiten auswählen sowie
- Hilfestellung bei der Suche eines geeigneten Hospizes geben.

Ablösungsphase

Die Phase der Ablösung ist durch eine gemeinsame Beendigung der Beziehung gekennzeichnet. Herr und Frau Gassner haben es geschafft, ihre Erfahrungen in ihre jeweilige Persönlichkeit zu integrieren. Beim zweiten Treffen ist bereits eine Beziehung aufgebaut. Die Pflegende wird die Situation gemeinsam mit den Betroffenen wahrscheinlich nochmals einschätzen; eine weitere kontinuierliche Beziehung ist aufgrund des Lern- und Entwicklungsprozesses eventuell nicht mehr notwendig.

6.3.6 Analyse der Theorie anhand der Kriterien von Cormack und Reynolds

- Ist die Theorie so beschrieben, dass sie von den Pflegepraktikerinnen zweifelsfrei verstanden werden kann?

Die Interaktionstheoretikerinnen erinnern uns daran, dass die Pflegekraft ein menschliches Wesen ist, das durch Selbstreflexion zum Verständnis der eigenen Werte kommen muss

Peplaus Theorie kann unterschiedliche Betrachtungsweisen erzeugen. Meleis sieht die Rollen und Interaktionen bei Peplau als zu wenig entwickelt an. Auf der anderen Seite ist zu bedenken, dass die Rollen so authentisch wie möglich ausgefüllt werden sollten. Wie dies am besten erfolgt, ist individuell verschieden, und die Modelldarstellung scheint ausreichend zu sein, um von den Praktikerinnen umgesetzt werden zu können. Voraussetzung ist, dass die Entwicklung der Praktikerinnen in der Ausbildung durch adäquate pädagogische Konzepte gefördert wurde.

- Ist der Anwendungsbereich der Theorie klar umrissen?

Peplau betont immer wieder, dass sich ihr Denken auf interaktive, intrapersonale und interpersonale Phänomene konzentriert. Sie rückt die zwischenmenschlichen Beziehungen in den Mittelpunkt und betont ausdrücklich, sie könne die medizinischen Aspekte nicht erklären. Ihre Theorie beruht auf einem konkreten Einordnungsschema der zwischenmenschlichen Beziehungen. Allerdings ist die Theorie nur auf Fälle ausgerichtet, in denen es eine – meist verbale – Kommunikation zwischen den Pflegenden und den Patientinnen geben kann. Auf komatöse, stark verwirrte Patientinnen ist das Modell nur eingeschränkt anwendbar, d. h. es ist nicht allgemeingültig. Um voneinander lernen zu können und zu wollen, muss die Einsicht vorhanden sein, dass man von den Erfahrungen anderer profitieren kann.

- Stellt die Theorie eine Annäherung an die spezifischen Bedürfnisse von Pflege und Pflegenden dar?

Es ist ein dynamisches Modell, das für alle geeignet ist, die daran interessiert sind, sich durch einen Beziehungsprozess weiterzuentwickeln. Allerdings kann es nicht in jeder Situation und bei jeder Patientin angewendet werden.

- Basiert die Theorie auf einer (wissenschaftlich) getesteten und akzeptierten Grundlage?

Alles, was sich auf der zwischenmenschlichen Ebene abspielt, so Peplau, ist beobachtbar, mess- und analysierbar. Ihre Theorie beruht auf der klinischen Arbeit mit psychiatrischen Patientinnen. Es lassen sich viele Hinweise auf eine empirische Absicherung finden (vgl. Fawcett 1999). Die Darstellung der Theorie und der empirischen Daten erlaubt anderen Wissenschaftlerinnen, die Theorie zu verifizieren und zu validieren; sie operationalisiert ihre Begriffe. Generell kann die empirische Genauigkeit als hoch eingeschätzt werden.

- Ist die Theorie valide und reliabel?

Durch die mannigfaltige wissenschaftliche Überprüfung und die Bewährung in der Pflegepraxis erfüllt das Modell die Kriterien der Reliabilität und Validität. Geht man davon aus, dass sich Beziehungen und Werte der Gesellschaft immer wieder verändern, ist eine kontinuierliche Überprüfung jedoch empfehlenswert.

- Lässt sich die Theorie auf einen anderen Kulturkreis übertragen?

Dieser Punkt ist noch zu überprüfen, da die Theorie hauptsächlich in der sogenannten westlichen Welt zum Einsatz gekommen ist.

- Liefert die Theorie einen Rahmen für die Pflegediagnostik?

Der Pflegeprozess ist gut entwickelt und bietet einen geeigneten Rahmen für die Diagnostik.

- Erlaubt die Theorie die Ableitung geeigneter Interventionen zur Optimierung des Gesundheitszustandes?

Peplaus Anspruch ist es, Interventionen in die therapeutische Beziehung einzubringen, deren Verlässlichkeit durch die Forschung belegt ist.

- Definiert die Theorie den gewünschten Outcome einer Intervention?

Peplau würde diese Frage bejahen. Andere Autorinnen hegen Zweifel, da die Evaluation eines psychodynamischen Rahmens schwierig zu messen ist. Über den möglichen Output sollte diskutiert werden.

- Entspricht die Theorie allgemeingültigen ethischen Richtlinien?

Das Modell fordert, allen Patientinnen bzw. Klientinnen Respekt und ethische Fürsorge entgegenzubringen.

Die Denkschule der Interaktionisten entwickelte sich aus dem Bedürfnisansatz. Dieser beruht auf Grundlagen, die aus dem Interaktionismus, der Phänomenologie und der Existenzphilosophie stammen

Peplau gehört zu den Interaktionstheoretikerinnen. Diese gehen von einigen gemeinsamen Annahmen aus:

- die Integrität des Menschen muss gewahrt bleiben;
- Menschen streben nach Selbstverwirklichung;
- Lebensereignisse sind unvermeidliche menschliche Erfahrungen, die notwendig sind, um die nächste Entwicklungsstufe zu erreichen;
- die Pflegekraft kann sich menschlich nicht vom Akt der pflegerischen Fürsorge abtrennen – sie ist integraler Bestandteil von Pflege.

6.4 Psychobiografisches Pflegemodell nach Erwin Böhm

Kurzbiografie

1940	In Österreich geboren, erlernte das Handwerk eines Autospenglers (Karosseriebaumechaniker)
1963	Diplom der Krankenpflege Berufliche Tätigkeit in der Psychiatrie
1970	Abschluss als Lehrpfleger
1974	Oberpfleger am psychiatrischen Krankenhaus in Wien
1980–1982	Pflegedienstleiter der Abteilung „Übergangspflege" am Kuratorium für psychosoziale Dienste in Wien
1985	Publikation des ersten Buches: *„Krankenpflege. Brücke in den Alltag"*
1990	Gründung der „Österreichischen Gesellschaft für Geriatrische und Psychogeriatrische Fachkrankenpflege und angewandte Pflegeforschung"
2000	Ernennung zum Professor
2001	Gründung des „Europäischen Netzwerks für Psychobiografische Pflegeforschung nach Prof. Böhm" (ENPP)

Böhm erhielt viele Auszeichnungen und Preise, u. a. den Preis der Anton-Benya-Stiftung, das silberne Verdienstzeichen der Stadt Wien, den Gießener Krankenpflegepreis und den „Ehren-Lazarus".

Erwin Böhm ist ein mutiger, kreativer Denker mit scharfer Beobachtungsgabe. Sein Werdegang ist eine Erfolgsgeschichte, gekennzeichnet durch Kompetenzüberschreitungen im „Wiederholungsfall" (vgl. Luksch 2003). Böhm brachte neue Begriffe in die mitteleuropäische Pflegekultur, speziell in die Psycho-Geriatrie, ein: re-/aktivierende Pflege, Übergangspflege und Psychobiografie. Er verwendet in seinen Schriften eine Sprache, die sowohl provoziert als auch begeistert. Seine Geschichte ist beispielgebend für viele Pioniere:

„Irgendwann im Jahre 1978: Gegen den Patienten NN soll ein Entmündigungsverfahren angestrebt werden. Er ist nun schon jahrelang in psychiatrischer Behandlung und gilt als hoffnungsloser Fall. Er zieht sich in seine Wahnwelt zurück und reagiert nicht auf Reize von außen. NN gilt als austherapiert, als hoffnungsloser Fall.

Für das Entmündigungsverfahren fehlen allerdings einige wichtige Papiere, die man in der Wohnung des Patienten zuhause vermutet. Der junge Oberpfleger Erwin Böhm fragt in die Runde, wer dies holen möchte, keiner reißt sich drum, also beschließt er, es selbst zu tun. Als er den Patienten zufällig am Gang trifft, nimmt er ihn kurzerhand mit in die Wohnung, die dieser seit mehr als einem Jahrzehnt nicht mehr gesehen hat.

Der Patient schweigt während der ganzen Fahrt und der Pfleger wundert sich nicht darüber. Man trifft bald an der Wohnadresse ein, Pfleger Erwin parkt sein Auto, öffnet die Tür, der Patient steigt aus, kommt mit, so wie er es im Krankenhaus tut, kommentarlos, willig, leicht lenkbar, aber unkommunikativ, wie es im Pflegebericht heißt. Pfleger Erwin hat den Schlüssel mit. Er öffnet die Wohnungstür und lässt NN den Vortritt.

Die Wohnung riecht etwas muffig, ist verstaubt, wirkt aber aufgeräumt. Erwin denkt nach, wo die gesuchten Papiere sein könnten und fragt, ohne wirklich eine Antwort zu erwarten, NN: ‚Ich such Ihre Papiere, Herr N., verstehns? Das is was, wo draufsteht, wer Sie sind.'

Da nickt N, geht zielstrebig zu einem Kleiderschrank im Schlafzimmer, öffnet diesen und entnimmt ihm eine Geige. Er setzt sie an und beginnt die Mondscheinsonate von Beethoven zu spielen. Dann sagt er zu dem völlig verdutzten Oberpfleger: ‚Das bin ich.' Und: ‚Die Papiere, die Sie suchen, finden Sie unter den Handtüchern.'

Aber Erwin Böhm braucht die Papiere von NN nicht mehr. Er nimmt sie nicht mit, als er auf seine Station zurückfährt. Und: er nimmt auch den Patienten nicht mit. Seine Überlegung: Wenn der Patient nach so langer Zeit noch die Mondscheinsonate spielen kann, hat er in einem psychiatrischen Krankenhaus nichts mehr verloren. Seinen Kollegen und den Ärzten erklärt er, NN sei geheilt. Er habe sich erlaubt, ihn zu entlassen.

Dabei verweist er auf bereits früher von ihm angestellte, zunächst jedoch nur theoretische Überlegungen, dass der Patient in der Institution Krankenhaus bzw. Pflegeheim andere psychische Verhaltensweisen, vor allem auf der kognitiven Ebene, aufweise als in einem gewohnten Umfeld, die jedoch von den Medizinern als unwissenschaftlich abgetan wurden.

Zuerst glaubt man an einen Scherz, aber als Böhm diese Aktion mit anderen Patienten wiederholt, weiß man: es ist ihm ernst. Und man macht ernst: Er wird in einem Disziplinarverfahren der Kompetenzüberschreitung angeklagt. Von den Ärzten und vielen seiner Kollegen.

Nur vier andere Pflegepersonen halten zu Böhm und machen weiter: Bringen Patienten nach Hause und versuchen zu beurteilen, ob diese in ihrem gewohnten Umfeld lebensfähig sind. Nach einem Jahr haben sie – in ihrer Freizeit und auf eigene Kosten – mehr als vierzig Prozent ent- und sich auf einen nervenzermürbenden Krieg mit den Institutionen eingelassen.

Doch Erwin Böhm weiß, was er zu tun hat: er dokumentiert peinlich genau jeden dieser Ausgänge und veröffentlicht die Ergebnisse in vor allem bundesdeutschen Fachmedien. Dort wird der Psychiater Klaus Dörner, der als einer der Initiatoren der bundesdeutschen Psychiatriereform gilt, auf Böhm aufmerksam und lädt ihn ein, vor dem deutschen Fachpublikum über seine Arbeit zu referieren. Und während in Wien bereits ein zweites Disziplinarverfahren gegen ihn läuft, bekommt Böhm sogar eine Gastprofessur an der Uni Hamburg. Nun fällt auch zum ersten Mal ein neuer Begriff in der Sozialpsychiatrie: Übergangspflege.

Schließlich schaltet sich der damalige Wiener Gesundheitsstadtrat Stacher ein und lässt die Verfahren gegen Böhm einstellen. Und nicht nur das: 1979 wird als Modellversuch das Projekt Übergangspflege offiziell gestartet und als eigene Abteilung des neu gegründeten Psychosozialen Dienstes implementiert. Es wird ein durchschlagender Erfolg: In nur zwei Jahren werden von insgesamt vierzig Pflegepersonen 1000 (in Worten: eintausend) Patienten, hauptsächlich mit gerontopsychiatrischen Krankheitsbildern, nach Hause rehabilitiert.“ (Luksch 2003)

6.4.1 Definition von Pflege

Böhms Modell befasst sich mit den Möglichkeiten, die Selbstpflege und Selbstfürsorge alter und verwirrter Menschen so lange wie möglich zu erhalten bzw. wiederherzustellen. In seiner beruflichen Erfahrung als Pfleger beobachtete er immer wieder, wie Pflegepersonen Alltagstätigkeiten der Patientinnen unreflektiert übernahmen und diese so in Abhängigkeitsverhältnisse trieben. Böhm kritisierte diese – wie er es nannte – „Warm-satt-sauber-Pflege" und forderte die Pflegenden zu einer „Pflege mit der Hand in der Hosentasche" auf: Auch wenn bereits kognitive Defizite vorhanden seien, sollten verlorene Fähigkeiten mit pflegerischer Unterstützung wiederentdeckt und im täglichen Leben angewendet werden. So wie in anderen Modellen auch, ist es Böhms Anliegen, der Pflege einen sozialpolitischen Auftrag mitzugeben: Die Pflegenden sollen ihren Blickwinkel erweitern, Pflege soll toleranter werden; Böhm fordert, sich vom „Weltbild der Nächstenliebe", „der Mutterrolle" und der Vorstellung des „glücklichen Patienten mit Vollversorgung" zu lösen (Böhm 1994, S. 28).

Pflege muss therapeutische Pflege werden!

Die Pflegenden haben sich dabei mehrere Fragen zu stellen (Böhm 1999, S. 43):

- Habe ich eigentlich ein Bedürfnis, zu helfen?
- Und wenn ja – wem?
- Fühle ich mich gar (wie andere auch) berufen?
- Habe ich wenigsten eine Neigung, zu helfen?
- Oder gar eine Pflegeneurose?
- Bin ich altruistisch?
- Oder bin ich gar versteckt aggressiv gegenüber Betagten?
- Bin ich meiner Mutter etwas schuldig (und pflege ich daher andere)?

Ist-Zustand: „Grundpflege heißt, die Schwester verkörpert die Mutter und fühlt sich in der erweiterten Hausfrauenrolle wohl. Der Patriarch Arzt stellt den dominierenden Hausverstand dar. Sie befriedigt demnach vorwiegend körperliche Grundbedürfnisse, sorgt sich um die Reinhaltung der Abteilung und der Patienten" (Böhm 1994, S. 30)

Pflege soll sich von der Somatisierung und Sozialisierung seelischer Schwierigkeiten lösen und mehr zur „Seelsorge mit System" werden (Böhm 1994, S. 32). Ganzheitliche Betreuung muss das Gespräch pflegen. Die dazu notwendige, im Pflegealltag oft nicht verfügbare Zeit soll durch das Einstellen der „pseudomedizinischen Pflege" und „Arztpflege" gewonnen werden. Die Vorstellungen Böhms sind hoch politisch: Es geht für ihn darum, sich für die Rechte alter, kranker, oft verwirrter Personen einzusetzen.

6.4.2 Definition von Gesundheit und Krankheit

Böhm bezieht sich in seiner Definition von Gesundheit auf Parsons, indem er „Gesundheit als einen Zustand optimaler Leistungsfähigkeit für die wirksame Erfüllung der Rollen und Aufgaben, für die ein Mensch sozialisiert wurde", definiert (Böhm 1999, S. 45). Er geht von der Annahme aus, dass Gesundheit primär genetisch festgeschrieben ist, sekundär aber von der Person selbst gesteuert und von der Umwelt beeinflusst werden kann.

Gesundheit (im Sinne seelischer Gesundheit) ist alles, was normal ist, was man in einer Gesellschaft üblicherweise tut oder lässt. Normalität und Gesundheit sind somit das Ergebnis sozialer Konstruktion.

Krank zu sein heißt, nicht mehr in der Lage zu sein, die dem Alter entsprechenden Aufgaben durchzuführen. Das Kranksein unterscheidet sich vom eigentlichen Begriff der Krankheit, die eine mögliche Ursache für ein solches Unvermögen sein kann. Die Gründe für dieses Kranksein sind vielfältig: Zum Beispiel kann das Wertesystem durch die Notwendigkeit, die eigene Wohnung zu verlassen, zerfallen, das Selbstbild geht aus verschiedenen Gründen verloren, oder Unter- und Überforderungen treten auf und können durch mangelndes Coping nicht abgefangen und bearbeitet werden.

6.4.3 Aufgabe der Pflege und ihre Methoden

Jeder Mensch wird während seines Lebens durch verschiedene Ereignisse geprägt. Reaktionen, die im Alter auftreten, sieht Böhm als Ausdruck dieser „Prägungszeit". Die Verhaltensmuster, die Menschen in ihrer Verwirrtheit zeigen, hängen besonders eng mit der Prägung in der Kindheit und Jugendzeit zusammen. Böhms Modell geht davon aus, dass die früheren Prägungen (die ersten 25 Jahre) tiefer im Bewusstsein verankert sind und unser Verhalten nachhaltiger bestimmen als später erlernte Bewältigungsmuster (Copings). Je älter die erlernten Muster sind, umso länger halten sie sich im Abbauprozess.

Böhm verfolgt in der Pflege folgende grundsätzliche Zielsetzungen:

- die Wiederbelebung der Altersseele;
- die Belebung der Pflegerseele;
- die Auffassung von gesellschaftlicher Normalität durch Diskussion zu erweitern.

Anhand des Regelkreises pflegewissenschaftlichen Handelns nach Böhm möchte ich das Modell näher erläutern:

Schritt 1: Wahrnehmen, beobachten, dokumentieren

Aus einem Wahrnehmen (laut Böhm eine thymopsychische Leistung) soll ein Beobachten werden. Um dies zu ermöglichen, ist es notwendig, dass die Pflegenden sich zunächst mit ihrer eigenen Biografie auseinandersetzen: Wo stehe ich mit meinen Erfahrungen, meiner Ausbildung; wie beeinflusst meine eigene Biografie meine Arbeit? Wichtige Hilfsmittel dabei sind Supervision, Pflegebeobachtung im Team, Pflegevisiten und das Festhalten des Beobachteten in schriftlicher Form. Ein solches Beobachten erlaubt, Gefühle von Patientinnen, die bei Pflegenden ebenfalls Gefühle auslösen, adäquater zu bearbeiten und zu interpretieren. Dadurch wird deutlich, wer ein angesprochenes (niedergeschriebenes) Problem wirklich hat: die Patientin, die Pflegende oder die Angehörigen.

Die Thymopsyche ist jener Anteil der Seele, der vorwiegend mit den Gefühlen zu tun hat. Sie ist zuständig für Stimmung, Befindlichkeit, Triebe und Gefühlsausbrüche

Schritt 2: Problemerhebung

Böhm empfiehlt, über einen längeren Zeitraum die Tagesdokumente in einen sogenannten Problemerhebungsbogen zu übernehmen. Die gewonnenen Daten dienen in weiterer Folge der Problemerkennung und -benennung. Kommen immer wieder die gleichen Probleme vor, so muss überlegt werden, wie sie durch pflegerische Maßnahmen in den Griff zu bekommen sind. Böhm schlägt vor, dass im ersten Schritt der Umsetzung des Modells erste pflegerische Maßnahmen (Pflegeimpulse) gesetzt werden. Diese Impulse finden in diesem Stadium noch ohne Bezug zur Biografie der Klientin statt.

Abbildung 19: Der Regelkreis pflegewissenschaftlichen Handelns
(aus: Böhm 1999, S. 157)

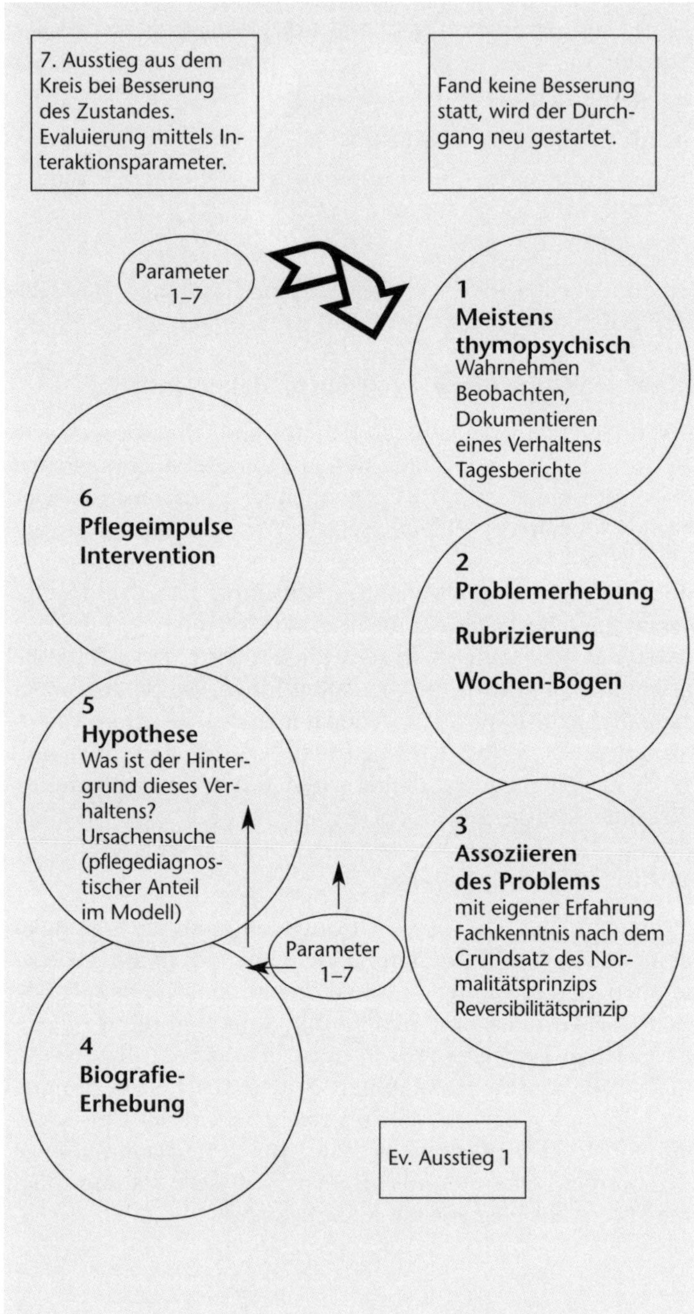

Schritt 3: Assoziieren des Problems

Die Patientin tut etwas. Sie ist starr, aggressiv oder hyperaktiv. Dieses Tun ist Ausdruck ihres Befindens; sie zeigt den Pflegenden, was sie bewegt. Die Pflegenden sollen versuchen, das Verhalten vor dem Hintergrund des biografischen Materials (Kindheit etc.) zu verstehen. „Das, was wir sehen und assoziieren, sind Reaktionen der Seele (Seelenphänomene), die meistens aufgrund von Schlüsselreizen (als Coping) konditioniert auftreten" (Böhm 1999, S. 163). Ergebnis können Assoziationen des Gesehenen mit Gefühlen, Stimmungen, Affekten oder Temperamenten sein.

Nach dem dritten Schritt ist ein Ausstieg aus dem Regelkreis möglich. Die Pflegenden verfügen aufgrund der Kenntnis der geschichtlichen Entwicklung der Patientin über Erklärungen zu ihrem Verhalten. Sie sollten in die Lage versetzt werden, diese Erkenntnisse mit den Alltagsaktivitäten der Klientin in Beziehung zu setzen und alternative Pflegeformen mit ihr zu suchen. Es ist deutlich, warum jemand etwas Bestimmtes nicht tun will (etwas Bestimmtes nicht essen will oder sich lediglich am Waschbecken waschen will etc.). Dadurch verursachte Aggressionen können im Vorhinein verhindert werden. Auch die Toleranzschwelle der Pflegenden sollte erhöht werden.

Wenn Abteilungen und Pflegende sich weiter vertiefen wollen, kommt es in der nächsten Umsetzungsphase zur fachlich-professionellen Erhebung von Daten über die Klientin durch Biografiearbeit, Hypothesenbildung und vertiefende Interpretationen.

Schritt 4: Biografieerhebung

Biografiearbeit beschäftigt sich mit der persönlichen Geschichte und ist somit ein Schlüssel zum Verständnis eines Menschen. Die Psychobiografie, die seelische Lebensgeschichte einer Person – Ereignisse, die die Klientin über einen längeren Zeitraum geprägt haben –, können durch Biografieerhebung herausgearbeitet werden. Von Bedeutung sind dabei Fragen nach

- Geburtsjahr und Geburtsort;
- Jugendzeit;
- Herkunftsfamilie und Milieu (Größe, Gefüge, Beziehungen untereinander etc.);

- Interessen und Hobbys;
- speziellen emotionalen Ereignissen in der Prägungszeit;
- späteren Beziehungen und Partnerschaften;
- Lebensschicksalen.

Will man die aktuellen Probleme mit der Biografie in Verbindung setzen, ist es nach Böhm erforderlich, die thymopsychische Biografie zu erheben. Diese besteht vorwiegend aus

- Storys (Geschichten des Lebens),
- Folkloresituationen (Volkswissen aus Aphorismen, Tragödien und Komödien etc.) und sich daraus ergebenden
- Copings (abgeleitete Bewältigungsmuster).

Schritt 5: Hypothese. Was ist der Hintergrund dieses Verhaltens?

Die Daten der vorangegangenen Schritte werden interpretiert und zur Ableitung von „hypothetischen Pflegediagnosen" genutzt, die den Status von Vermutungen haben. Zur Konkretisierung sind weitere Fragen zu stellen, etwa:

- Was fehlt?
- Was ist anders als früher?
- Was schafft Symptome wie Hoffnungslosigkeit, Angst etc.?
- Was geht der Klientin ab?
- Was behindert ihr Leben?
- Wodurch ist es zur Unlustbildung gekommen?

Daraus werden im nächsten Schritt Interventionen und Pflegeimpulse abgeleitet.

Schritt 6: Pflegeimpulse/Interventionen

Übergangspflege ist ein pflegerisch-therapeutischer Beitrag zur Entlassung der Patientin aus dem Krankenhaus in die eigene Wohnung. Ziel ist die Vermeidung von Dekompensation und Regression

Erst nach der genauen Pflegediagnostik ist das Setzen von pflegerischen Maßnahmen (Impulsen) sinnvoll. Pflegehandlungen, die sich klar aus der Dokumentation ableiten lassen, beruhen auf:

- ärztlicher Diagnose;
- Pflegeanamnese (Kontaktgespräch);
- Patientenstatus (somatisch, psychisch und sozial);
- differenzialdiagnostischem Ausgang (besonders bei der Übergangspflege von Bedeutung);
- Biografie der Patientin.

Unter differenzialdiagnostischem Ausgang versteht man einen Ausgang demenziell veränderter Klientinnen aus dem Spital oder dem Heim in die vertraute, alte Umgebung. Der Sinn besteht darin, tatsächliche Ausfälle abzuklären. Pflegende sind dabei angehalten, im Wohnmilieu einen Auslöser für das zerebrale Defizit zu suchen.

„Impulse sind Maßnahmen, die psychische Seelenpflege-Prozesse auslösen sollen. [...] Impulse sind Ausdruck eines möglichst umfassenden Pflegeverständnisses der Pflegepersonen. Das heißt, die Impulse hängen nicht zuletzt vom Ideenreichtum der Pflegeperson ab sowie von deren Fähigkeiten, ‚Besonderheiten' (= Sonderlichkeiten!) der Alten zu erkennen und zu nutzen" (Böhm 1999, S. 174).

Impulse sollen

- eine globale Verbesserung des Befindens (keine Veränderung des pathophysiologischen Status) sichern,
- eine (Re-)Aktivierung (siehe unten) bei Patientinnen mit Rückzugstendenzen aus dem sozialen Leben hervorrufen,
- eine Verringerung der Schwierigkeiten herbeiführen,
- einen symptomlindernden Prozess bei Demenz vorantreiben sowie
- ein Wiederaufleben der Altersseele ermöglichen.

Schritt 7: Neuerliches Sehen. Evaluieren

In diesem Stadium erfolgt ein neuerliches Wahrnehmen und Beobachten. Hat sich das Verhalten verändert, hat es sich verbessert, verschlechtert, ist es gleich geblieben? Ist keine Verbesserung aufgetreten, ist ein weiterer Durchgang der Thesenbildung angebracht. Der Prozess ist so lange fortzusetzen, bis der unter den gegebenen Voraussetzungen größtmögliche Erfolg erreicht ist. Realistisch gesehen wird in vielen Fällen der maximal mögliche Erfolg eine Symptomlinderung sein!

Die Durchführung von therapeutischen Gesprächen zum Zwecke der Besserung, Verminderung und Verhütung von seelischen Symptomen (Desorientiertheit, Paranoia etc.) ist Aufgabe der Pflegenden. Die daraus resultierenden pflegerischen Tätigkeiten beruhen auf einem symptomspezifischen Verhalten der Pflegenden. Die individuelle seelische Prägung der Klientin ist dabei zu berücksichtigen und in die Handlung miteinzubeziehen.

Der Begriff „Bedürfnispflege" will klarmachen, dass ein Pflegeprozess nur aufgrund von pflegerischen Diagnosen Maßnahmen rechtfertigt (vgl. Böhm 1994, S. 37)

Böhm verwendet den Begriff der Bedürfnispflege und spricht nicht von Bedürfnisbefriedigung. Der Bedürfnispflege bedarf es im Falle

- eines biologischen Abbauprozesses (als Präventivmaßnahme bei betagten Menschen) und
- eines pathologischen Abbauprozesses.

Eine Anwendung des Pflegeprozesses, die das Selbstverständnis von Pflegenden positiv beeinflusst, ist ebenso unabdingbar wie ein klar definiertes Handlungsmuster und eine exakte Strukturierung der Arbeit, damit nicht „die Verwirrten die Verwirrten verwirren" (Böhm 1994, S. 41).

6.4.4 Erreichbarkeitsstufen – Interaktionsstufen

Böhm entwickelte die Klassifikation von sieben Erreichbarkeitsstufen, die mit den Entwicklungsstufen innerhalb der Prägungszeit vergleichbar sind. Für die Begleitung von Patientinnen während ihrer Verhaltensauffälligkeit ist es von besonderer Bedeutung, das Verhalten einer der Stufen exakt zuzuordnen, um

- den Menschen auch psychisch zu erreichen,
- ihn besser zu verstehen,
- Regression zu verhindern,
- entsprechend Fördermaßnahmen anzubieten und
- (re-)aktivierend eingreifen zu können.

Die Einschätzung in den Interaktionsstufen nach Böhm zeigt, ob eine Aktivierung oder eine Reaktivierung der Klientinnen notwendig ist.

Aktivierung bedeutet die Unterstützung der Eigenverantwortlichkeit und Eigenständigkeit der Klientin durch die pflegerische Betreuung. Aktivierung setzt psychische Gesundheit voraus. Ressourcen der Patientin müssen erkannt und mobilisiert werden. Was die Patientin für sich selbst machen kann, soll sie auch selbst erledigen! Überfürsorglichkeit der Pflegenden wirkt der Aktivierung entgegen! Aktivierende Pflege sieht Böhm sowohl als Technik als auch als Ziel an.

Reaktivierung wird bei Menschen angewendet, die unter geistigem Abbau leiden. Böhm versteht darunter Impulse zur Wiederbelebung der Altersseele. Re-aktivierende Pflege unter-

Interaktionsstufen*)	I Gefühlsstörungen		II Psychomotorik		III Formale Denkstörungen		IV Inhaltliche Denkstörungen		V Gedächtnis		VI Orientierung		VII Kontaktfähigkeit	
	S	P	S	P	S	P	S	P	S	P	S	P	S	P
Aktivieren 1 Sozialisation, Resozialisation	Normal, adäquates Verhalten ❶	❶	Extra-vertiert ❶	Intro-vertiert ❶	Kognitiv ungestört ❶	Kognitiv ungestört ❶	Normal ❶	❶	Normal	❶	Ungestört		Ungestört	
Re-Aktivieren 2 Mutterwitz (je Region)	Neigt zu Euphorie ❷	Traurig, verstimmt ❷	Eher beweglich ❷	Eher unbeweglich ❷	Ersatzhandlungen, Scheinanpassungen ❷	Auffas. u. Anpas. an neue Situationen ❷	Wahnstimmung	❷	Erste Beschwerden über Vergesslichkeit ❷		Leicht unsicher ❷		Gut, wenn die individuelle Prägung berücksichtigt wird ❷	
Re-Aktivieren 3 Seelische, soziale Grundbedürfnisse Normalitätsprinzip 1900–1925	Fordernd, maßlos, manisch ❸	Ängstlich, klagend, jammernd ❸	Motorisch unruhig, gespannt ❸	Still, steif ❸	Flucht aus Realität, Rückgriff auf Bewältigungsverhalten aus der guten alten Zeit ❸	Flucht aus Realität, Rückgriff auf Bewältigungsverhalten aus der guten alten Zeit ❸	Querulantische Wahnstimmung ❸	Hypochondrische Wahnstimmung ❸	Die subjektiven Beschwerden über Vergesslichkeit nehmen zu, z. B. verlegte Gegenstände, leichte Wortfindungsstörungen usw. ❸	❸	❸ Orientierungsstörungen vor allem nachts ❸	Unsicher, sucht Hilfe ❸	Bestimmt selbst, wann er/sie Kontakt haben möchte	Neigt eher dazu, Kontakte zu vermeiden
Re-Aktivieren 4 Prägung, Ich-Wichtigkeit (Aphorismen, Sprüche der Region; Arbeiter, Bürger etc.) Was macht mich wichtig? Was erregt mich?	Läppisch, mürrisch, übertrieben optimistisch ❹	Starkes Misstrauen, übertrieben pessimistisch ❹	Übertrieben affektiert, theatralisch ❹	Ausdruckslos, rigide ❹	Kritikunfähig, konfabulierend ❹	Urteilsunfähig, klebrig ❹	Ungerechtfertigte Todesangst ❹	Krankheitswahn ❹	Störungen des Kurzzeitgedächtnisses, Konzentrationsprobleme, Wortfindungsstörungen, verläuft sich in fremder Umgebung ❹		Entweder zeitlich oder örtlich oder persönlich desorientiert ❹	❹ ❹	Kommt von selbst, wenn es langweilig wird	Lässt passiv Kontakt zu
Re-Aktivieren 5 Pathologische Denkweise (höhere, niedrige Antriebe)	Kritiklos, ungehemmt emotional unruhig ❺	Schuldgefühle, stark problematisierend ❺	Pathologische Antriebssteigerung, starke Unruhe ❺	Pathologische Antriebsminderung, Zähflüssigkeit ❺	Denkvermehrung ❺ ❺	Denkverarmung ❺	Schuldwahn und Versündigungswahn ❺		Wchtige Informationen, z. B. Name der Enkel, eigene Schule usw. gehen verloren, zunehmende Desorientierung ❺ ❺	❺	Desorientiert auf zwei Ebenen		Bevorzugt Kontakte mit Extravertierten	Bevorzugt Kontakt mit Intrrovertierten
Re-Aktivieren 6 Intuition (Aberglaube, Religion, Volks- und Brauchtum)	Stark euphorisch, Fluchttendenz, Freiheitsdrang, verbal aggressiv ❻	Stark uneinsichtig, Verarmungsideen, hoffnungslos ❻	Entwickelt nonverbale Signalsprache ❻	Wort- und Sprachlosigkeit ❻	Ideenflucht, Akalkulie ❻	Denkhemmung ❻	Delirianter Wahn ❻	Vergiftungswahn ❻	Name der engsten Bezugsperson kann nicht mehr erinnert werden, autobiografische Erinnerungen nur noch bruchstückhaft, Langzeitgedächtnis schwer gestört ❻		Desorientiert auf drei Ebenen ❻		Nur noch nonverbale Kontaktmöglichkeiten, Daheimgefühl, Signalsprache ❻	
Re-Aktivieren 7 Urkommunikation, Elan vital Niedere Antriebe	Manisch, Zornmanie ❼	Suizide, depressiv ❼	Produziert sinnlosen Wortsalat ❼	Kaum noch Lebenszeichen, Stupor ❼	Denken nicht mehr möglich ❼	Somnolenz ❼	Delirium, Verwirrtheit ❼	❼	Alle Gedächtnisfunktionen sind vollkommen zerstört ❼	❼	Nicht mehr erreichbar, versteht die Welt nicht mehr		Urkommunikativ bis Ablehnung, Willenlosigkeit	

*) auch Erreichbarkeitsstufen oder Abbaustufen genannt

S = sympathikoton, P = parasympathikoton

Abbildung 20: Psychogeriatrische Einschätzung – Interaktionsstufen nach Erwin Böhm

(aus: Böhm 1999, S. 182 f.)

scheidet sich von aktivierender Pflege: Die Seele ist zu „reanimieren", und zwar vor jedem weiteren somatischen Aktivierungsschritt. Dies kann nur mittels Biografiearbeit und einer genauen Pflegediagnostik geschehen. Es werden dabei gezielt Motive, Copings und Triebe eingesetzt.

Stufe 1: (Re-)Sozialisation

Stufe 1 entspricht der Erwachsenenstufe. Unter Sozialisation ist ein lebenslanges Lernen zu verstehen, das dazu dient, sich kontinuierlich in der Gesellschaft zu behaupten. Ist eine Anpassung an die Umwelt nicht mehr möglich, wird der Mensch auffällig. Das Bild seiner Person passt nicht mehr in das Hier und Jetzt. Will man der Klientin auf dieser Stufe begegnen, so müssen Pflegende herausfinden, welche Prägungen durch Familie und Umgebung (primäre Sozialisation), durch Kindergarten und Schule (sekundäre Sozialisation) und durch das Berufsleben (tertiäre Sozialisation) stattgefunden haben. Der Klientin auf der Sozialisationsstufe zu begegnen, in der sie sich gerade befindet (und die in ihrem Verhalten sichtbar ist), schafft Vertrauen und Sicherheit, denn „Sozialisationsakte sind eingespielte, immer widerkehrende Muster" (Böhm 1999, S. 184). Sind Patientinnen auf dieser Stufe nicht zu erreichen, versucht man, auf der zweiten Stufe Kontakt herzustellen.

Stufe 2: Mutterwitz

Die Stufe 2 entspricht der Entwicklungsstufe von Jugendlichen. Böhm verwendet für Mutterwitz auch die Begriffe „Schmäh", „Gag" oder „angeborener Humor". Humor wird als therapeutisches Element eingesetzt. Sich in der Sprache der jeweiligen Klientin auszudrücken, ist wichtig für ein wechselseitiges Verständnis: Professionelle Fachsprache ist ebenso verfehlt, wie in Hochdeutsch zu kommunizieren, wenn es sich um eine Patientin handelt, die in ihrem Leben ausschließlich Dialekt gesprochen hat. Es stellen sich damit hohe Ansprüche an die Pflegenden und an das Management, das Pflegende in diesem Sinne einsetzen soll.

Stufe 3: Seelisch-soziale Grundbedürfnisse

In den Stufen 1 und 2 versteht die Klientin das gesprochene Wort der Pflegenden. In einem solchen Fall kann mit aktivierender Pflege betreut werden. Weitet sich die Demenz aus, fällt die Klientin in eine tiefere Schicht der Erinnerung zurück. Ab der Stufe 3, die einem Lebensalter von 6–12 Jahren entspricht, kann dann nur mehr mittels reaktivierender Pflege „wiederbelebt“ werden.

Stufe 4: Prägungen

Diese Stufe entspricht ungefähr dem 3.–6. Lebensjahr. Das, was einem Kind in diesem Alter zugemutet werden kann, können die betreuenden Personen auch der Patientin zumuten. Hier setzen psychoanalytische und lerntheoretische Erklärungsversuche ein. Prägungen sind erlernte, sich wiederholende, eingespielte Verhaltensnormen. Sie umfassen Rituale, die uns Sicherheit vermitteln, und sind je nach Generation unterschiedlich.

Stufe 5: Höhere (An-)Triebe

Stufe 5 entspricht ebenfalls der Altersstufe von 3–6 Jahren. Lebenssinngebung kann auf unterschiedlichen Triebniveaus stattfinden. Die Reaktivierung vor allem seelischer Triebe wie der Triebe nach Geltung, Schönheit und Macht spielen in diesem Stadium eine Rolle. Fördern durch Fordern lautet das Motto. Beispielsweise kann dies durch ein Mitgestalten der Pflege erfolgen. Die Reaktionen der Patientinnen signalisieren der Pflegeperson, ob die Anforderungen den Fähigkeiten der Klientin gerecht werden und somit zielführend sind.

Stufe 6: Intuition

Die Stufe 6 entspricht der Stufe zwischen Säugling und Kleinkind. Anale und orale Phase sind von großer Bedeutung. Die Fähigkeiten des rationalen und analytischen Denkens sind verloren gegangen. Dennoch kann die Patientin ihre Situation erfassen. Sie erlebt sich selbst und ihre Umwelt aber intuitiv und kann ihre Erlebnisse nicht mehr reflektieren. Intuition, die Fähigkeit, sich in Menschen und Situationen hineinzuversetzen, wird zur wichtigen Methode der Pflege.

Stufe 7: Urkommunikation

Die emotionale Erreichbarkeit entspricht jener auf der Stufe des Säuglings. Auch die körperlichen Möglichkeiten sind auf dieses Stadium beschränkt. „Die Basisstimulierung ist ‚geschichtlich‘

zu sehen, es ist ein großer Unterschied, ob ein Säugling in eine optimistische oder pessimistische Familienstruktur hineingewachsen ist" (Böhm 1999, S. 192). Die Patientin kann auf die Ausstrahlung der pflegenden Person positiv reagieren, wenn diese ihr vertraut erscheint. Die Pflege ist hier aufgefordert, bewusst psychische Anreize durch verstärken Einsatz der Psychomotorik zu bieten.

6.4.5 Einordnung der Theorie

Erwin Böhm spricht von seiner Theorie als von einem ergebnisorientierten Modell oder einem psychobiografischen Pflegemodell. Ich selbst würde es aufgrund der Breite des Ansatzes und der gesetzten Schwerpunkte als systemorientiertes Kommunikationsmodell bezeichnen.

6.4.6 Exemplarische Umsetzung eines Praxisbeispiels

Prozessbeschreibung auf der Basis einer Pflegearbeit mit Schwerpunkt reaktivierender Pflege (bearbeitet von Alfred Höller, Pflegeberater):

Fr. R. (in weiterer Folge R.) ist seit ca. sechs Wochen Bewohnerin eines Pflegeheimes.

Beschreibung des Verlaufsprozesses des Eintritts von R. ins Pflegeheim: R. wurde vor ca. sieben Wochen von einer ihrer beiden Töchter in der Wohnung am Boden liegend vorgefunden. Da R. über massive Schmerzen im Bereich der Hüfte klagte, verständigte die Tochter die Rettung, die sie ins Krankenhaus einlieferte. Nach einer Röntgenaufnahme stellte sich heraus, dass es sich „lediglich" um eine Prellung der Hüfte handelte.

Das Problem, das R.s Situation jedoch im Krankenhaus zu dominieren begann, war eine akute Desorientiertheit speziell in örtlicher Hinsicht. Durch Gespräche mit den beiden Töchtern konnte in Erfahrung gebracht werden, dass R. in der letzten Zeit schon öfter (nach Aussage der Töchter mindestens fünfmal im letzten Monat) gestürzt war. Die Töchter sahen sich in der Folge mit der Betreuungsaufgabe ihrer Mutter überfordert. Diese Überforderung war letztendlich auch der entscheidende Grund, warum R. ins Pflegeheim transferiert wurde.

Kurze Beschreibung des Verhaltens von R. im Pflegeheim seit der Aufnahme vor ca. sechs Wochen: Die örtliche Desorientiertheit, die schon im Krankenhaus beschrieben wurde, verbesserte sich (siehe unten).

Der Pflegedokumentation konnte ich entnehmen, dass R. nur nach mehrmaliger Aufforderung durch Pflegepersonen dazu zu bewegen war, am Morgen aufzustehen. Das gleiche Verhalten ist von den Pflegepersonen auch bei den Aktivitäten Waschen und Kleiden dokumentiert.

Am ersten Tag meiner Pflegearbeit mit R. bestätigte sich das dokumentierte Verhalten. Neben den Pflegeleistungen im Zusammenhang mit dem Aufstehen, der Körperpflege und dem Ankleiden war am frühen Vormittag auch die Begleitung (Führung) von R. zu einem bestimmten Stuhl im Gang der Station Teil der Betreuung. Durch den Transfer vom Zimmer auf diesen Stuhl im Gang konnte ich eine Ressource im Bereich der örtlichen Orientierungsfähigkeit beobachten: Nachdem sich die Pflegeperson von R. verabschiedet hatte und sich wieder einer anderen Arbeit zuwendete, stand R. auf und ging zielgerichtet zurück in ihr Zimmer, um sich dort in ihr Bett zu legen.

Um eine Zufälligkeit ihrer Handlung auszuschließen, wollte ich wissen, ob R. dies auch ein zweites Mal in der oben beschriebenen Form tun würde. Nach ca. einer halben Stunde bat ich sie, aufzustehen und mit mir auf den Gang zu ihrem Stuhl zu gehen. R. kam meiner Bitte nach, ließ sich beim Aufstehen aus dem Bett helfen und folgte mir. Beim Stuhl angekommen, verabschiedete ich mich und ging ins Dienstzimmer, von dem ich beobachten konnte, wie sich R. weiter verhielt. Ich konnte beobachten, wie sie nach ca. fünf Minuten aus dem Sessel aufstand, in ihr Zimmer ging und sich wieder in ihr Bett legte. Weiters konnte ich sehen, dass R. auf ihrem Weg kein einziges Mal in Sturzgefahr geriet.

Hypothesenformulierung, aufgebaut auf meine Beobachtungen: Wenn R. die Fähigkeit besitzt, den Weg vom Stuhl auf dem Gang zurück in ihr Zimmer und dort in ihr Bett zu finden (= Neuzeitgedächtnisleistung), dann besitzt sie auch die Fähigkeit, sich in dem Gemeindebau zurechtzufinden, in dem sie seit 62 Jahren wohnt.

- Wenn R. orientiert ist, sinkt das Sturzrisiko, weil
  - Desorientiertheit Angst macht,

- Angst die Desorientiertheit steigert,
- eine (gesteigerte) Desorientiertheit unsicher macht,
- Unsicherheit das Verletzungs-Sturzrisiko steigert und
- der Betroffenen den Zugriff auf den Einsatz vorhandener Ressourcen verwehrt – im Fall von R. auf Ressourcen im Bereich ihrer Mobilität.

- Wenn R. in ihrer Wohnung die beschriebenen notwendigen Rahmenbedingungen vorfindet, wird es ihr möglich sein, ihre Mobilitätsressourcen zu reaktivieren.

Maßnahme zur Hypothesenbestätigung: Als Maßnahme wählte ich den differenzialdiagnostischen Ausgang. Da die beiden Töchter für den weiteren Betreuungsverlauf von R. eine wesentliche Rolle spielen sollten, bat ich sie, teilzunehmen. Eine der beiden Töchter konnte meiner Bitte nachkommen.

Beobachtungen während des differenzialdiagnostischen Ausganges, den ich in Begleitung zweier Pflegepersonen der Station durchführte:

- R. beginnt bereits einige hundert Meter vor Erreichen des Einganges der Wohnhausanlage mit der Wegbeschreibung als Hilfestellung für den Chauffeur des Wagens.
- R. geht mit dem Rollator vom Gehsteig vor der Wohnhausanlage zur Stiege, über die man ihre Wohnung im 3. Stock erreicht.
- R. ruft den Lift und fährt mit diesem in den 3. Stock.
- R. öffnet die Lifttüre, lässt den Rollator im Lift zurück, geht zielgerichtet zur Wohnungstüre, sperrt diese selbstständig auf und betritt ihre Wohnung.
- R. lädt uns ein, in die Wohnung zu kommen.
- R. geht in das Wohnzimmer, bittet uns, ihr nachzukommen, und bietet uns einen Platz an.
- Da es in der Wohnung kühl ist, steht R. nach kurzer Zeit auf, geht vom Wohnzimmer ins Schlafzimmer, öffnet den Kasten, nimmt sich daraus eine Weste und zieht sie an.
- R. schließt die Kastentüre und kommt zurück ins Wohnzimmer, um sich wieder zu uns zu setzen.

Während des beschriebenen Ablaufes ist R. kein einziges Mal in Sturzgefahr. Da ein Sturz jedoch nie ausgeschlossen werden kann und bei R. mit hoher Wahrscheinlichkeit auch wieder passieren wird, möchte ich wissen, ob sie es schafft, auf dem Boden liegend wieder aufzustehen. Um dies abzuklären, lege ich R. nach ihrer Einwilligung flach auf den Boden und ersuche sie, ohne Hilfe aufzustehen. Sie kann dabei alle für sie erreichbaren Hilfsmittel zum Einsatz bringen. R. dreht sich aus der Seitenlage in die Bauchlage und richtet sich so auf, dass sie auf allen Vieren am Boden krabbeln kann. Nun krabbelt sie zu einem in der Ecke des Wohnzimmers stehenden Schemel, stützt sich ab, steht auf und geht zurück zu dem Sessel, von dem aus der Versuch gestartet wurde.

Alle Anwesenden sprechen R. ihre Anerkennung aus und freuen sich mit ihr. Die Tochter ist von der Leistungsfähigkeit und Leistungsbereitschaft ihrer Mutter so überrascht, dass sie vor Freude zu weinen beginnt.

Ergebnis: R. kann in ihrer Wohnung das Verletzungsrisiko auf einem Niveau halten, das es der Tochter erlaubt, einer Rückführung in die Wohnung zuzustimmen.

Geleistete Reaktivierungspflege: Schaffung von Rahmenbedingungen, unter denen R. die Reaktivierung notwendiger Ressourcen zur Steigerung der Mobilität und Wiedererlangung der Orientierung gelingen.

Im Detail:

- Die Pflegeperson versucht, durch die Rückkehr in die Wohnung bei R. Emotionen auszulösen und R. ein Milieu zu schaffen, in dem sie einen Sinn in der Anstrengung erkennen kann. Viktor Frankl betrachtet den Willen zum Sinn als Energiequelle unseres Tuns.
- Für R. ist es offensichtlich sinnvoll, auf der Station so viel Energie zu entfalten, dass sie wieder ins Bett gelangen kann.
- Für R. ist es auf der Station nicht sinnvoll, Energie in das Aufstehen, Waschen und Kleiden zu investieren.
- In dem Moment, in dem sie uns bittet, in die Wohnung zu kommen und Platz zu nehmen, reaktiviert R. die Frau, die kompetent den Haushalt führt und sich zurechtfindet.
- Sie reaktiviert die Frau, die den Sinn der Anstrengung, in die Wohnung zu gelangen, sich in der Wohnung zu bewegen und dort vom Boden aufzustehen, erkennen kann.

- Sie reaktiviert die Frau, die eine Persönlichkeit ist, die ihr Leben bis jetzt gemeistert hat und unter den gegebenen Rahmenbedingungen auch wieder meistern kann.

6.4.7 Analyse des Modells anhand der Kriterien von Cormack und Reynolds

- Ist das Modell so beschrieben, dass es von den Pflegepraktikerinnen zweifelsfrei verstanden werden kann?

Böhm sieht die Pflege als mit vielen Defiziten behaftet. Pflegende, die seine Arbeiten lesen, mögen sich durch seine oft provozierende und wertende Sprache angegriffen fühlen. Es besteht auch die Gefahr, die Ausführungen Böhms missverständlich zu interpretieren. Begriffe wie Mutterwitz, Urkommunikation oder sekundäre Sozialisation werden in seinem Modell nicht einheitlich verwendet; bisweilen werden „Slangausdrücke" bzw. umgangssprachliche Wörter den Begriffen gleichgesetzt. So wird z. B. der Mutterwitz auch als „Gag" oder „Schmäh" bezeichnet. Böhms Abhandlungen wirken durch das Einbringen vieler eigener Erfahrungen, gepaart mit Gedanken zu Geschichte und Philosophie, oft unstrukturiert und schwer nachvollziehbar.

So wie ein Verstehen der (verwirrten) Patientin aus ihrer Biografie heraus notwendig ist, wird das Modell besser verständlich, wenn der Kontext, in dem dieses Modell gereift ist, erkannt wird.

- Ist der Anwendungsbereich des Modells klar umrissen?

Böhms Modell bezieht sich klar auf die alte Klientin/Patientin, die von altersbedingten oder auch pathologischen kognitiven Abbauprozessen betroffen ist. Das Erhalten bzw. Wiederfinden der Altersseele ist das oberste Anliegen.

Die Anwendung des Modells verlangt große persönliche Reife und großes Reflexionsvermögen der Pflegenden. Finden wir Personen mit solchen Eigenschaften überhaupt vor? Sind die heute Pflegenden fähig, Defizite kommunikativer und persönlicher Art überhaupt in der Weise zu bearbeiten, wie sie das Modell vorgibt?

- Stellt das Modell eine Annäherung an die spezifischen Bedürfnisse der Pflege und der Pflegenden dar?

Böhm zeigt mögliche Wege der Identifizierung mit den Bedürfnissen der Klientinnen auf. Vorausgesetzt wird allerdings, dass die Pflegeperson in der Lage und willens ist, sich in der Sprache der Klientin auszudrücken. Da die persönlichen Verhaltensmuster und die Möglichkeiten, das Verhalten anderer zu verstehen, das Ergebnis individueller Sozialisationsprozesse sind, können Personen, die ähnlich sozialisiert sind, einander leichter verstehen und hilfreich unter die Arme greifen als solche, die unterschiedlich sozialisiert wurden (und eine andere Sprache sprechen, auch wenn diese Deutsch ist). Aufgrund von Böhms Ausführungen können die Bedürfnisse von Pflegenden und Gepflegten gut nachvollzogen werden.

- Basiert das Modell auf einer (wissenschaftlich) getesteten und akzeptierten Grundlage?

Böhm bezeichnet sein Modell als pflegewissenschaftliche Systemtheorie. „Das heißt, daß ich mich [...] nicht mit der Grundsatznomenklatur der Pflegewissenschaften beschäftigen werde, sondern ein fertiges, in die Praxis umsetzbares Ergebnis [...] vorstellen möchte“ (Böhm 1999, S. 18). Er betont, dass wissenschaftliche Aussagen über ein Lebenswerk niemals absolute Gesetze sein können (Böhm 1994).

Böhm legt Wert darauf, Elemente seines Modells (z. B. warum bestimmte Diagnosen gestellt werden) erforscht zu haben. Allerdings gibt es keine nachvollziehbaren Angaben zur Methodik. Sicherlich hat er viele Erklärungen aus seinem reichen Erfahrungsschatz, der auf einer genauen Beobachtungsgabe beruht, logisch abgeleitet. Eine wirkliche wissenschaftliche Fundierung phänomenologisch-hermeneutischer oder positivistischer Art ist jedoch nicht zu erkennen. Böhm betont selbst, dass er als Laie nicht primär der Wissenschaft verpflichtet sei (Böhm, 1999, S. 58).

- Ist das Modell valide und reliabel?

Das Modell hat sich in der Praxis bewährt. Das zeigen die vielen aus dem Heim in die eigene Wohnumgebung entlassenen Patientinnen. Validität und Reliabilität können also unterstellt werden.

- Lässt sich das Modell auf einen anderen Kulturkreis übertragen?

Grundsätzlich kann die Frage mit „ja“ beantwortet werden, wenn angenommen wird, dass der Ablauf der Persönlichkeitsentwicklung in verschiedenen Kulturen vergleichbar ist. Es sollte allerdings geklärt werden, welche Pflegekultur in den einzelnen Kulturkreisen herrscht und ob die Belebung der Altersseele ähnlich stattfinden kann.

- Liefert das Modell einen Rahmen für die Pflegediagnostik?

Ja. Allerdings müssen sich die Pflegenden diesen Rahmen selbst erarbeiten. Es müssen auch die strukturellen Voraussetzungen geschaffen werden, die ein Diagnostizieren nach Böhm erlauben. Das Management ist gefordert, dies durch Personal- und Organisationsentwicklung für die Zukunft zu ermöglichen.

- Befähigt das Modell zur Ableitung geeigneter Interventionen zur Optimierung des Gesundheitszustandes?

Das Modell befähigt, abhängig vom Ausmaß der Ressourcen der Klientin, den Gesundheitszustand zu optimieren.

- Definiert das Modell den gewünschten Outcome einer Intervention?

Der Outcome ist schwer zu benennen. Wie kann sich die Wiederbelebung der Altersseele wirklich belegen lassen? Viele Outcome-Komponenten sind subjektiv. Diese gilt es, in Zukunft im Sinne der besseren Transparenz von Pflegeleistung zu objektivieren und zu operationalisieren. Allerdings wird sich die Gesellschaft auch daran gewöhnen müssen, dass sich nicht jeder spürbare Betreuungserfolg in Zahlen ausdrücken lässt.

- Entspricht das Modell allgemeingültigen ethischen Richtlinien?

Böhm sieht Ethik im Zusammenhang mit der Berufsausübung. Er glaubt, dass sich in einem nachchristlichen Zeitalter die Sinnfrage neu stelle. Es sei notwendig, durch eine veränderte Berufsidentität neuen „Sinn" zu gestalten. Die Durchführung von Pflegediagnosen, die heute ohnehin vorgeschriebenen ist, sowie die Überleitungspflege würden Sinn in der Arbeit entstehen lassen. Böhm appelliert, eine neue Haltung in der Ethik einzunehmen und falsch verstandene Rituale über Bord zu werfen.

6.5 Das Konzept der Gefühlsarbeit nach Silvia Neumann-Ponesch und Alfred Höller

Kurzbiografie Silvia Neumann-Ponesch

Die gebürtige Bregenzerin, diplomierte Gesundheits- und Krankenpflegerin, Soziologin, Gesundheits- und Pflegemanagerin sowie Pflegepädagogin ist seit 2003 nach ihrer Tätigkeit als Pflegedienstleiterin und Leiterin der Gesundheits- und Krankenpflegeschule am Rudolfinerhaus in Wien als hauptberuflich Lehrende an der Fachhochschule Oberösterreich tätig. Dort leitet sie verschiedene Lehrgänge und engagiert sich insbesondere in der Entwicklung von Advanced Nursing Practice in Österreich.

Kurzbiografie Alfred Höller

Der gebürtige Wiener Neustädter, diplomierte Gesundheits- und Krankenpfleger, Pflegepädagoge und Praxisanleiter arbeitete vor seiner Emeritierung als selbstständiger Pflegeberater. Er engagierte sich insbesondere für die Etablierung der im Modell von Erwin Böhm beschriebenen Sichtweisen und Konzeptansätze in der Pflege.

6.5.1 Theoretischer Ansatz (in Auszügen)

Die Grundlage für die vorliegende Arbeit ist die Betrachtung von Pflege als Fürsorgeberuf. Das Konzept setzt bei der Überzeugung an, dass ohne Mitwirkung bzw. Eigenwirkung der Klientinnen keine gelungene Pflegearbeit geleistet werden kann. Diese Mitwirkung, hervorgerufen durch ein Verständnis der Umstände, was gesund hält und krank macht, kann nach Überzeugung der Theoretikerinnen neben einer intellektuellen Leistung der Klientin nur durch Vertrauensarbeit mit den betreuenden Personen hergestellt werden.

> Gefühlsarbeit beschreibt eine Haltung und einen Weg, wie Pflegende und Betreuende durch gelungene Beziehungsarbeit Ressourcen aller am Pflegeprozess Beteiligten mobilisieren.

Gefühlsarbeit an Klientinnen und Patientinnen wurde von jeher durchgeführt. Diese Arbeit hatte weder Namen noch Bewertung und war lange Zeit unsichtbar, und das ist sie großteils noch immer. Um der Gefühlsarbeit eine Sprache zu verleihen und sie greifbar zu machen, wurde die Entwicklung dieser Konzeption ins Leben gerufen. Gefühlsarbeit ist nur dann Teil der pflegerischen Arbeit, wenn sie institutionell nachweisbar ist und als gelebtes Wertemanagement ausgewiesen werden kann, so Strauss (1980). Gefühlsarbeit ist heute in vielen Bereichen wichtiger denn je, denn:

- Verzicht auf Gefühlsarbeit kann aufseiten der Klientinnen und Patientinnen zu Fehlleistungen mit Konsequenzen wie Verletzung der Privatsphäre, Erniedrigung, dem Gefühl, wie ein Objekt behandelt zu werden, oder auch zu früherem Tod führen (vgl. Lankers et al. 2010).
- Verzicht auf Gefühlsarbeit kann aufseiten der Pflegenden zur emotionalen Abstumpfung bis zum Burn-out führen.
- Oberflächlichkeit, Institutionsorientierung und Funktionalität hemmen ein Wahrgenommensein als Mensch.
- Ökonomischer Druck forciert die Konzentration der Pflege auf Körperlichkeiten.
- Die Konzentration auf Körperlichkeiten beschränkt die Wahrnehmung der vielfältigen Kompetenzen der Pflegenden bei allen Beteiligten.
- Der Innovationsschub setzt einseitige Akzente: Hightech anstatt Hightouch.
- Pflegende in Ausbildung und Praxis werden mit ihrer eigenen Verwirrung der Gefühle und jener der Klientinnen und Patientinnen alleine gelassen.
- Arbeit ist ohne Kooperation der Klientinnen und Patientinnen nicht erfolgreich zu verrichten.
- Der Erhalt oder die Wiederherstellung der Ressourcen und des Wohlbefindens bedürfen des Vertrauens in sich selbst und in das Pflege- und Betreuungsumfeld.
- Der medizinischen Arbeit wird Priorität eingeräumt. Deshalb findet Gefühlsarbeit, wenn überhaupt, ad hoc, ungeplant und unbewusst statt.

Die Autorinnen verstehen unter Gefühlsarbeit einen bewussten, gesteuerten Einsatz von Gefühlen in der Gegenwart mit dem Ziel, die Ursachen von auftretenden Irritationen im Pflegekontext zu identifizieren, zu interpretieren und gemeinsam mit den Patientinnen, Klientinnen, Bewohnerinnen zu bearbeiten (vgl.

Neumann-Ponesch/Höller 2010). Die Konzeption der Gefühlsarbeit dient sowohl der Klientin als auch den Mitarbeiterinnen der Organisation und verfolgt die Ziele, Freude und Sinnstiftung in der Pflege und durch die Pflege zu gewährleisten, die Würde des Menschen zu erhalten, das Empowerment (das Gefühl, befähigt bzw. fähig zu sein) zu stärken, die Sichtbarkeit und Bewertbarkeit von Gefühlsarbeit als „klassische" Arbeit darzustellen, die Qualitätssicherung durch Hightouch als Wertmerkmal einer Organisation herauszuarbeiten und vor allem den Phänomenen Langeweile, Einsamkeit, Identifikationsverlust, Desorientierung, Autonomieverlust und dem „Losigkeitssyndrom" (Hilflosigkeit, Sinnlosigkeit, Ausweglosigkeit, Wertlosigkeit, Gefühllosigkeit ...) präventiv entgegenzutreten. Das Konzept der Gefühlsarbeit findet Erklärungen in der Neurobiologie und ergänzt und verhilft den verschiedenen Fürsorge- und Interaktionstheorien beispielsweise von Erikson (1966), Martinsen (1989), Travelbee (1964), Benner und Wrubel (1986), Watsar (1979), Paterson/Zderad (1976) oder Peplau (1952) zu einer praktischen Umsetzung.

Das Konzept beinhaltet sieben Thesen, in denen sich die acht Prinzipien der Konzeption widerspiegeln.

Prinzipien der Gefühlsarbeit

1. Gegenwartsorientierung
2. Authentizitätsprinzip
3. Normalitätsprinzip/Individualitätsprinzip
4. Bedingungslosigkeit
5. Ressourcenorientierung
6. Prinzip der Freiwilligkeit
7. Dienstleistungsprinzip
8. Prinzip der Geschichtslosigkeit

Die **Gegenwartsorientierung** besagt, dass wir in der Gegenwart agieren, weil Gefühle in der Gegenwart wahrgenommen werden. Pflege und Betreuung wird im Hier und Jetzt geleistet.

Das **Authentizitätsprinzip** ist gekennzeichnet von der Prägung, die sowohl der Professional als auch die Klientin zeigen. Jeder Mensch lebt jene Identität, die ihn als Mensch formt. Nichtauthentisches Verhalten birgt die Gefahr von „Ersatzgefühlen" in sich. Dies kann dann der Fall sein, wenn Professionals verinnerlicht haben, dass sie im Betreuungsprozess keine Person als Person ablehnen dürfen. Wenn das Ersatzgefühl „enttarnt“ wird, wird das Vorspielen von Gefühlen deutlich. Dadurch können beim Gegenüber tiefe Enttäuschung und Vertrauensverlust hervorgerufen werden. Gefühle wie das der Wertlosigkeit finden dadurch Bestätigung.

Das **Normalitätsprinzip/Individualitätsprinzip** bringt zum Ausdruck, was für einen Menschen normal ist. Jede Person bringt ihre „Normalität“ individuell zum Ausdruck.

Das **Prinzip der Bedingungslosigkeit** macht ein „Erreichen“ unseres Gegenübers zu jedem Zeitpunkt in jeder Situation möglich. Denn unser Gegenüber spürt, dass wir es so akzeptieren, wie es ist. Das Gegenüber braucht sich für den Beziehungsaufbau mit dem Professional nicht zu verändern. Der Professional akzeptiert den Menschen so, wie er ist. Damit kann ein Ziel immer erreicht werden: „da zu sein“.

Ressourcenorientierung heißt: Die Gefühle eines Menschen sind in jedem Pflege- und Betreuungskontext eine Ressource.

Das **Prinzip der Freiwilligkeit** bedeutet, dass positive Gefühle nicht auf Knopfdruck hergestellt werden können. Es muss auch ein Nein zum Einsatz von Gefühlen und zur eigenen Ressourcenschonung möglich gemacht werden und zulässig sein.

Im **Dienstleistungsprinzip** sehen die Professionals die vorangegangenen Prinzipien als Dienstleistung am Menschen und als Arbeit mit dem Menschen an. Damit wird auch die Professionalität der Pflegenden unterstrichen. Das Dienstleistungsprinzip ist allgegenwärtig.

Das Prinzip der **Geschichtslosigkeit** besagt, dass jede Erstbegegnung die Chance einer unvoreingenommenen Begegnung ermöglicht, die den Weg zur Gefühlsarbeit vorbereitet.

Thesen der Gefühlsarbeit

These 1: Jede Irritation ist ein Zeichen.
These 2: Wir können jedem Menschen auf der Gefühlsebene begegnen.
These 3: Gefühlsarbeit ist keine Selbstverständlichkeit!
These 4: Gefühlsarbeit braucht ein Geben und Nehmen!

These 5: Gefühlsarbeit braucht eine fundierte Reflexionsfähigkeit und hohe Sensitivität der Pflegenden!
These 6: Gefühlsarbeit birgt die Chance einer Befindens- und Verhaltensänderung.
These 7: Gefühlsarbeit hat keine Kostensteigerung zur Folge.

Die erste These – **Jede Irritation ist ein Zeichen** – besagt, dass Irritationen Aufträge an die Pflegenden sind, nach Gründen der Irritation zu suchen und Handlungen zu setzen. Solche Irritationen können in einem Rückzugsverhalten der Klientin, in Aggression, in einer Verweigerung der Mithilfe bei der Pflege oder in einer plötzlichen Inkontinenz sichtbar werden. Ein Ignorieren der Irritation kann entweder zu ihrer Verstärkung, zum Rückzug aus der Umwelt oder zum Vertrauensverlust führen.

Die zweite These – **Wir können jedem Menschen auf der Gefühlsebene begegnen** – drückt in unserer Begegnung mit anderen eine für alle zu identifizierende Haltung (Gefühle) über Körperhaltung, Sprache oder Tonfall aus. In dieser These erlangen die Prinzipien der Authentizität und der Geschichtslosigkeit besondere Bedeutung.

Die dritte These – **Gefühlsarbeit ist *keine* Selbstverständlichkeit** – weist auf die enorme persönliche Arbeit im Gefühlsprozess hin, die nicht von jeder Pflegenden geleistet werden kann und geleistet werden mag: „Die innere Diskrepanz zwischen dem, was nicht gefühlt und gezeigt werden darf (Ekel, Abscheu, Zorn) und dem, was gezeigt werden soll (Freundlichkeit und Zuwendung), macht eine erhebliche Arbeit an den eigenen Gefühlen notwendig.“ (Bischoff-Wanner 2002, S. 61) Und weiter: „Weder der Patient noch das Pflegepersonal können sich die Beziehung aussuchen“ (ebd.). Diese Aussage teilen die Theoretikerinnen nicht, denn dieser Ausspruch widerspricht dem Prinzip der Authentizität. Würde ich Beziehungsarbeit leisten müssen, ohne zu wollen, wäre ich meiner Klientin gegenüber nicht authentisch. Goffmann (2005) unterstreicht, ein Akteur könne zwar in einer bestimmten Situation seinen Gefühlsausdruck regulieren, nicht aber seine wirklichen Gefühle! In dieser These kommt insbesondere das Prinzip der Freiwilligkeit zum Einsatz.

Die These des **Gebens und Nehmens** besagt, dass Gefühlsarbeit nicht geleistet werden kann, ohne dass nicht auch die Pflegeperson etwas von sich „hergibt"! Das Erzählen gegenseitiger Geschichten ist eine beliebte Möglichkeit, sich gegenseitig zu „beschenken".

Die fünfte These – **Gefühlsarbeit braucht fundierte Reflexionsfähigkeit und hohe Sensitivität der Pflegenden** – weist auf die Notwendigkeit hohen Reflexionsvermögens der Pflegenden bzw. eines Arbeitsumfeldes, in dem Reflexion institutionalisiert und hochgeschätzt wird, hin. Sollten diese Umstände nicht gegeben sein, kann ohne „Gefühlsintervention in der Organisation" Gefühlsarbeit an und mit der Klientin nicht zum Einsatz kommen, weil die organisatorischen und emotionalen „Fühler" degeneriert sind. Das Prinzip der Bedingungslosigkeit ist besonders an diese These geknüpft.

Die sechste These lautet: **Gefühlsarbeit birgt die Chance einer Befindens- und Verhaltensänderung.** Werden Irritationen nicht weiter verfolgt, heißt das, das Phänomen hinter der Irritation zu ignorieren und der Klientin keine Möglichkeiten einer Bearbeitung anzubieten. Das Normalitäts-/Individualitätsprinzip ist häufiger Begleiter dieser These.

Die siebte These – **Gefühlsarbeit hat keine Kostensteigerung zur Folge** – unterstreicht Gefühlsarbeit als eine generelle Haltung der Pflegenden ihren Klientinnen gegenüber. Gefühlsarbeit ist bewusste Arbeit, die nicht zwingend eigener Zeitressourcen bedarf. Das Prinzip der Ressourcenorientierung kommt hier zum Tragen.

6.5.2 Aufgabe der Pflege

Gefühlsarbeit ist die wichtige Voraussetzung für die Ermöglichung von „Nichtgefühlsarbeit".

Gefühlsarbeit ist mess- und bewertbar und reicht von einer ungeplanten, aber bewussten Einzelmaßnahme bis zu einem Maßnahmenkonvolut im Rahmen eines geplanten Gefühlsprozesses. Pflegende haben die Aufgabe, sich gefühlsmäßig zu öffnen und der gegenseitigen empathischen Beziehung eine Chance für Vertrauen und Tiefe zu geben. Die Aufgaben sind in einem Gefühlsprozess definiert, der sich aus verschiedenen Modulen zusammensetzt. Die Anordnung der Module hängt von der jeweiligen Gefühlssituation ab. In einer komplexen Situation kommen alle Module zum Einsatz, in einer weniger komplexen Situation nur wenige. Allerdings besteht die Verpflichtung, zu begründen, warum die betreffenden Module im Rahmen des Gefühlsprozesses nicht zum Einsatz kommen.

Der Gefühlsprozess besteht aus Modulen, deren Anordnung je nach Fall individuell erfolgt.

Der Gefühlsprozess
Modul „Erkennen der Ressourcen/Auffälligkeiten"
Modul „Formulierung einer Gefühlsdiagnose"
Modul „Bewertung der Gefühlsdiagnose durch die Bewohnerin"
Modul „Setzen einer Betreuungshandlung/Anwendung von Gefühlsarbeit"
Modul „Formulierung des/eines gemeinsamen Pflege-/Betreuungszieles und Festlegen des Outcomes"
Modul „Bewertung des Outcomes durch die Bewohnerin"
Modul „Bewertung des Outcomes durch den Professional"
Modul „Regelmäßiges Messen des Outcomes und gemeinsames Abgleichen der Zielsetzung"

Dem Gefühlsprozess geht immer eine identifizierte Irritation voraus. Die Irritation kann von der Organisation oder von der Klientin ausgelöst werden. Ressourcen und Auffälligkeiten sind für alle Betroffenen immer im Gefühlsprozess abzuleiten. Dasselbe gilt für die Gefühlsdiagnosen, die beispielsweise lauten können:

- Rollenverlust
- Rückzug, Gefahr der sozialen Isolation
- Unfähigkeit, in gewissen Situationen die eigene Widersprüchlichkeit zu erkennen
- Angst vor kindlicher Behandlung
- Angst, nicht ernst genommen zu werden
- Zurückhaltung in der Meinungsäußerung

- (Un-)Vermögen, Anschluss an die Gemeinde zu finden
- Sich-nicht-einfinden-Wollen/Können in eine neue Wohnumgebung

Aus Erfahrung lässt sich sagen, dass sich hinter den auf den ersten Blick abgeleiteten Diagnosen häufig eine wesentlich existenziellere Diagnose verbirgt: die Gefahr des Identitätsverlusts.

Das Setzen einer Betreuungshandlung in Form von Gefühlsarbeit kann sich ausdrücken in Identitätsarbeit, in Trostarbeit, in Ablenkungsarbeit, in Abschiedsarbeit, in Da-Seins-Arbeit oder in Fassungsarbeit. Gefühlsarbeit ist dabei ein gegenseitiges Geben und Nehmen!

Das Konzept ist als ein kontinuierlicher Prozess angelegt. Näheres zur Methodik siehe Neumann-Ponesch/Höller (2011).

6.5.3 Ergebnisse

Jede Diagnose, so auch die Gefühlsdiagnose, sollte ein (schriftlich festgehaltenes) Ergebnis nach sich ziehen. Da Gefühlsdiagnosen sowohl selten identifiziert als auch kaum in den verwendeten Diagnoseklassifikationssystemen zu finden sind, müssen sowohl Gefühlsdiagnosen als auch deren Wirkung in einem gesonderten Schritt festgehalten werden. Die Wirkung von Gefühlsarbeit bezieht sich ebenso auf Patientinnen, Klientinnen, Bewohnerinnen wie auch auf die Pflegekraft und auf ein Team. Sich an den Prinzipien der Gefühlsarbeit orientierend, könnten die Autorinnen in der Entwicklung des Konzepts immer Wirkung erzielen. Die Ergebnisse können folgendermaßen lauten:

- ein Weg aus der Hilflosigkeit ist aufgezeigt;
- das Aggressionspotenzial hat sich verringert;
- die Bewohnerin trifft wieder selbstständige Entscheidungen;
- die Bewohnerin nimmt bei sich wahr, wenn sie in das Muster einer Kranken fällt;
- das Team gibt Stigmatisierungen von Bewohnerin xy auf.

6.5.4 Analyse des Konzepts anhand der Kriterien von Cormack und Reynolds

- Ist das Konzept so beschrieben, dass es von den Pflegepraktikerinnen zweifelsfrei verstanden werden kann?

Das Konzept kann dann verstanden werden, wenn die Anwenderinnen sich auf „Gefühle" einlassen und bereit und fähig sind, sich selbst zu reflektieren.

- Ist der Anwendungsbereich des Konzepts klar umrissen?

Das Konzept ist bei orientierten oder leicht verwirrten Klientinnen vielfach erprobt. Es gibt zurzeit keine Erfahrung mit Kindern und mit zerebral stark beeinträchtigten Personen. Die Autorinnen gehen aber davon aus, dass jeder Mensch über Gefühle erreichbar ist.

- Stellt das Konzept eine Annäherung an die spezifischen Bedürfnisse der Pflege und der Pflegenden dar?

Das Konzept bemüht sich um die Wiedererlangung oder Aufrechterhaltung der Würde und der Identität des Menschen, unabhängig davon, in welcher Rolle die Menschen zum Pflegeprozess stehen.

- Basiert das Konzept auf einer (wissenschaftlich) getesteten und akzeptierten Grundlage?

Das Konzept ist ein dynamischer, induktiv und iterativ entwickelter Prozess, der sich über die Methodik der Aktionsforschung definiert. Die Ergebnisse der Gefühlsarbeit werden im Zuge dieses Prozesses immer wieder bestätigt.

- Ist das Konzept valide und reliabel?

Um diese Frage zu beantworten, bedarf es zusätzlicher Forschungsarbeit. Die Aufzeichnungen der Forscherin und des Forschers lassen erkennen, dass das Konzept in der Praxis von den Betreuten gut angenommen wird und dass damit Pflegeziele erreicht werden. Das Konzept ist praxistauglich!

- Lässt sich das Konzept auf einen anderen Kulturkreis übertragen?

Ob sich das Modell auf einen anderen Kulturkreis übertragen lässt, dazu gibt es beim derzeitigen Status quo keine Erfahrungen.

- Liefert das Konzept einen Rahmen für die Pflegediagnostik?

Das Konzept der Gefühlsarbeit hat die Pflegediagnostik als Bestandteil integriert. Diagnostik ist ein iterativer Prozess, der von Pflegenden und Betreuenden als Rahmen für die Gepflegten dargeboten wird. Der Prozess des Diagnostizierens ist im Konzept erläutert. Eine Diagnose gilt dann als bestätigt, wenn die Klientin im Laufe des Gefühlsprozesses die Diagnose direkt oder indirekt bestätigt und/oder wenn das Pflegeziel erreicht ist.

- Befähigt das Konzept zur Ableitung geeigneter Interventionen zur Optimierung des Gesundheitszustandes?

Ob eine Intervention als geeignet betrachtet wird, hängt von der Möglichkeit und der Art des Beziehungsaufbaus zwischen zwei Menschen ab. Dementsprechend kann und will das Konzept keine exakt beschriebenen Interventionen vorgeben.

- Definiert das Konzept den gewünschten Outcome einer Intervention?

Die Festlegung eines Outcomes und dessen Evaluierung ist bei einem längeren „Gefühlsprozess" eine conditio sine qua non.

- Entspricht das Konzept allgemeingültigen ethischen Richtlinien?

Durch die festgeschriebenen Prinzipien ist ein ethisch-moralischer Umgang mit der Klientin vorgezeichnet.

Konkrete Beispiele zur Gefühlsarbeit entnehmen Sie Neumann-Ponesch und Höller (2010).

6.6 Das Konzept „Bewältigung" für Unfallverletzte am Universitätsspital in Zürich nach Josi Bühlmann

Kurzbiografie

Die bereits emeritierte Josi Bühlmann war als diplomierte Pflegefachfrau sowie als Leiterin der Pflege des Schweizer Roten Kreuzes (SRK) viele Jahre in verschiedenen Bereichen der direkten Pflege sowie im Management tätig.

Seit 1994 ist Bühlmann Pflegeexpertin HöFa II im Universitätsspital Zürich am Zentrum für Entwicklung und Forschung in der Pflege. Ihre Aufgaben liegen sowohl im wissenschaftlichen wie auch im klinischen Bereich der Unfall- und plastischen Chirurgie.

6.6.1 Theoretischer Ansatz

Das nun vorgestellte Konzept, das als normative Theorie oder Praxistheorie gelten kann, ist an dem integrierten Pflegemodell von Käppeli ausgerichtet. Das Konzept der Bewältigung kommt heute in den Kliniken der Unfall- und plastischen Chirurgie zur Anwendung und wurde ursprünglich von der Pflegeleiterin dieser Klinik an das ZEPF (Zentrum für Entwicklung und Forschung in der Pflege) in Auftrag gegeben. Die Entwicklung wurde aus der Praxis initiiert. Die Pflegenden stellten Josi Bühlmann nach dem Abschluss einer Veranstaltung Fragen dazu, ob Pflegende Unfallverletzte in ihrem Bewältigungsprozess unterstützen können. Diese Fragen mündeten schließlich in einen Entwicklungs- und Forschungsauftrag. Josi Bühlmann war die Projektleiterin und hat die Ergebnisse und Erfahrungen in ihrem Buch „Ein Unfall ist passiert: Pflegende unterstützen Unfallverletzte im Bewältigungsprozess" (2009) erläutert. Bühlmann nannte die Entwicklung des Konzepts „ein geglücktes Zusammenspiel zwischen Wissenschaft und Praxis"; sie ist das Ergebnis eines gelungenen Zusammenwirkens von Theorie und Praxis.

6.6.2 Pflegerische Unterstützung in der Unfallbewältigung – ein Praxiskonzept aus dem Universitätsspital Zürich[1]

Hintergrund

Während der Akutphase sind Pflegende den Unfallverletzten physisch und psychisch sehr nahe. Sie erleben mit, was der Unfall bei den Patientinnen bewirkt, was diese dabei belastet und wie sie ihre Situation bewältigen. Das Thema Bewältigung lässt sich somit aus der Pflege von Unfallverletzten nicht ausschließen, Bewältigung „findet immer statt". Jedoch lässt sich die Unterstützung bei der Bewältigung mehr oder weniger als pflegerische Aufgabe wahrnehmen – und sie lässt sich mehr oder weniger professionell gestalten.

Die pflegerische Fachliteratur zum Thema Bewältigung geht vorwiegend von chronischer Erkrankung aus. Der Bewältigungs-

[1] Der folgende Text entstammt auszugsweise der Publikation von Bühlmann (2009).

prozess von Unfallverletzten ist jedoch anders geprägt, u. a. auch durch die Möglichkeit einer psychischen Traumatisierung. Diese Feststellung haben wir im Leitungsteam der Kliniken Unfallchirurgie und Plastische Chirurgie (85 Betten) am Universitätsspital Zürich (USZ) bereits vor einigen Jahren gemacht. Dies war mit ein Grund dafür, dass wir uns anhand einer Studie mit dem Erleben von unfallverletzten Menschen und deren pflegerischer Unterstützung befassten. In der Folge bearbeiteten wir zusammen mit den Pflegenden das Thema kontinuierlich weiter. 2004 haben wir in einem internen Konzept festgelegt, was wir unter dem Begriff „pflegerische Unterstützung bei der Unfallbewältigung" verstehen. Wir entwickelten theoriegeleitete Assessments und Interventionen, bildeten alle Pflegenden weiter und unterstützten sie bei der Umsetzung im Alltag.

In den Jahren 2006/2007 überprüften wir die Qualität der pflegerischen Unterstützung bei der Unfallbewältigung. Dabei analysierten wir zwölf Patientensituationen mittels Patienteninterviews, unterzogen die Pflegedokumentation einer Analyse, führten Reflexionsgespräche mit den Pflegenden und sichteten die aktuelle Literatur. Dadurch konnten wir zunehmend breite Erfahrung und ein fundiertes Fachwissen entwickeln. Im Folgenden sind ein paar Auszüge aus dem Konzept vorgestellt.

Bewältigung eines Unfalls – theoretische Grundlagen

Nach einem Unfall müssen sowohl die Unfallverletzten wie auch die Angehörigen verschiedene Probleme und Veränderungen bewältigen. Die Patientinnen befinden sich in einer Ausnahmesituation und sind psychisch sehr verletzlich. Der Unfall hat ihnen den sicheren Boden unter den Füßen entzogen. Sie wurden unvermittelt aus ihrem Alltag herausgerissen und stehen vor vielfältigen körperlichen und psychischen Herausforderungen und/oder Problemen. Zudem sind sie vielleicht durch das Unfallereignis psychisch traumatisiert und die Traumaverarbeitung kommt als zusätzliche Belastung hinzu.

Selbstkonzept: Bildet sich aufgrund genetischer Veranlagungen und gemachter Erfahrungen und beeinflusst das Selbstwertgefühl, das Verständnis von den Dingen und der Welt und prägt auch die persönlichen Anliegen, Fähigkeit und Gewohnheiten der Person. Synonyme: Selbstbild, das Selbst

In wiederholten Durchgängen bewerten die Unfallverletzten die Auswirkungen des Unfalls auf ihr Leben. Diese Bewertungen erfolgen bewusst oder unbewusst und werden maßgeblich durch das Selbstkonzept der Betroffenen gesteuert. Dabei fassen die Verletzten eine kurz-, mittel- oder längerfristige Zeitspanne ins Auge und bewerten für sich persönlich die Situation als unbedeutend, herausfordernd, belastend oder bedrohlich. Das Re-

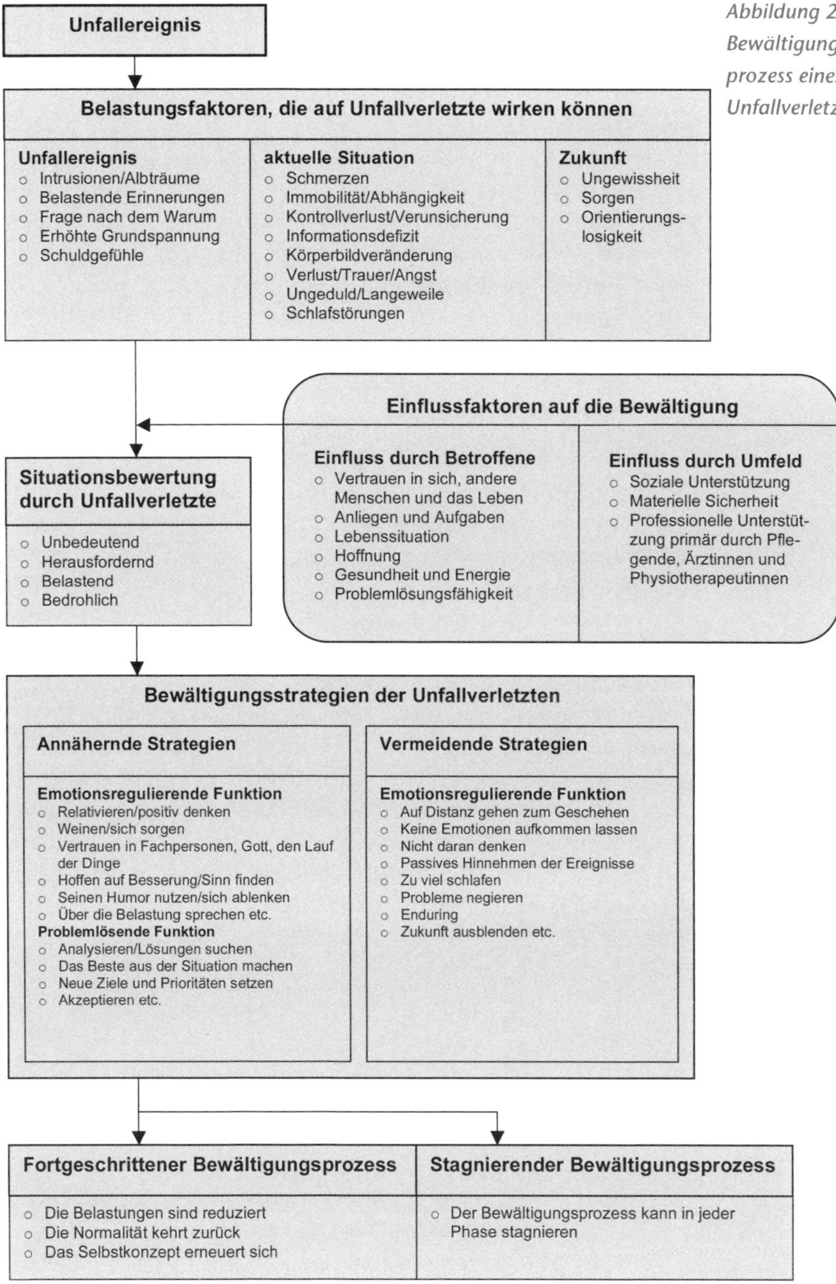

Abbildung 21: Bewältigungsprozess eines Unfallverletzten

sultat dieser subjektiven Bewertung ist im Bewältigungsprozess von zentraler Bedeutung.

Die subjektive Bewertung steht in einem engen Zusammenhang mit den verfügbaren personalen Bewältigungsressourcen sowie den Ressourcen des privaten und professionellen Umfeldes. Die Bewertung der Situation durch die Unfallverletzten steht somit nicht in Verbindung zur objektiven Schwere der Unfallfolgen, sondern hängt vor allem mit deren persönlichen Voraussetzungen und Umständen zusammen. So können sich z. B. Patientinnen mit objektiv gesehen kleinen Verletzungen sehr bedroht fühlen, und anderseits können Patientinnen mit schweren Verletzungen ihre Situation als schwierig und trotzdem handhabbar einschätzen.

Mit den ihnen eigenen Bewältigungsstrategien versuchen die Unfallverletzten, die durch den Unfall verursachten Belastungen zu meistern. Mittels annähernden Bewältigungsstrategien lassen sie sich ein auf ihre Gefühle (z. B. Trauer, Wut), auftauchende Fragen (z. B.: Wie und weshalb konnte dies nur geschehen?) und das Suchen von Lösungen (z. B. die Situation analysieren, Anpassungen in ihrer Lebenswelt vornehmen). Dieses Sich-Einlassen kann sehr schmerzhaft sein und viel psychische Kraft erfordern. Erweist sich – bewusst oder unbewusst – die Belastung als zu groß, versuchen die Betroffenen, sich vor Überforderung zu schützen; mittels vermeidender Strategien weichen sie den Problemen aus oder halten sie auf Distanz (z. B. durch Verdrängen, passives Geschehenlassen). Oftmals wechseln Unfallverletzte zwischen annähernden und vermeidenden Strategien, um sich so Schritt für Schritt an das Unausweichliche heranzutasten.

Pflegerische Unterstützung bei der Unfallbewältigung

Pflegende verfügen über professionelle Möglichkeiten, um die Unfallverletzten in ihrem Bewältigungsprozess hilfreich zu unterstützen. Diese Professionalität zeigt sich in einer Haltung von Engagement und Fürsorge sowie durch theoriegeleitetes, erfahrungsgestütztes und reflektiertes Handeln.

Pflegende, die sich für das psychische Wohlergehen der Unfallverletzten engagieren, wissen, wie komplex die zu leistende Bewältigungsarbeit für Unfallverletzte ist. Sie nehmen wahr, was die Patientinnen beschäftigt und bewegt. Sie beachten, wie diese mit ihren Gefühlen und der veränderten Situation umgehen und schenken der patienteneigenen Betrachtungsweise Aufmerksamkeit.

Professionell arbeitende Pflegende stützen die von der Unfallverletzten eingesetzten Bewältigungsstrategien – es sei denn, ihr Verhalten schadet ihrer Gesundheit. Sie nehmen die subjektive Bewertung der Situation durch die Unfallverletzte wahr und schätzen aufgrund dessen ein, ob die Situation für sie handhabbar oder eher belastend bis bedrohlich ist. Erweist sich die Situation als handhabbar, reichen ihre Bewältigungsressourcen voraussichtlich aus. Erweist sich die Situation als belastend oder bedrohlich, bedarf die Verletzte der besonderen Unterstützung durch die Pflegenden.

Die Gestaltung der Pflege orientiert sich am Pflegeprozess mithilfe der im Folgenden aufgeführten Instrumente.

Pflegeassessment Unfallbewältigung

Um Unfallverletzte in deren Bewältigungsarbeit unterstützen zu können, benötigen die Pflegenden bestimmte Informationen. Diese werden mittels spezifischer Assessments erfasst, wie:

- Basisassessment Unfallbewältigung: bei jeder Unfallverletzten durchzuführen;
- Fokusassessments: durchzuführen, wenn sich der Bedarf ergibt:
  - Fokusassessment Selbstkonzept/soziales Umfeld;
  - Fokusassessment psychisches Trauma;
  - Fokusassessment psychische Belastung.

Die verschiedenen Fokusassessements sind angebracht, wenn ein hoher Unterstützungsbedarf in den Aktivitäten des täglichen Lebens besteht, die Situation für die Unfallverletzte belastend bis bedrohlich ist oder wenn Hinweise auf eine psychische Traumatisierung vorliegen.

Beispiel: Fokusassessment psychisches Trauma

Begründung: Das frühzeitige Erfassen der Symptome ermöglicht gezielte Unterstützung und günstigen Einfluss auf den Heilungsprozess nach einem psychischen Trauma.

- Werden Sie von Erinnerungen in Form von Bildern, Geräuschen, Gerüchen „überfallen“ (Fachbegriff: Intrusionen)?
- Haben Sie Albträume?
- Vermeiden Sie Gedanken an das Ereignis oder vermeiden Sie Situationen oder Dinge, die Sie daran erinnern?
- Hat sich seit dem Unfall Ihre Schlafqualität/Konzentration verschlechtert?
- Erleben Sie sich als besonders schreckhaft/reizbar?
- Empfinden Sie sich in Ihren Gefühlen als ungewohnt dumpf/interesselos?
- Wie belastend sind diese Symptome für Sie?

Pflegediagnosen

Verschiedene Pflegediagnosen können im Bewältigungsprozess nach einem Unfall relevant sein, so z. B. Angst und Furcht, Hoffnungslosigkeit, Körperbildstörung, Machtlosigkeit, posttraumatisches Syndrom, Ungewissheit, existenzielle Verzweiflung.

Gewünschtes Pflegeergebnis

Im Anschluss an das Stellen der Pflegediagnosen geht es im Rahmen des Pflegeprozesses darum, festzulegen, welche Pflegeergebnisse wünschenswert sind, so z. B. dass die Bewältigungsfähigkeit gestärkt, der Heilungsprozess nach dem psychischen Trauma günstig beeinflusst und die psychische Belastung reduziert werden oder dass seelisch schmerzhafte Übergänge ertragen werden können.

Pflegeinterventionen

Professionelle Interventionen zur Unterstützung der Unfallbewältigung können u. a. in den folgenden Bereichen liegen:

- die Bewältigungsfähigkeit stärken in der Absicht, die persönliche Art und Weise, mit der Situation umzugehen, sowie das Vertrauen in die eigenen Fähigkeiten zu stärken;
- die Verarbeitung der Traumaerfahrung unterstützen in der Absicht, den Verlauf des Trauma-Heilungsprozesses günstig zu beeinflussen;

- die psychische Belastung durch die Bearbeitung von Ursachen wie auch durch die Stärken der Unfallverletzten reduzieren;
- seelisch schmerzhafte Übergänge begleiten in der Absicht, in anhaltend schwerwiegenden Situationen zu helfen, das Weiterleben auszuhalten sowie die aufgezwungenen Veränderungen in das Selbstkonzept und die Lebenswelt zu integrieren.

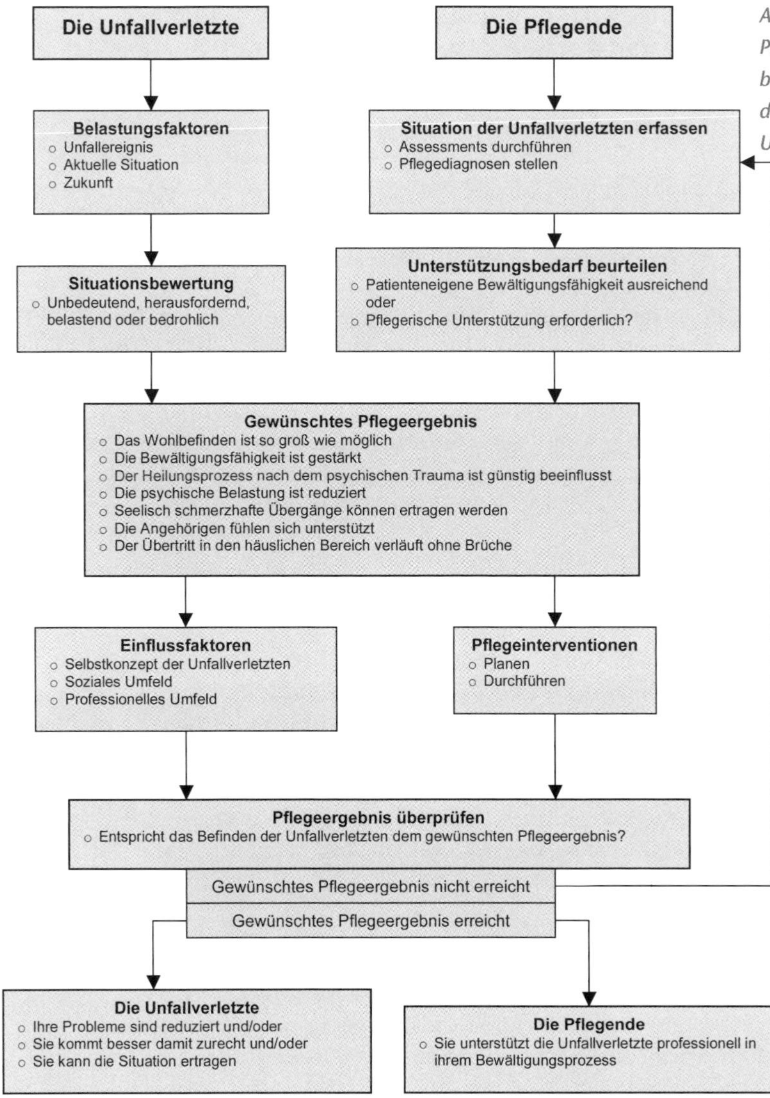

Abbildung 22: Prozess der Unfallbewältigung und der pflegerischen Unterstützung

Nachfolgend einige Beispiele für Interventionen zur Unterstützung der Verarbeitung einer traumatischen Erfahrung:

- Informieren über den „normalen“ und meistens günstigen Verlauf der Traumaverarbeitung;
- dem Gesprächsbedürfnis entsprechen, z. B. nicht zu Erzählungen drängen, jedoch die Bereitschaft zum Zuhören spüren lassen oder evtl. nachfragen, was geschehen ist und so die Verarbeitung in Gang bringen;
- Hilfestellung geben, z. B. wohlwollend unterstützen, ohne dabei Gefühle der Hilflosigkeit zu verstärken/auszulösen;
- eine psychiatrische Fachperson zuziehen bei anhaltendem Leiden unter den Folgen der Traumatisierung oder bei ausbleibender Rückbildung derselben.

Evaluieren der Pflegeergebnisse

Anhand der gewünschten Pflegeergebnisse überprüfen die Pflegenden, ob sich die Unfallverletzte gut unterstützt fühlt und ob die eingeleiteten Interventionen Erleichterung bringen. Die pflegerische Unterstützung der Unfallbewältigung erfüllt ihren Auftrag, wenn sich die Patientin in der Bewältigung des Unfalls und dessen Folgen gut unterstützt fühlt und die psychische Belastung erträglich ist und/oder sich zurückbildet.

Praktische Umsetzung

Am Universitätsspital Zürich werden neu eintretende Pflegende der Kliniken für Unfall- und plastische Chirurgie geschult und die Teams von Pflegeexpertinnen begleitet, mittels Fallbesprechungen oder beratend in speziellen Situationen. Zudem werden pro Abteilung zwei Pflegende speziell gefördert, um als Ressourcenperson zu fungieren. Sie wirken als Vorbilder und unterstützen ihre Kolleginnen im Alltag. Bezugspflege begünstigt die pflegerische Unterstützung der Bewältigung.

Die heute vielerorts angesagte Verknappung der Ressourcen stellt eine Erschwernis dar, um die Pflege auf der Basis dieser professionellen Inhalte entsprechend zu gestalten. Mögen trotzdem viele Unfallverletzte – vor allem die schwer Betroffenen – erfahren, dass Pflegende sie als kompetente und verlässliche Partnerinnen und Partner auf dem Weg zurück ins Leben begleiten.

6.7 Modellvorhaben „Entlastungsprogramm Demenz (EDe)"[2]

Dieses vorgestellte Modellvorhaben ist ein Beispiel für ein Praxisentwicklungsprojekt, in dem Theorie- und Entwicklungsarbeit, praktisches Agieren und Evaluation Hand in Hand gehen. Die beteiligten Akteurinnen unterliegen dabei einem ständigen Austausch- und Lernprozess.

Es gilt als gesichertes Wissen, dass pflegende Angehörige allgemein und jene von Demenzkranken speziell hohen Belastungen ausgesetzt sind. Diese führen bei vielen Familienangehörigen beispielsweise zu Einschränkungen der Beziehungen, zur Verschlechterung des eigenen physischen und psychischen Wohlbefindens sowie zu finanziellen Schwierigkeiten. Leistungen zur Verringerung der Belastungen erreichen häufig nicht die Leistungserbringer. Informationsabhängige, bürokratische, persönliche oder räumliche Gründe sind in der Literatur ausreichend beschrieben.

Das Projekt wurde unter der Verantwortung der Parisozial-gemeinnützigen Gesellschaft für paritätische Sozialdienste mbH im Kreis Minden-Lübbecke und des Deutschen Instituts für angewandte Pflegeforschung e.V., Köln, durchgeführt. Die Vorbereitung und die erfolgreiche Umsetzung sind den vielen teilnehmenden Familien, dem Netzwerk ambulante Dienste, den Gesundheitsberaterinnen, den beteiligten Pflegekassen und deren medizinischen Diensten, den Begutachtungs- und Beratungsstellen sowie den vielen miteinbezogenen Anbieterinnen von Unterstützungsleistungen zu danken.

---

[2] Dieser Abschnitt ist eine Zusammenfassung des Abschlussberichts des Projektträgers und der wissenschaftlichen Begleitung, EDe – Entlastungsprogramm bei Demenz. „Optimierung der Unterstützung für Demenzerkrankte und ihre Angehörigen im Kreis Minden-Lübbecke mit besonderer Berücksichtigung pflegepräventiver Ansätze". Parisozial-gemeinnützige Gesellschaft für paritätische Sozialdienst GmbH im Kreis Minden-Lübbecke: Hartmut Emme von der Ahe, Sinja Henriker Meyer. Deutsches Institut für angewandte Pflegeforschung e.V., Köln: Frank Weidner, Ursula Lang, Michael Isfort.

6.7.1 Ziel des Modellvorhabens

Ziel des Modellvorhabens war die Entwicklung eines Programms für die optimierte Unterstützung von Demenzkranken und deren Angehörigen sowie eine Weiterentwicklung der deutschen Pflegeversicherung nach § 8 Abs. 3 SGB XI. Präventionsmaßnahmen kommen bei den Betroffenen und deren Angehörigen – wenn überhaupt – immer zu spät zur Anwendung. Diese Tatsache wird in vielen Studien bestätigt. Ziel des Projekts ist es, der Prävention verstärkt Aufmerksamkeit zu schenken. Im Weiteren sollen

- das Verständnis von Prävention als ein Zusammenspiel vieler Akteurinnen,
- das Verständnis von Beratertätigkeit und
- das Verständnis für den organisatorischen Rahmen zur Zielerreichung
- durch praxisnahe Theoriebildung gefördert werden.

Durch ein Ineinandergreifen von Struktur- und Prozesskomponenten ist das anvisierte Ergebnis zu erreichen.

6.7.2 Theoretischer Hintergrund des Modellvorhabens

Der Theoriebegriff hat einen handlungstheoretischen Bezug mit starker Reflexionsausrichtung. Als handlungstheoretisches Fundament wird die Theorie von Orem zugrunde gelegt. Als weitere theoretische Bezüge galten der Professionalisierungsansatz von Weidner, der sich auf die Arbeiten von Oevermann (1999) stützt, sowie die Theorie der systemischen Beratung. Durch die vielfältigen theoretischen Ansätze sollten passende Wege gefunden werden, die sich im Alltag umsetzen lassen.

Von großer Bedeutung sind die Gesundheitsberaterinnen, deren Aufgabe es ist, zwischen dem Alltagshandeln der einzelnen Personen und dem professionellen Wissen und Handeln zu vermitteln. Dabei ist die Anwendung von Regelwissen für die komplexen Pflegesituationen Demenzkranker oft nicht ausreichend. Es braucht ein hermeneutisches Verstehen des Falles, durch das sich die besondere Situation der Erkrankten und das Beziehungsgeflecht um die Erkrankte erst mit der Zeit für die Professionistinnen erschließt. Dieses Fallverstehen in den Beratungsgesprächen gelebt, setzt Flexibilität in der Planung und Betreuung der Klientinnen voraus. Das bedeutet auch, dass eine vollständige Standardisierung der Betreuungssituationen nicht möglich ist und Lösungen für die Betroffenen individuell von Fall zu Fall (durch hermeneutisches Verstehen) anzubieten sind. Um diesen Ansprüchen gerecht zu werden, sind im Sinne der systemischen Beratung möglichst alle für ein Problem relevanten Faktoren zu berücksichtigen und möglichst alle Personen, die vom Problem betroffen sind, miteinzubeziehen. Im Rahmen der systemischen Methode bedeutet dies auch, die Verhaltens- und Beziehungsmuster der Gesundheitsberaterinnen im Gesamtgeschehen zu verdeutlichen, zu bewerten und mögliche Handlungen daraus abzuleiten bzw. zu erweitern sowie ihre Ressourcen verstärkt zu mobilisieren.

6.7.3 Die Methodik des Modellvorhabens

Beim Projekt „Entlastungsprogramm bei Demenz“ handelt es sich um ein Entwicklungsprojekt mit Aktionsforschungscharakter. Wie im Ziel des Modellvorhabens genannt, waren im Zuge der Methodik die Entwicklung der Struktur-, Prozess- und Ergebniskomponenten von Bedeutung (siehe Abb. 23), die wie folgt kurz beschrieben werden:

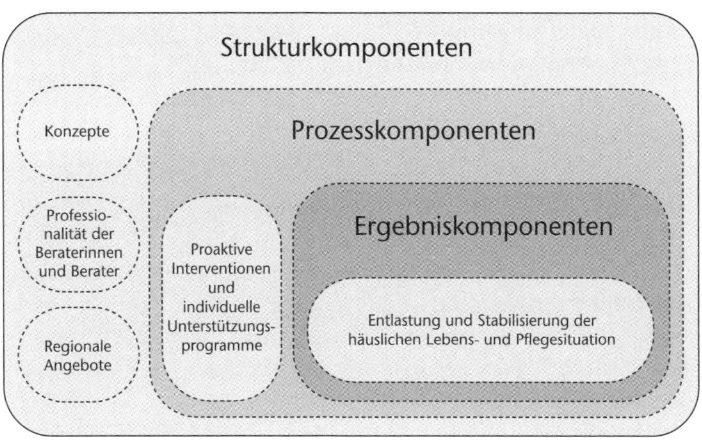

Abbildung 23: Struktur-, Prozess- und Ergebniskomponenten im Modellprojekt EDe

(Abschlussbericht EDe, www.dip.de, 264)

Ich möchte im Folgenden verstärkt auf die Strukturkomponente eingehen, aus der ich exemplarisch das Beispiel „Multidimensionales Assessment" und „Schulungskonzept: Mit Altersverwirrtheit umgehen" darstelle (Weiteres siehe Endbericht EDe).

Im Bereich **Struktur** sind die folgenden Konzepte wissenschaftlich erarbeitet worden:

- Multidimensionales Assessment BIZA-D-M
- Systemisch-lösungsorientiertes Beratungskonzept
- Fallkonferenzenkonzept
- Qualifizierungskonzept „Gesundheitsberaterinnen"
- Schulungskonzept „Mit Altersverwirrtheit umgehen"
- Regionale Angebote wie bspw. häusliche Pflege, Entlastung durch freiwillige Helferinnen, betreuter Urlaub, technische Beratung u. dgl.

Multidimensionales Assessment

Die Entwicklung des Assessments durchlief folgende Phasen:

1. Auswahl des Assessmentinstruments und der einzusetzenden Skalen;
2. Umsetzung in die EDV-Version;
3. Anwendung des elektronischen Verfahrens im Assessmentgespräch mit Protokoll;
4. Quantitative und qualitative Evaluation der Ergebnisse;
5. Adaptierung/Neukonzeption des Instruments (Streichungen und Ergänzungen);
6. Umsetzung in eine veränderte EDV-Version.

Ad 1: Auswahl des Assessmentinstruments

Die Kriterien für die Auswahl eines Assessmentinstruments lauteten: Multidimensionalität, Zielgruppenspezifität, Wissenschaftlichkeit, Beratungsrelevanz, Veränderungssensitivität, Lizenzfreiheit und Praktikabilität. Nach umfassender Sichtung von 13 in die nähere Auswahl gelangten Assessmentinstrumenten fiel die Entscheidung auf das evidenzbasierte standardisierte Verfahren des „Berliner Inventars zur Angehörigenbelastung – Demenz (BIZA-D)" von Zank et al. (2006), im aktuell dargestellten Projekt BIZA-D-M genannt (M als Abkürzung für die Stadt Minden). Folgende Haupt- und Subskalen kamen zum Einsatz:

Tabelle 17: Die Im Projekt eingesetzten Haupt- und Subskalen des BIZA-D-M

	Hauptskala	Subskalen
1	Belastung durch praktische Betreuungsaufgaben	Basale Betreuungsaufgaben Erweiterte Betreuungsaufgaben Erinnern, motivieren, anleiten Unterstützung bei der Kontaktpflege Emotionale Unterstützung Beaufsichtigen
2	Belastung durch Verhaltens- und Persönlichkeitsveränderungen der Patientin	Persönliche Vernachlässigung Kognitive Einbußen Aggressivität, Widerstand Depressivität Spätsymptomatik Verwirrtes, desorientiertes Verhalten Persönlichkeitsveränderungen und Veränderungen in der Beziehung zur Patientin
3	Belastung durch Schwierigkeiten und Einschränkungen	Persönliche Einschränkungen Mangelnde soziale Anerkennung Umgang mit Behörden Negative Bewertung der eigenen Pflegeleistung
4	Finanzen und Beruf	Finanzen Beruf
5	Familie und Partnerschaft	Familie und Partnerschaft
6	Aggression	
7	Gute Seiten der Pflege	
8	Bewältigungsmöglichkeiten	
9	Seelische Befindlichkeit	

Ad 2: Umsetzung in die EDV-Version

Mittels der EDV-Version konnten die Daten ebenso standardisiert eingegeben und kontinuierlich ausgewertet werden.

Ad 3/ad 4: Anwendung und Evaluation

Der Einsatz des Assessmentinstruments war hinsichtlich zweier Fragestellungen von Bedeutung:

- Welche verschiedenen Aspekte von Belastungen erfahren Angehörige?
- Welches Ausmaß erlangen diese Belastungen?

Die pflegenden Angehörigen wurden dabei im Abstand von zwölf Monaten zwei Testungen unterzogen. Die Ergebnisse wurden ausgewertet und zeigten stabile, eigenständige Dimensionen der Hauptskalen. Neben diesen statistischen Auswertungen wurden zwei Evaluierungsworkshops mit den Anwenderinnen abgehalten. Diese dienten der Evaluierung folgender Aspekte des Assessments:

- Übersichtlichkeit
- Handhabbarkeit
- Äußere Gestaltung
- Zeitdauer zum Ausfüllen
- Schulung und Begleitung bei der Anwendung
- Verständlichkeit für die Befragten
- Akzeptanz bei den Befragten
- Übersichtlichkeit des Protokolls
- Auswertung der Protokolle
- Zeitaufwand für die Auswertung der Protokolle in Relation zum Nutzen
- Beratungsrelevanz der erfassten Bereiche
- Entscheidungsrelevanz für die Auswahl der Interventionen
- Nutzen des Assessments BIZA-D-M als Einstig in die Beratung insgesamt

Die Workshopteilnehmerinnen bekamen zur Einschätzungshilfe eine offene Skala mit zwei gegensätzlichen Wortpaaren, beispielsweise für die „Übersichtlichkeit" das Wortpaar „ausgeprägt" und „gering". Die Teilnehmerinnen wurden ebenso aufgefordert, Fragen und Skalen zu benennen, die besonders für die Beratung von großer Bedeutung waren. Die Erkenntnisse aus quantitativer und qualitativer Forschung führten zur Weiterentwicklung des Assessmentinstruments.

Ad 5: Adaption/Neukonstruktion

Von insgesamt 172 Items in der Orginalfassung fanden sich in der neu konstruierten Fassung nur mehr 150 Items. Gestrichen wurden folgende Items:

- Unterstützung bei der Kontaktpflege
- Emotionale Unterstützung
- Belastung durch Spätsymptomatik
- Umgang mit Behörden
- Belastungen infolge finanzieller Einschränkungen durch die Pflege
- Seelische Befindlichkeit

Mit veränderter Skalierung wurden folgende Items eingesetzt:

- Mangelnde soziale Anerkennung
- Gute Seiten der Pflege
- Bewältigungsmöglichkeiten

Ad 6: Umsetzung in eine veränderte EDV-Version

Die EDV-Version wurde adaptiert.

Schulungskonzept

Ein wichtiger Baustein des Projekts war die Neuentwicklung der Schulungsreihe „Mit Altersverwirrtheit umgehen" für pflegende Angehörige von an Demenz erkrankten Personen durch die wissenschaftliche Begleitung des Projekts. Sie richtete sich an all jene, die Schulungsreihen mit pflegenden Angehörigen übernehmen. Wichtig in der Konzeption der Schulung war, die pflegenden Angehörigen in den Mittelpunkt der Konzeptentwicklung zu stellen. Das hieß beispielsweise, den Umgang der Angehörigen mit den Erkrankten ins Zentrum der Beratung zu stellen und gleichzeitig medizinische Aspekte in den Hintergrund zu rücken. Hilfreich war dabei das Kennenlernen von Strategien, die zu einem veränderten, positiven Umgang mit der erkrankten Angehörigen führen sollten. Eine zumindest angenehme Grundstimmung im Zusammenleben sollte hergestellt werden können. Die Konzeption inkludierte Selbstpflegestrategien, ohne die ein veränderter gegenseitiger Umgang nicht nachhaltig herzustellen gewesen wäre.

Die Entwicklung des Curriculums war geprägt von dem Ansatz, das Erleben und die Erfahrungen der Erkrankten und der pflegenden Angehörigen ins Zentrum des Konzepts zu rücken. Das Konzept ist aus zehn Modulen à zwei Stunden aufgebaut:

1. Menschen mit Demenz verstehen, behandeln und beschäftigen;
2. sich einfühlen in Menschen mit Demenz, ihnen wertschätzend begegnen;
3. mit speziellen Verhaltensänderungen umgehen;
4. eigene Bedürfnisse erkennen, Grenzen setzen und akzeptieren;
5. Selbstbestimmung verlieren, Verantwortung übernehmen;
6. finanzielle Verantwortung übernehmen – Rechtsgrundlagen kennen;
7. Pflege der körperlichen Einschränkungen;
8. kinästhetisch pflegen, gemeinsam in Bewegung bleiben;
9. Unterstützungsmöglichkeiten kennen und in Anspruch nehmen;
10. Rückblick nach Kursende und Ausblick.

So wie die gesamte Projektkonstruktion verlangt auch das Schulungskonzept großes Einfühlungsvermögen und flexibles Reagieren auf individuelle Fragen. Das Konzept wurde in neun Schulungsreihen erprobt und im Zuge eines Workshops mit den Leitungen und deren Vertretungen evaluiert. Die Evaluierungsergebnisse führten zur Weiterentwicklung des Schulungskonzepts.

Die strukturellen Komponenten sind Voraussetzungen für die Ausgestaltung effizienter **Prozesse**, die in Form von

- proaktiven Interventionsansätzen und
- individuell auf die Familien zugeschnittenen Unterstützungsprogrammen

ausgeformt wurden. Unter „proaktiver Interventionsansatz" wird ein möglichst frühzeitiger und offener Erstzugang zu Hilfen verstanden. (Struktur-)Hilfen sind dabei die Produkte des Projekts wie EDV-gestütztes Assessment und die Ausrichtung auf die eingesetzten Beratungsstrategien. Die Barrieren sollten unter anderem durch ein Bewusstwerden der Barrieren auf Einzelfall-, auf Systemebene und im Hilfesystem der Leistungserbringerinnen abgebaut werden.

Die Gesundheitsberaterinnen haben vielfach die Rolle der Casemanagerinnen angenommen; eine Caremanagementstruktur, die vielfach bereits vorentwickelt war, unterstützte diese Arbeit.

Die **Ergebniskomponenten** wurden mittels eines multimethodischen Evaluationsverfahrens, das nachweisbar eine Entlastung der pflegenden Angehörigen zu messen vermochte, definiert und erfasst. Im Einzelnen handelt es sich um Daten folgender Bereiche:

- Umgang mit Verhaltensänderungen
- Situative Erleichterung
- Emotionale Entlastung
- Persönliche Bedürfnisse
- Zeitliche Freiräume
- Zugang zum Leistungsspektrum

Im Projekt kamen verschiedene Evaluationsverfahren zum Einsatz, deren Ergebnisse übergreifend interpretativ zusammengeführt wurden. Dies war insofern von Bedeutung, als sich durch die gezielten und gewünschten individuellen Programme die Effekte nicht immer eindeutig auf bestimmte Interventionen zurückführen ließen. Im Folgenden werden kurz und übergreifend die wichtigsten Ergebnisse angerissen.

6.7.4 Ausgewählte Ergebnisse und Empfehlungen (Auszüge)

Das Entlassungsprogramm ist ein Modell aus Struktur, Prozess und Ergebniskomponenten. Die Evaluation konnte zeigen, dass es vielfach gelungen ist, eine Entlastung und Stabilisierung der Lebens- und Pflegesituation zu erhalten bzw. wieder herzustellen. Ebenfalls konnte trotz schwieriger Nachvollziehbarkeit bei den Leistungen der Pflegeversicherungen ein Wissenszuwachs zu Grundansprüchen, Einsetzbarkeit von Leistungen und bei Antragstellungen beobachtet werden. Positiv bewertet wurde der Erfolg, bei einigen Fällen den Umzug ins Heim verhindert zu haben und einem Teil der Angehörigen ermöglicht zu haben, sich nach Projektende in der Lage zu fühlen, länger zu Hause pflegen zu können.

Empfehlungen, die aus den Ergebnissen und den Erfahrungen des Projektes abgeleitet wurden:

- Evidenzbasierung und Praxisorientierung der Konzepte voraussetzen;
- proaktive Interventionen bei den Familien ermöglichen;
- individuelle Unterstützungsprogramme anbieten;
- Professionalität der Gesundheitsberaterinnen fördern;
- Caremanagementstruktur zur Ergebnissteigerung und zur koordinierten Fallarbeit ausweiten;
- Nutzungsbarrieren identifizieren und überwinden bzw. abbauen;
- Zugang zu den gebündelten Leistungen eines Entlastungsprogramms bei Demenz auf Antrag hin in Zukunft ermöglichen;
- Gutachten zur sozialökonomischen Wirkung des Programms initiieren.

6.8 Das mäeutische Pflege- und Betreuungsmodell

Dr. Cora van der Kooij, Urheberin

Kurzbiografie

1946	Geboren in Amsterdam, Niederlande
1969	Examinierte Krankenschwester
1979	Studienabschluss Akademisches Hochschuldiplom Geschichte
1980	Krankenschwester im Krankenhaus
1981–1982	Praxisanleiterin in einem Pflegeheim
1982–1985	Pflegeforscherin am Institut für Pflegewissenschaft, Utrecht
1986–1996	Forscherin und Seniorprojektleiterin am nationalen Krankenhausinstitut, Utrecht
1988–1995	Leitung, Entwicklung und Implementierung von Validation (Stichting Validation, Apeldoorn)
1996	Gründung von IMOZ, dem Institut für mäeutische Entwicklung der Pflegepraxis, Apeldoorn
1996–2003	Leitung von Entwicklung und Forschung am IMOZ
2003	Promotion an der Freien Universität Amsterdam, Fachgruppe Psychiatrie, Doktorarbeit „Einfach nett sein?“
2003 und weiter	Freiberuflich tätig, Gründung der Akademie für Mäeutik, Zusammenarbeit mit IMOZ-Niederlande, IMOZ-Deutschland und IMOZ-Österreich

2007 deutschsprachige Veröffentlichung von „Ein Lächeln im Vorübergehen"

2010 Veröffentlichung von „Das mäeutische Pflege- und Betreuungsmodell. Darstellung und Dokumentation"

Für eine vollständige Liste von Publikationen siehe www.akademiefuer-maeeutik.eu. Siehe auch www.IMOZ.de und www.IMOZ.au.

Mäeutik

Der Begriff Mäeutik wird von der didaktischen Fragemethode von Sokrates, der diese Methode als Hebammenkunst bezeichnete, abgeleitet: Was im Unbewussten schlummert, wird zum Bewusstsein, auf die Welt gebracht. So entstand die „mäeutische" didaktische Methode als Hebammenkunst für Pflegetalent und Pflegewissen. Die erste Annahme der Mäeutik ist, dass viele Pflegende in der Alten- und Langzeitpflege ihre Arbeit aufgrund eines präkonzeptuellen, nicht expliziten Bewusstseins durchführen. Dieses Bewusstsein findet sein Wissen und Können in der menschlichen Veranlagung, zu sorgen. Durch Integration von Arbeits- und Lebenserfahrung wächst diese Veranlagung im Laufe des Lebens weiter, schlummert aber als *tacit knowledge* im Unbewussten. Mitarbeiterinnen sind es meistens nicht gewöhnt, ihre Vielfalt an Erfahrungen methodisch zu nützen. Das mäeutische Pflege- und Betreuungsmodell wurde gerade zu diesem Zweck entwickelt. Die mäeutische didaktische Methode, kurz: die „Mäeutik", geht auch auf den Befreiungspädagogen Paulo Freire (1921–1997) zurück: „Lehren und Lernen in Dialog". Der Lehrstoff sind die Arbeitssituation, der Lehrling und die damit verbundenen Erfahrungen und Spannungsfelder. Der Lehrer ist gleichzeitig auch Lehrling. Er sucht nach den Schlüsselworten, mit denen die Lernenden ihre Welt erschließen. Ausgangspunkt bei diesen „mäeutischen" Dialogen mit Pflegenden und Betreuerinnen sind die schönen Momente, Einfälle und Beziehungen, die sich während der Arbeit ergeben.

Anfang und Aufbau

Der erste Zugang zur Entwicklung der Mäeutik als didaktische Methode war die Betreuung von Menschen mit Demenz in der ersten Hälfte der 1980er-Jahre. Mittlerweile hat sich die Mäeutik zu einem für die Betreuung von alten Menschen und chronisch

Erkrankten geeigneten Pflegemodell entwickelt. Kern des Modells ist die kontaktgezielte Kompetenz, mit der Pflegekräfte Pflegebeziehungen angehen und gestalten. Sie reflektieren die Situationen und Momente, wobei sie eine positive Wechselwirkung mit Bewohnerinnen oder Kundinnen erleben. Damit ist dieses Modell als Interaktionsmodell sowie auch als Pflegekompetenzmodell einzustufen. Das Modell beachtet sowohl die Erlebenswelt der zu Pflegenden (Bewohnerinnen, Besucherinnen, Klientinnen) als auch die Erlebenswelt der Pflegenden und Betreuerinnen. Es ist induktiv aufgebaut – es wird von der pflegerischen Praxis ausgegangen – und kann als synthetische, phänomenologische Pflegetheorie betrachtet werden. Dabei ist das MPBM ein dynamisches oder situationsschaffendes Modell (Dickoff/James 1968; Dickoff/James/Wiedenbach 1968). Es wurde mit dem Ziel entwickelt, Veränderungen in der Art zu bewerkstelligen, wie Pflegekräfte und ihre Leitungskräfte ihre Arbeit ausführen, erfahren und koordinieren. Die revolutionierenden Konsequenzen für Kommunikation, Pflegedokumentation und Pflegeorganisation sind nach 1995 in der Praxis mithilfe der Mäeutik weiterentwickelt und wissenschaftlich untermauert worden (Van der Kooij 2003, 2007, 2010, 2012).

Abbildung 24: Kernthemen der Mäeutik

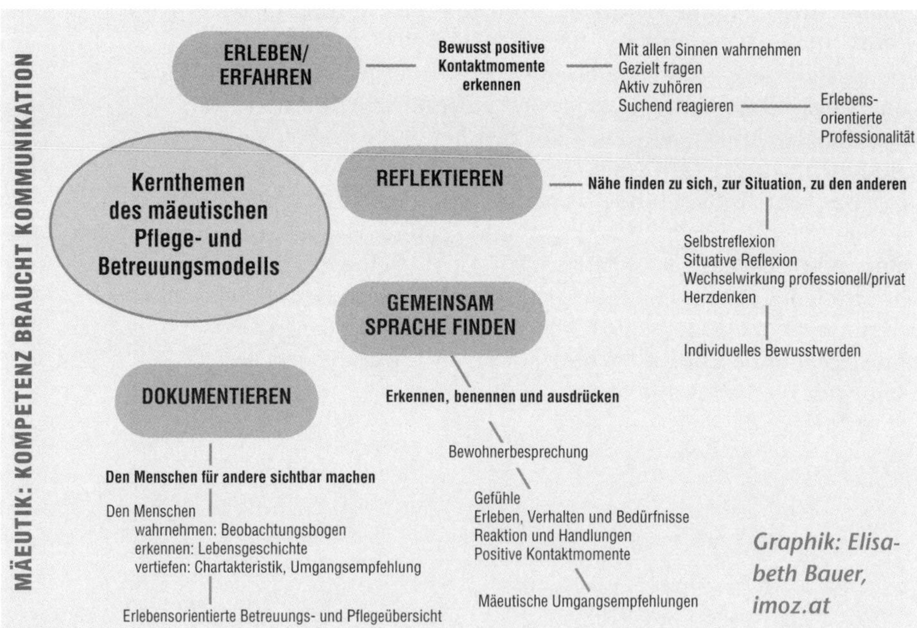

Die Kernthemen der Mäeutik

Das Paradigma der psychodynamischen Orientierung

In Bezug auf Entstehung und Aufschwung von Pflegetheorien erwähnt Neumann-Ponesch einen Paradigmenwechsel von der Krankheits- zur Gesundheitsorientierung (Neumann-Ponesch 2011, S. 101). Dieser Paradigmenwechsel hat in der zweiten Hälfte des 20. Jahrhunderts stattgefunden. Das mäeutische Pflege- und Betreuungsmodell befürwortet als nächsten Schritt eine Synthese dieser Paradigmen. Diese Synthese ist als „psychodynamische Orientierung“ zu bezeichnen. Konsequenz ist das Integrieren von psychologischen Theorien in die Pflegewissenschaft, so z. B. das Denken über die einander folgenden Lebensphasen mit Begriffen wie Selbstbild und Lebensthemen und die Einwirkung von Krankheit je nach Lebensalter und Lebensphase. Diese Orientierung berücksichtigt auch das Verstehen von Coping, Verhaltensstrategien und Adaptation. Die Pflege hat also mehr Aufgaben, als Menschen ihre Autonomie bzw. ihre Selbstständigkeit, wo möglich, zu gewährleisten, ihre Gesundheit zu fördern und ihr Wohlbefinden zu verbürgen. Abhängigkeit gehört genauso sicher zu den menschlichen Lebensbedingungen wie Autonomie (Schnabl 2010). Es ist eine Aufgabe der Pflege, den Menschen und seine Angehörigen in der Akzeptanz von Abhängigkeit oder des Lebensendes zu begleiten (Van der Kooij 2011). Die mäeutische didaktische Methode regt die Lehrenden an, über Lebensphasen, Lebensthemen, Verhaltensmuster, Copingstrategien und über die Wirkung davon bei sich und auf sie selbst zu reflektieren.

Schlüsselbegriffe

Kompetenz

Patricia Benner beschreibt in ihrem Pflegekompetenzmodell das Entstehen und die Wirkung von Intuition. Sie fasst Intuition als integrierte Erfahrung auf, die sich nach einer Initialausbildung in der Praxis weiterentwickelt. Wo die Anfängerin Theorie braucht, Verfahrensweisen, und dadurch noch stark kognitiv beschäftigt ist, hat sich die Expertin die Kenntnisse in der Praxis derart zu eigen gemacht, dass sie nicht mehr bewusst vorhanden sind. (Benner 1997). Aber sie bleiben Richtschnur für das

Handeln. Rae (1998) nennt das unbewusste Kompetenz. Diese bewirkt, dass Pflegende so schnell wahrnehmen, fühlen, denken und reagieren, dass sie dieses Handeln später nicht argumentieren können. Sie wissen einfach, dass es richtig war.

Dem analytischen Denken, wie es in vielen Pflegetheorien gelehrt wird und in der Entwicklung von Pflegediagnosen seinen Höhepunkt erreicht hat, widerspricht dieses intuitive Handeln. Experten in der Pflege fangen bei der Beurteilung einer Situation, so Benner, nicht mit Analyse, Argumentation und rationeller, zweckmäßiger Schlussfolgerung an. Sie denken aufgrund von Mustererkennung *(pattern recognising)* und sind imstande, die Situation als ein Ganzes, als eine Gestalt zu betrachten. Dabei wissen sie intuitiv aufgrund dieser Erkenntnis, was zu tun ist. Dieses Wissen ist sofort und ohne Umweg über die vorgeschriebenen Phasen aus dem Pflegediagnosedenken da. Die Muster beruhen auf im Laufe der Jahre aufgebauten Netzwerken von spezifischen Kenntnissen, zusammengesetzt aus Krankheitsbildern, Verhaltensstrategien, Beobachtungs- und Umgangsfertigkeiten, Erfahrungen und „Schlüsselereignissen". Theoretische Kenntnisse und Praxiserfahrung werden so miteinander verbunden, immer weiter aufgebaut und nuanciert. Bei Expertinnen verwandeln sich diese netzwerkartigen Kenntnisse dann zum Schluss in mehr narrative Kenntnisse, oder *illness scripts* (Krankheitsskripts). Das mäeutische Pflege- und Betreuungsmodell betrachtet Pflegediagnosen demzufolge als festgelegte *illness scripts*. Diese Scripts sind nicht vorschreibend, aber prüfend und funktionieren damit als Standards innerhalb einer unendlich variablen Wirklichkeit.

Professionalität

Pflegen und betreuen gelten als Fähigkeiten, die zum Wesen des Menschen gehören. Die gewünschte Fachlichkeit ist gekennzeichnet von Charaktereigenschaften wie nett, munter, ausgeglichen, geduldig und taktvoll. Im mäeutischen Pflege- und Betreuungsmodell wird die Fachlichkeit von Pflegenden und Betreuerinnen anders aufgefasst. Pflegekräfte begleiten Menschen in ihrer Hilfsbedürftigkeit, mitunter auch zunehmenden Hinfälligkeit. Mäeutisch zu arbeiten bedeutet, immer wieder in der aktuellen Situation suchend zu reagieren und sich zu fragen: „Was bedeutet das Verhalten dieser Bewohnerin, woher kommt es, was braucht sie, wie ist ihr Selbstbild, was bedeutet Eigenwert für sie und wie kann ich ihr ein Gefühl von Geborgenheit vermitteln?".

In dieser Auffassung der Fachlichkeit von Pflegenden findet man die *professionelle* Freiheit wieder, nach eigener Wahrnehmung handeln zu dürfen. Deshalb ist Professionalität im mäeutischen Pflege- und Betreuungsmodell definiert als **authentisches und kreatives Wahrnehmen, Reagieren und, wenn nötig, Handeln, und sich danach entsprechend zu verantworten** (van der Kooij 2003, 2007, 2010). In diesem Verantworten findet man die Notwendigkeit, über Worte zu verfügen, womit man seine Wahrnehmungen und Empfindungen bewusst reflektieren und kommunizieren kann. Professionalität setzt fachspezifische Sprache voraus. Diese Sprache ist das Ergebnis der auf eine bewusste Ebene gebrachten Inhalte des präkonzeptuellen Bewusstseins, vernetzt mit bereits in Konzepten und Theorien griffig verfassten Kompetenzen. Laut Abbott (1988) benötigt man eine solche Sprache, um eigene Standards, Klassifikationen, Methoden und wissenschaftliche Kenntnisse zu entwickeln. Wer eine Fachsprache entwickelt und sich damit seiner Identität bewusst wird, der macht deutlich auf sich aufmerksam und beansprucht Anerkennung. Mäeutik in der Pflege bedeutet deshalb auch Empowerment der Pflege.

Die empathische Grundhaltung

Herkunft

Arbeiten nach der „Mäeutik" heißt, empathisch veranlagt zu sein und bewusst empathische Umgangsfertigkeiten einzusetzen. Zwei Entwicklungen aus dem 20. Jahrhundert fließen damit in der Mäeutik zusammen: 1. die des Entstehens der humanistischen Psychologie und 2. die praktischen Möglichkeiten im Umgang mit Menschen mit Demenz sowie auch mit Menschen, die chronisch erkrankt sind oder palliativ betreut werden.

Die humanistische Psychologie mit ihren Methoden wie empathisches und authentisches Zuhören und Reagieren entwickelte sich nach dem Zweiten Weltkrieg in der dann aufkommenden Hilfeleistung für psychosoziale Probleme. Der stark intuitive Ansatz von Carl Rogers (1902–1987) wurde von seinen Schülern Gordon (1918–2002, aktives Zuhören) und Rosenberg (geb. 1934, gewaltfreie Kommunikation) konkretisiert und praktikabel gemacht. Maslow (1908–1970) entwickelte eine Bedürfnispyramide. Der Lebensbaum der humanistischen Psychologie erzeugte immer mehr Abzweigungen wie NLP, Psychosynthese und Gestalttherapie – alle mit praktischen Ansätzen. Auch gab es einen Sprung von individuellen zu gruppentherapeutischen Ansätzen (Cohn 1984). Viele dieser Fertigkeiten aus der humanistischen Psychologie sind über die Validation nach Feil auch in der Mäeutik gelandet.

Suchend reagieren

Die empathische Grundhaltung und die Auffassung von Professionalität verbinden sich im Konzept des „suchend Reagierens“, einem Kernkonzept aus dem mäeutischen Modell. Der wichtigste Anlass zur Entwicklung dieses Konzeptes war die Frage: **Woher wissen die Pflegenden, welche Kombination von Methoden und Fertigkeiten bei wem und wann angebracht sind?** Um echten Kontakt zustande zu bringen, lässt sich die Pflegekraft auf einen „empathischen Suchprozess“ ein. Die Pflegekraft reagiert suchend, bis sie einen Kontakt spürt – den Kick – und weiß: Das ist es! Sie schöpft aus allen ihr zur Verfügung stehenden Methoden und Fertigkeiten, verbal und nonverbal. Dazu braucht sie nicht nur intuitives und emotionales Feingefühl, sondern auch kommunikative Fertigkeiten und Fachkenntnisse. So muss sie z. B. wissen, wie nicht nur Krankheitsbilder, sondern auch Persönlichkeit und Copingstrategien das Verhalten beeinflussen können. Das Suchen führt dann zu den positiven Momenten,

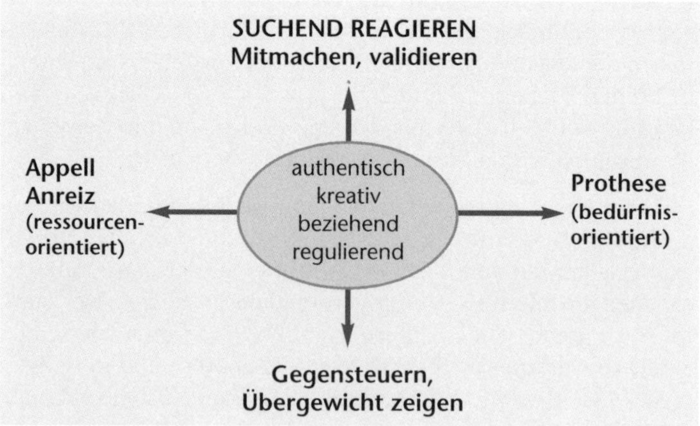

Abbildung 25: Suchend reagieren

die sie später reflektiert. Ihre erste Reflexionsfrage ist nicht, ob sie eine Methode richtig angewandt hat, sondern ob sie wirklich Kontakt erreicht hat. Danach fragt sie sich, wie sie das gemacht und welche Fertigkeiten und Kenntnisse sie dabei genutzt hat.

Pflegende haben die Möglichkeit, sich in die Welt der Bewohnerinnen zu versetzen, ihnen dort zu begegnen und ihre Gefühle zu benennen. Sie können „mitmachen" und validieren. Pflegende stimmen sich auf das gefühlsmäßige Verhalten ein, auch bei Angst, Wut und Trauer. Dabei kann das Validieren manchmal therapeutisch wirken, wie Feil das lehrt (Feil 1985, 1989). In der Mäeutik heißt es, dass man Rücksicht auf Lebensphasen und Lebensthemen nimmt. Benner und Wrubel (1989) sprechen vom „Time Frame of Illness". Pflegende können sich auch dafür entscheiden, gegenzusteuern oder geistiges Übergewicht zu zeigen. Das machen sie, wenn jemand sich so in seinen Gefühlen oder seinem Verhalten verliert, dass er sich damit isoliert. Den Konflikt, der dann entsteht, muss man aushalten können. Man bleibt in der Situation, bis sich etwas zeigt, das als Kontakt empfunden wird. Eine Pflegende braucht nicht immer lieb und nett zu sein, aber man muss ganz und gar präsent und voller Selbstvertrauen sein.

Das gleiche Suchen gilt dem Anregen von Ressourcen oder dem Übernehmen von Fähigkeiten, sei es geistig (Gedächtnisprothese) oder körperlich, durch Unterstützung beim Waschen oder Kleiden.

Kommunikatives Handeln

Die Sichtweise auf Pflege und Betreuung im mäeutischen Pflege- und Betreuungsmodell legt viel Wert auf integrierte Erfahrung als Nährboden der Intuition und der Fachkompetenz, aber immer unter der Voraussetzung von systematischer und strukturierter Kommunikation und Koordination. Intuition ist subjektiv. Jede interpretiert das, was sie wahrnimmt und empfindet, aus der Summe der eigenen Erfahrungen und Kenntnisse. Auch die Teamkultur, Regeln und Routinen dämpfen hin und wieder die individuelle Intuition. Die Intuition ist keine zuverlässige Sicherheit, dass die Pflegekraft das Beste macht, was zu tun wäre. Es ist das Beste, was sie zu bieten hat. Die größte Herausforderung für die Pflege ist deshalb, den „Sprung von individueller Intuition und Reflexion zur systematischen, gruppendynamischen Kommunikation" (Buscher 2012) zu schaffen. Diese Kommunikation findet innerhalb eines Teams oder einer Bezugsgruppe statt. Sie führt zu gemeinsamen geteilten Kenntnissen, Einsichten und vom Team getragenen Normen und Werten. Die individuelle Pflegekraft handelt dann als Mitglied eines Ganzen. Dieses Wissen hat keine allgemeine Gültigkeit, aber ist *intersubjektiv*. Habermas nennt dieses intersubjektive Wissen „kommunikative Rationalität" und das darauf basierte Tun und Lassen das „kommunikative Handeln" (Kunneman 1983). Kennzeichen dieser Kommunikation im „mäeutischen" Sinne sind Dialog, Gleichberechtigung aller Teilnehmerinnen, ein festes, erlebensorientiertes Muster oder vorgeschriebene Struktur und eine Moderation, die Dialoge lenken kann (Van der Kooij 2010).

Pflegeprozess und mäeutische Methodik

Das mäeutische Pflege- und Betreuungsmodell sieht den Pflegeprozess erlebens- und bedürfnisorientiert und enthält dazu entwickelte methodische Instrumente. Das Modell distanziert sich von der gängigen Praxis, die Pflegeprozess und Pflegeplanung gleichsetzt. Bis in die pflegewissenschaftliche Literatur sind die Begriffe Pflegeprozess und problemorientierte Pflegeplanung mit Anamnese, Diagnose, Maßnahmen und Evaluierung identisch (Van der Kooij 2010, Kapitel 5). In dem mäeutischen Pflege- und Betreuungsmodell gilt der Pflegeprozess als die pflegerische Begleitung der Bewohnerinnen bzw. Patientinnen in ihrem Prozess von Krankheit, Heilung oder Verlusten. Am Beginn dieses Prozesses werden sie in der Einrichtung empfangen, ein meist von Emotionen gekennzeichnetes Geschehen (Empfang und Einzug). Sie brauchen Zeit, um sich einzugewöhnen und um Gewohnheiten und Beziehungen aufzubauen (Eingewöhnungsphase). Dann folgt eine Phase, in der sie für kürzere oder längere Zeit mit der Situation und mit den Mitarbeiterinnen vertraut sind (Aufenthalt). Das Ende dieser Periode, sei es wegen Umzug, Verlegung oder Sterben, führt dann zur Abrundung der Periode und zur gefühlsmäßigen Verabschiedung (Van der Kooij 2010, Kapitel 5).

Für diese vier Zeitabschnitte, die je nach Person unterschiedlich lange dauern, verfügen die Pflegenden über angemessene methodische Instrumente. Die Instrumente beschäftigen sich einerseits mit den Gefühlen, Bedürfnissen und Wünschen der Bewohnerinnen und andererseits mit Behandlungsproblemen und

Risikofaktoren. Die methodischen Instrumente beinhalten einen erlebensorientierten Beobachtungsbogen, einen Fragenbogen für die Lebensgeschichte, eine „Charakteristik" oder eine ganzheitliche Beschreibung dieses Menschen in seinem Erleben im Hier und Jetzt, eine erlebens- und bedürfnisorientierte Pflege- und Betreuungsübersicht und eine „klassische" Pflegeplanung für Behandlungsprobleme und Risikofaktoren. Die Pflege- und Betreuungsübersicht (oder die Pflegekarte) ist entsprechend der Tagesstrukturierung aufgebaut und behandelt Themen, die mit Persönlichkeit, Identität und Alltagsgestaltung (Van der Kooij 2010, Teil II) zu tun haben. Die AEDLs wurden umbenannt in BSDL oder Bedürfnisse zur Sicherung der Lebensqualität, ungeachtet der Gegebenheit, wie viel Hilfe man dabei braucht.

Die Bewohnerbesprechung

Die hier genannten schriftlichen methodischen Instrumente funktionieren erst dann richtig, wenn es dazu ein Kommunikationssystem gibt, das mündlichen Austausch und Besprechung ermöglicht. Ohne diese Kommunikation gibt es keinen gruppendynamischen Lernprozess (Buscher 2012). Grundlage des mäeutischen Pflege- und Betreuungsmodells ist die erlebensorientierte Bewohnerbesprechung. Sie dauert 45 Minuten und ist ein Teamgespräch zum Austausch darüber, wie die Mitarbeiterinnen Gefühle, Bedürfnisse und Betreuung bei dieser Bewohnerin oder Kundin wahrnehmen und empfinden. Auch ihre eigenen Gefühle sind, wenn angebracht, Teil der Besprechung. Diese Besprechung hat die Betreuung und Pflege *einer* Bewohnerin oder Kundin zum Inhalt. Sie ist gedacht für Bewohnerinnen, die für die Ermöglichung von Lebensqualität von ihrer Umgebung abhängig und nicht imstande sind, ihre Bedürfnisse und Wünsche sprachlich zu äußern. Es handelt sich dabei z. B. um Menschen mit Demenz, Aphasie (Schlaganfall), Depression, dem Korsakow-Syndrom, geistiger Behinderung und schwer behindernden körperlichen Krankheiten wie Parkinson oder multiple Sklerose. Die Bewohnerbesprechung führt zur Verfassung einer Charakteristik und zum Erstellen oder Überarbeiten der Pflege- und Betreuungsübersicht. Sie ist keine Fallbesprechung, hat also nicht zum Zweck, das Verhalten von herausfordernden Bewohnerinnen zu erörtern. Für die mäeutische Besprechung der Betreuung von Menschen mit für die Mitarbeiterinnen herausforderndem Verhalten gibt es einen separaten

„Stufenplan" (Van der Kooij 2010, S. 153–157). Zwei auf Bewohnerbesprechung und Stufenplan aufbauende Entwicklungen sind die ethische Bewohnerbesprechung und die Schmerzbesprechung (Schmidt 2008, 2010).

Implementierung

Die Implementierung dieses Modells erfolgt adaptiv, d. h. mit einem an die Einrichtung oder Organisation angepassten Plan. Dieser Plan ist eine Mischung von standardisierten und nach Maß gestalteten Trainings und Beratung. Implementierung findet statt durch Fortbildung und Training von Mitarbeiterinnen des Pflegedienstes, der sozialen Dienste, der Hauswirtschaft und der Leitungskräfte. Training-on-the-Job ist ein wichtiger Teil der Fortbildung, vor allem zur Übung der Bewohnerbesprechung. Daneben findet je nach Bedarf eine Beratung der Leitung statt. Im praktischen Sinne gibt es bei der Implementierung einen Bausteinplan, wissenschaftlich wird dieser Plan vom Sieben-S-Modell untermauert (Van der Kooij 2003). Voraussetzungen für das Gelingen der Implementierung sind neben Stabilität in der Organisation und Bezugspflege das Ermöglichen von Zeit für Fortbildung und Zeit für Bewohnerbesprechungen. Die Planung dieser Besprechungen ist Aufgabe der Leitungskraft, Vorbereitung und Ausarbeitung sind Aufgaben der Bezugspflegekraft. Die Pflegedokumentation wird durch die Charakteristik ergänzt.

Ein erschwerender Faktor ist das Handhaben der zurzeit gängigen Pflegeplanung. Oft ist diese Pflegeplanung entlang der AEDLs z. B. nach Krohwinkel aufgebaut. Argumente dafür sind, dass die Organisation und die Mitarbeiterinnen viel Zeit und Geld in Entwicklung, Fortbildung und EDV investiert haben. Die Handhabung der gängigen Pflegeplanung erschwert leider die Implementierung der Mäeutik. Sie ist von der Orientierung auf Gesundheit geprägt und regt die Mitarbeiterinnen an, defizitär, zielorientiert und fördernd zu denken. Sie fragt nicht systematisch nach Erleben von Krankheit und Verlusten, Verhalten und Bedürfnissen. Die Pflegedokumentation bleibt demzufolge trotz Einführung der Mäeutik oft ein Kompromiss zwischen problemorientierten und erlebens- und bedürfnisorientierten Denkweisen. Nichtdestotrotz kann die Implementierung der Mäeutik durch die Intensivierung der gefühlsbetonten Kommunikation und die Bewusstwerdung von positiven Kontaktmomenten die Kultur innerhalb eines Teams grundlegend ändern.

Ergebnisse

Die Effektivität des mäeutischen Ansatzes wurde in einer triangulären randomisierten kontrollierten Studie (RCT) nachgewiesen. Diese RCT fand 1996 und 1997 statt und wurde in 2x8 Wohnbereichen in holländischen Pflegeheimen durchgeführt. Die Kontrollgruppe arbeitete nach dem damals gängigen Modell der Pflegeplanung, die experimentelle Gruppe kombinierte diese gängige Pflegeplanung mit den neuen Methoden aus dem mäeutischen Modell. Auch hier gab es somit einen Kompromiss zwischen der gängigen, defizitär geprägten Planung und der mäeutischen, erlebensorientierten Kommunikation.

Erforscht wurden die Implementierungseffektivität bei etwa 2x50 Mitarbeiterinnen und die Innovierungseffektivität bei 2x100 Bewohnerinnen mit leichter und mäßiger Alzheimerdemenz oder vaskulärer Demenz. Die **Implementierungseffektivität** beschäftigt sich mit der Frage, ob die geschulten Mitarbeiterinnen ihre Arbeitsweise und ihren Umgang mit den von Demenz betroffenen Bewohnerinnen tatsächlich verändert hatten. Diese Veränderungen wurden quantitativ und qualitativ geprüft. Es zeigte sich, dass sich die Mitarbeiterinnen in den experimentellen Wohnbereichen tatsächlich erlebensorientierter verhielten und mehr Interesse für die Lebensgeschichte hatten und dass der Zeitaufwand nicht anders ausfiel als bei der gängigen Betreuung. Es wurde auch klar, dass Mitarbeiterinnen, die nach dem Basiskurs auch am Aufbaukurs beteiligt waren, sich am stärksten weiterentwickelt hatten (Van der Kooij/Droes et al. 2012). Bei der Innovierung handelte es sich um eine standardisierte **Implementierung**, das methodische und multidisziplinäre Anwenden von integrierter, erlebensorientierter Pflege. Die **Innovierungseffektivität** betraf die Frage, wie und inwieweit das Verhalten der Menschen mit Demenz sich tatsächlich im positiven Sinne verändern würde. Auch Verhaltensänderungen wurden quantitativ und qualitativ geprüft. Es zeigte sich, dass sich das Selbstbild der an der Forschung teilnehmenden Bewohnerinnen in den experimentellen Wohnbereichen im Gegensatz zu den Bewohnerinnen der Kontrollbereiche in eine positive Richtung verändert hatte und dass sie emotional ausgeglichener waren. Auch waren die leicht dementen Bewohnerinnen, die in

„Validationsgruppen" mitgemacht hatten, sozial aktiver (Finnema/Dröes et al. 1998). Eine Befragung der Angehörigen zeigte, dass die Mitarbeiterinnen sich mehr nach den Lebensgeschichten erkundigt hatten und dass die Angehörigen eine Verbesserung im Umgang der Mitarbeiterinnen mit den Bewohnerinnen wahrnahmen (Finnema/De Lange et al. 2001).

In Allgemeinen zeigt sich, dass die Innovierungseffektivität von auf Gefühle abstimmenden Methoden sehr schwer zu erforschen ist (Halek/Bartholomeyzcik 2006). Der wichtigste Anstoß kommt bisher von den Pflegenden und den Betreuerinnen in den Einrichtungen, in denen Mäeutik eingeführt wurde. Am häufigsten hören wir, dass sie sich vieler Dinge „bewusst werden", dass sie sich ihre positiven Kontaktmomente merken und dass sie einander mehr vertrauen und einander schätzen. Mäeutik bedeutet eine Weiterentwicklung der Professionalität von Pflegenden und von bewusster Pflegequalität (Wiesinger 2009).

Fragen zur Vertiefung

- In welche Denkschulen und Klassifikationen lassen sich die Modelle, Theorien und Konzepte von Betty Neuman, Martha Rogers, Hildegard Peplau, Erwin Böhm, Silvia Neumann-Ponesch und Alfred Höller sowie Josi Bühlmann einordnen?
- Welches sind die fünf Klientenvariablen von Betty Neuman?
- Welche Aufgaben haben die Klientenvariablen bei Betty Neuman?
- Welche Aufgabe hat die Prävention im Modell von Betty Neuman?
- Was versteht Martha Rogers unter „pflegen"?
- Beschreiben Sie die Rollen der Pflegenden im Pflegeprozess in der Theorie von Hildegard Peplau!
- Beschreiben Sie die vier Phasen der Beziehung zwischen Pflegender und Patientin in der Theorie von Hildegard Peplau.
- Wie definiert Erwin Böhm in seinem Modell Gesundheit und Krankheit?
- Beschreiben Sie den Regelkreis des pflegewissenschaftlichen Handelns im Modell von Erwin Böhm.

- Welche Argumente gibt es für die Anwendung von Gefühlsarbeit nach Silvia Neumann-Ponesch und Alfred Höller?
- Erläutern Sie die Prinzipien der Gefühlsarbeit nach Neumann-Ponesch und Höller.
- Welche theoretischen Grundlagen legt Bühlmann bei der Bewältigung eines Unfalls zugrunde?
- Was sind Struktur-, Prozess- und Ergebniskomponenten? Nennen Sie Beispiele aus dem Modellprojekt EDe.
- Erklären Sie die Schlüsselbegriffe der Mäeutik.

Weiterführende Literatur zu Betty Neuman

Hinds, C.: Personal and contextual factors predicting patients' reported quality of life: exploring congruency with Betty Neumans's assumptions. Journal of Advanced Nursing 15/1990, S. 456–462.

Neuman, B.: Das Systemmodell. Freiburg i. Br.: Lambertus, 1998.

Neuman, B.: The systems concept and nursing. In: Neuman, B.: The Neuman systems model: Application to nursing education and practice. Norwalk: Appleton-Century-Crofts, 1982, S. 3–7.

Ross, M./Bourbonnais, F: The Betty Neuman systems model in nursing practice: a case study approach. Journal of Advanced Nursing 10/1985, S. 199–207.

Schrader, J.: Inwieweit erfaßt „The Neuman Systems Model" subjektive Gesundheits- und Krankheitskonzepte? Projektgruppe Subjektive Gesundheits- und Krankheitskonzepte. Die Kunst der patientenorientierten Pflege. Frankfurt a. M.: Mabuse, 1997.

Internet: http://www.neumansystemsmodel.com/NSMdocs/nsmbib1. htm

Weiterführende Literatur zu Martha Rogers

Barrett, E.: Visions of Rogers' science-based nursing. New York: National League for Nursing, 1990.

Cowling, W.: Unitary Knowing in Nursing Practice. Nursing Science Quarterly 6/1993, S. 201 ff.

Hosking, P.: Utilizing Rogers' Theory of Self-Concept in mental health nursing. Journal of Advanced Nursing 18, 1993, S. 980–984.

Mason, T.: A critical review of the use of Roger's model within a special hospital: a single case study. Journal of Advanced Nursing 15, 1990, S. 130–141.

Rogers, M.: Theoretische Grundlagen der Pflege. Eine Einführung. Freiburg i. Br.: Lambertus, 1997.

Weiterführende Literatur zu Hildegard Peplau

Aggleton, P./Chalmers, H.: Peplau's development model. Nursing Times 86/2, 1990, S. 38–40.

Gastmans, C.: Interpersonal relations in nursing: a philosophical-ethical analysis of the work of Hildegard E. Peplau. Journal of Advanced Nursing 28/1998, S. 1312–1319.

Hüsken, W.: Peplau: Krankheit als Lernchance. Krankenpflege/soins infirmiers 3, 1997, S. 20 f.

Kellnhauser, E.: Primary Nursing und die Interaktionstheorie von Hildegard Peplau. Die Schwester/Der Pfleger 8/1998, S. 633–638.

Peplau, H.: Interpersonal Relations in Nursing. New York: Putnam, 1952.

Peplau, H.: Interpersonale Beziehungen in der Pflege. Ein konzeptueller Rahmen für eine psychodynamische Pflege. Basel: Recom, 1995.

Peplau, H.: Zwischenmenschliche Beziehungen in der Pflege. Ausgewählte Werke. Bern: Huber, 1997.

Peplau, H.: Interpersonale Beziehungen in der psychiatrischen Pflege. In: Schaeffer, D./Moers, M./Steppe, H./Meleis, A.: Pflegetheorien. Bern: Huber, 1997.

Roth-Langhorst, H.: Persönlichkeitsentwicklung als zentrale Aufgabe. Altenpflege 1/1998.

Simpson, H.: Pflege nach Peplau, Bd. 3. Freiburg i. Br.: Lambertus, 1997.

Weiterführende Literatur zu Erwin Böhm

Böhm, E.: Verwirrt nicht die Verwirrten. Bonn: Psychiatrie-Verlag, 1988.

Böhm, E.: Alte verstehen. Bonn: Psychiatrie-Verlag, 1991.

Böhm, E.: Pflegediagnosen nach Böhm. Basel: Recom, 4. Aufl. 1994.

Böhm, E.: Psychobiographisches Pflegemodell nach Böhm. Wien: Wilhelm Maudrich, 1999.

Weiterführende Literatur zu Neumann-Ponesch und Höller

Neumann-Ponesch, S.: Orientiert am Patienten. Österreichische Krankenhauszeitung 2009, S. 26–29.

Neumann-Ponesch, S./Höller, A.: Gefühlsarbeit in Pflege und Betreuung. Sichtbarkeit und Bewertung: Altes Konzept ganz neu? Wien: Springer, 2010.

Weiterführende Literatur zu van der Ahe, Meyer, Weidner, Lang, Isfort

www.dip.de: Abschlussbericht EDe

Barthelmess, M.: Systemische Beratung. Eine Einführung für psychosoziale Berufe. Weinheim, München: Juventa, 2005.

Oevermann, U.: Theoretische Skizzen einer revidierten Theorie professionalisierten Handelns. In: Combe, A./Helsper, W. (Hg.): Pädagogische Professionalität. Untersuchungen zum Typus pädagogischen Handelns. Frankfurt a. M.: Suhrkamp, 1996, S. 70–182.

Weidner, F.: Professionelle Pflegepraxis und Gesundheitsförderung – Eine empirische Untersuchung der beruflichen Voraussetzungen und Perspektiven der Krankenpflege. Frankfurt a. M.: Mabuse, 1995.

Wiesinger, B.: Einführung des Mäeutischen Pflegemodells nach Cora van der Kooij in Österreich und dessen Auswirkungen auf Management und Strategieentwicklung in der stationären Altenversorgung. Donauuniversität Krems: Master-Thesis, 2009.

Weiterführende Literatur zu van der Kooij

Finnema, E./Dröes, R. M./Ettema, T. P./Ooms, M. E./Adèr, H./Ribbe, M. W./van Tilburg, W.: The effect of integrated emotion-oriented care versus usual care on elderly persons with dementia in the nursing home and on professional carers; a randomized clinical trial. International Journal of Geriatric Psychiatry 20/4, 2005, S. 330–343.

Hallwirth-Spörk, D.: Merkmale der sokratischen Methode im mäeutischen Pflege- und Betreuungsmodell von Cora van der Kooij. Master Thesis Nursing Science. Donau Universität Krems. Apeldoorn: Zorgtalentproducties, 2005.

Schmidt, G.: Entwicklung eines mäeutischen Instrumentes zur ethischen Entscheidungshilfe. Leitfaden zur Nutzung der Bewohnerinnen- bzw Bewohnerbesprechung bei ethischen Fragestellungen. Master Thesis, Advanced Nursing Studies, Palliative Care. Alpen-Adria-Universität, Klagenfurt, Wien, 2008.

Van der Kooij, C. H.: Ein Lächeln im Vorübergehen. Bern: Huber, 2007.

Van der Kooij, C. H.: Das mäeutische Pflege- und Betreuungsmodell. Darstellung und Dokumentation. Bern: Huber, 2010.

Van der Kooij, C. H.: Mäeutik: gefühlsmäßige Professionalität. Pflegenetz 2011/01, S. 9–11.

7 Theorieentwicklung und Theorieanalyse

Im folgenden Kapitel wird festgestellt, dass sowohl die Analyse als auch die Generierung von Wissen (anhand bestimmter Fragestellungen) zum gleichen Ergebnis führen: zu neuartigen, in sich strukturierten Erkenntnissen für die Pflegepraxis. Analyse und Synthese sind nur scheinbar gegensätzliche Begriffe in der methodischen Auseinandersetzung mit Theorie: Sie weisen viele Gemeinsamkeiten auf. In diesem Kapitel wird der Schwerpunkt auf die Theorieentwicklung gelegt, indem zuerst die Merkmale und die Vorgehensweise bei der Synthese auszugsweise beschrieben und am Ende des Kapitels exemplarisch die Analysemethoden einiger Theoretikerinnen dargestellt werden.

7.1 Gemeinsamkeiten von Theoriesynthese und Theorieanalyse

Theoriebildung und -analyse zielen stets auf ein besseres, umfassenderes Verständnis der Pflegepraxis ab. Dies kann auf zweierlei Weise geschehen: Es gibt Fragen aus der Praxis, die entweder über einen vorhandenen „Body of Knowledge" – beispielsweise über verschiedene Studienergebnisse oder über anderweitige theoretische Diskussionen in der Literatur – zu suchen und zu analysieren oder durch eigene Theorieentwicklung zu beantworten sind.

Das Wort „Analyse" stammt vom griechischen ανάλμση, *analyse,* und vom altgriechischen Verb αναλμ́σειυ, *analysein* – auflösen. **Analyse** meint eine systematische Untersuchung anhand bestimmter Fragen, bei der das untersuchte Objekt oder Subjekt in seine Bestandteile zerlegt wird und diese anschließend geordnet, untersucht und ausgewertet werden. Dabei dürfen die Vernetzung der einzelnen Elemente und deren Integration nicht außer Acht gelassen werden.

Analyse = Auflösung
Synthese = Zusammensetzung

Das Gegenstück zur Analyse ist die Synthese (spätlateinisch *synthesis*, von griechisch σμ́νδεσις, *sýnthesis* – Zusammensetzung, Zusammenfassung, Verknüpfung). Als **Synthese** bezeichnet man anhand bestimmter Fragen das systematische Herstellen von Beziehungen zwischen zwei oder mehreren Variablen/Elementen zu einer neuen Einheit. Die Philosophie versteht unter Synthese nach Abwägung von Pro und Kontra (Dialektik) das Erstellen einer neuen Lehräußerung oder Theorie.

Analyse und Synthese sind Methoden der Theoriebildung.

Das Endprodukt einer Analyse oder einer Synthese sind in jedem Falle die für einen bestimmten (Pflege-)Kontext zusammengesetzten „neuen" Fachkenntnisse. Walker und Avant (1998) sprechen im Zusammenhang mit Theorieentwicklung auch von Analyse, von Synthese und von Übertragung. Übertragung bedeutet bei ihnen, bestehende Bausteine einer Theorie (beispielsweise Begriffe oder Thesen) in eine andere Theorie zu übertragen. Analyse, Synthese oder Übertragung bedürfen eines kontextuellen und organisatorischen Rahmens (siehe das Kapitel „Rahmenbedingungen", S. 263).

Theorie bedeutet die Entwicklung von Fachwissen!

Der Begriff Theorie ist synonym mit der Entwicklung von Fachwissen zu verstehen! Analyse und Synthese sind Methoden der Theorieentwicklung.

Was bewegt einen Menschen oder eine Gruppe, Theorien zu entwickeln? Fragen, deren Antwort wir uns schuldig bleiben, Probleme, die uns unser Handeln verzögern lassen oder die uns daran hindern, unseren Gedankenwegen weiter zu folgen, machen neugierig. „Die Erkenntnis beginnt nicht mit Wahrnehmungen oder Beobachtungen oder der Sammlung von Daten oder von Tatsachen, sondern sie beginnt mit einem Problem", so Popper (1993, S. 104). Diese Probleme, die die oben genannten Fragen aufwerfen, bedürfen einer Bewertung. Werden sie als wichtig genug erachtet, müssen eine oder mehrere Lösungen aufgezeigt werden. Wie und ob Probleme der Bearbeitung zugeführt werden, dazu diskutiert Johnson (1974) für die Profession der Pflege drei verschiedene alternative Vorgehensweisen für Theoriebildung in der Wissenschaft. Sie scheinen auch heute ihre Gültigkeit nicht verloren zu haben:

- die Laissez-faire-Alternative;
- die Alternative des medizinischen Weges;
- die Risikoalternative.

Die Laissez-faire-Alternative zeichnet sich dadurch aus, dass entweder absichtlich oder unbedacht alles seinen Gang geht wie bisher: Jede Pflegende und jede Wissenschaftlerin folgt ihrer eigenen Orientierung (Theorie), worauf immer diese beruht und woher auch immer sie stammt. Forschung wird innerhalb der Profession nicht gebündelt, es kommt zu Parallel- oder Mehrfachwegen. Lehre findet zu oft in einem Rahmen statt, der wenig rational entwickelt, wenig klar definiert ist und kaum Gesamtzusammenhänge im Denken zulässt. Entwicklung und Fortschritt werden auf diesem Weg, wenn überhaupt, nur langsam vonstatten gehen.

Die zweite Alternative gibt einen Weg vor, der sich an die Entwicklung der Medizin anlehnt. Viele Pflegende identifizieren sich mehr mit den medizinischen Kompetenzen als mit jenen der Pflege. So finden sich vor allem Intensivpflegende in dieser Gruppe. Johnson begründet diese Haltung mit der Suche nach größerer intellektueller Herausforderung und größerer persönlicher Verantwortung, als dies in den meisten Pflegesituationen möglich wäre. Die Wissenschaftlerinnen, die den medizinischen Weg einschlagen, stellen vermehrt Krankheit und als wissenschaftliche Vorgehensweise die Naturwissenschaft in den Mittelpunkt ihres Forschungshandelns. Diese Art der Entwicklung scheint für viele Pflegende eine sichere und auch gut belohnte zu sein.

Eine der Voraussetzungen, um Theorieentwicklung aufbauend auf der Risikoalternative zu betreiben, ist pflegerische Identität. Mit Risiko sind verschiedene Möglichkeiten der Theorieentwicklung angedeutet, deren Nutzen und Bestimmung für die Gesellschaft (noch nicht) absehbar sein kann. Die Risikoalternative setzt auf Pflege als eigenständige Disziplin mit eigenständigen wissenschaftlichen Ansätzen – Pflege, die Theorie entwickelt und die sich neben der Beschäftigung mit Krankheit vor allem auf das Erleben und die Erfahrung von Menschen in ihrem Gesund- und Kranksein konzentriert. Die so entwickelten Theorien beschreiben nicht den Umgang mit der Krankheit der Menschen an sich, sondern setzen sich mit dem Erleben und den Erfahrungen der Menschen im Krank- und Gesundsein auseinander.

> Ob ein Problem in Angriff genommen werden soll oder nicht, diese generelle Frage ist eine soziale Entscheidung.

Diese Tatsache zeigt sehr deutlich, dass eine organisatorische und gesellschaftliche Notwendigkeit – meist in Form eines großen Drucks – ausschlaggebend dafür ist, ob die (wissenschaftliche) Bearbeitung eines bestimmten Themas vorangetrieben wird.

Theorien und Modelle entwickeln sich über die Zeit hinweg aus unterschiedlichen Motivationen. Der spezielle Blickwinkel jeder Theoretikerin wird von gesundheits- und sozialpolitischen Fragen der Zeit und des Umfeldes, in der/in dem sie wirkt, beeinflusst. Die Herangehensweise der theoretischen Arbeit basiert meist mehr auf einem Sammelsurium jeweils vorhandener Problemstellungen als auf systematischen, im Vorfeld definierten Überlegungen. Das muss die Aussagekraft einer Theorie jedoch nicht zwangsläufig verringern. Für die Betrachtung anhand ausgewählter Kriterien bedeutet dies allerdings, dass eine Beschreibung jeweils nur einzelnen Aspekten gerecht wird. Vergleiche sind aufgrund der unterschiedlichen Schwerpunktsetzungen sowohl bei der Entwicklung von Theorien und Modellen als auch bei ihrer Analyse häufig schwierig.

Ähnlich sieht dies Kuhn (1976), der die Theorieentwicklung dann ins Zentrum gerückt sieht, wenn normale Problemlösungsstrategien offensichtlich versagt haben: Das Auftauchen einer neuen Theorie kann in diesem Fall als Antwort auf eine Krise verstanden werden. Sollten Krisen die notwendige Voraussetzung für neue Theoriekonstruktionen sein, heißt dies in erster Linie immer, nach Alternativen zu suchen, ohne dabei aber das alte Paradigma gleich von vornherein zu verwerfen. Hat eine Theorie den Status eines Paradigmas erlangt, so wird das alte durch das neue Paradigma erst dann ausgetauscht bzw. wird das alte erst dann für ungültig erklärt, wenn ein anderes Paradigma dessen Platz einnehmen kann (vgl. Kuhn 1976, S. 90). Ein Paradigmenwechsel kann als Prozess angesehen werden, in dem die vorherrschenden Daten/Informationen, die die gleichen sind wie im alten Paradigma, in ein neues System gegenseitiger Beziehungen übertragen werden. Alle Krisen – und diese Beobachtung kann in allen Wissenschaften vollzogen werden – enden in folgenden drei Varianten:

Ein Paradigma ist ein Objekt für Artikulierung und Spezifizierung unter neuen oder strengen Voraussetzungen (Kuhn 1976, S. 37)

Das Generieren von Theorien wird kontrovers diskutiert

- Die Wissenschaft ist fähig, mit dem krisenerzeugenden Problem fertigzuwerden: Ein neues Paradigma und eine auf dieses Paradigma gestützte Theorie haben sich entwickelt, die nun um gesellschaftliche und somit auch um pflegerische Anerkennung kämpfen.

- Die Wissenschaft kommt zum gegenwärtigen Stand zu keiner Lösung; sie verortet einen Mangel an Wissen und das Problem wird zur Seite geschoben und/oder späteren Generationen zur Lösung überantwortet.
- Die Wissenschaft löst das Problem im bestehenden alten Paradigma, wodurch es zur Bestätigung des alten Paradigmas kommt.

Die Theorie selbst ist nicht für eine Lösung verantwortlich. Wird der Umkehrschluss gezogen – so wie im Kapitel „Kritik" angesprochen –, sollte man sich fragen, welche Rahmenbedingungen einen dazu zwingen, Ursache und Wirkung zu vertauschen. Einer der Gründe – wie in diesem Buch bereits mehrfach angesprochen – mag die mangelnde Reflexionsfähigkeit des praktischen Umfeldes sein, das zur Hinnahme oktroyierter Pflegeprodukte (wie Modelle, Theorien, Diagnoseklassifikationssysteme und dergleichen) führt.

„Die Unfähigkeit, eine Lösung zu finden, diskreditiert nur den Wissenschaftler und nicht die Theorie." (Kuhn 1976, S. 93)

„Beim Fehlen eines Paradigmas oder eines Kandidaten für ein Paradigma scheinen alle Tatsachen, die irgendwie zu der Entwicklung einer bestimmten Wissenschaft gehören könnten, gleichermaßen relevant zu sein. Folglich ist das Zusammentragen von Fakten in der Frühzeit eine Tätigkeit, die weit mehr dem Zufall unterliegt als die, welche die darauf folgende wissenschaftliche Entwicklung kennzeichnet." (Kuhn 1976, S. 30)

Die Ansichten über das Generieren von Theorien gehen weit auseinander: Befürworterinnen einer systematischen Herangehensweise *(organized approaches)* glauben, dass vorformulierte Methoden und Herangehensweisen die Theorieentwicklung unterstützen und erleichtern. Gegner dieser Ansicht sehen in der Theoriebildung einen kreativen Prozess, der sich keinen Regeln unterwerfen darf. Richtig ist, dass es keine Regeln gibt, mit denen man mechanisch bzw. schematisch aus dem vorliegenden oder zu generierenden Datenmaterial Theorien ableiten kann.

Dennoch gibt es Strategien, die Theoretikerinnen dabei helfen, (Gedanken-)Prozesse zu unterstützen. Sie werden von Theoretikerinnen häufig angewandt, ohne dass sie benannt würden. Die Merkmale der Theorieentwicklung lassen sich grundsätzlich auf alle Abstraktionsebenen von Theorien anwenden. Allein die vorgegebene Systematik kann eine Abweichung insofern erfahren, als die Wahl der Strategie von den Zielen der zu entwickelnden Theorie bzw. vom Fachwissen von den vorhandenen bzw. (noch) nicht vorhandenen Daten abhängt.

7.2 Merkmale der Theorieentwicklung

Theoretisches Denken hat keinen Anfang und kein Ende. Es findet statt, indem

- Fragen aus der Praxis identifiziert,
- einem Diskurs zugeführt,
- beantwortet und
- die Ergebnisse des Fragendiskurses an den Entstehungsort der Fragen rückgeführt werden.

Eine einfache Darstellung von Theorieentwicklung (Synthese) ist folgende:

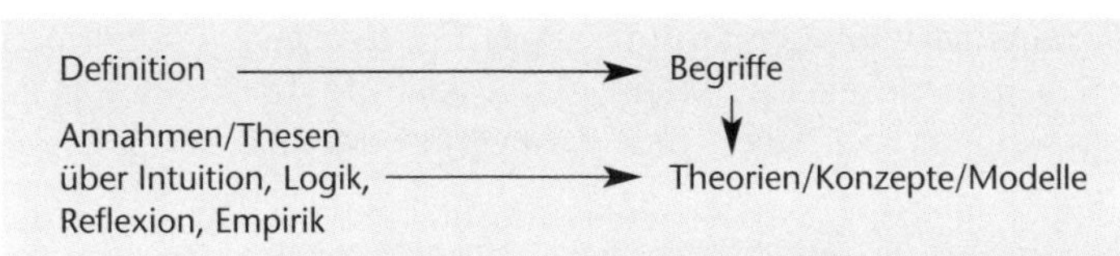

Abbildung 26: Theorieentwicklung

Praktisches Vorgehen

Wie die Art und Weise des Definierens vonstatten gehen soll, muss als Erstes festgeschrieben werden. Dies kann bedeuten, es sollten – erst recht, wenn mehrere Forscherinnen an ein und demselben Thema arbeiten – die Dimensionen der Betrachtung eines bestimmten Begriffs festgelegt werden. Danach erfolgt die Definition des Begriffs, wobei ein und derselbe Begriff durch die verschiedenen Definitionen ganz Unterschiedliches ausdrücken kann. Über Annahmen bzw. Thesen, die durch die Reflexion eines Sachverhaltes, durch Forschung oder auch mithilfe der Intuition abgeleitet werden können, entstehen je nach Abstraktionsgrad und Inhalt Konzepte, Modelle oder Theorien (Weiteres siehe im Kapitel „Begriffsdefinitionen“, S. 52).

7.2.1 Begriffe

Die Bausteine jeder Theorie, jedes Modells und jedes Konzepts sind die Begriffe. Einem Begriff können viele Bedeutungen unterliegen, deshalb ist eine Definition desselben unerlässlich. „[...] wenn der zugrundeliegende Begriff trivial ist, wird auch das Ergebnis belanglos sein“ (Walker/Avant 1998, S. V); deshalb kommt der Definition von Begriffen eine besondere Bedeutung zu. Bevor Begriffe definiert werden, müssen das Wie und das Was des Definitionsprozesses festgelegt sein.

Für Seiffert (1996, S. 36) ist eine Definition „[...] die Gleichsetzung eines bisher noch unbekannten Wortes mit einer Kombination mindestens zweier bereits bekannter Wörter“.

Für Kant (zit. nach Seiffert 1996) bedeutet definieren „[...] eigentlich nur soviel [...], als den ausführlichen Begriff eines Dinges innerhalb seiner Grenzen ursprünglich darstellen“. Müsste beispielsweise der Begriff „Isolation“ definiert werden, ist zu fragen, welche „Inhalte“ eine conditio sine qua non für das Konstrukt der Isolation sind. In welchem Kontext ist der Begriff Isolation anzuwenden? Im Rahmen gesellschaftlicher Isolation als Form eines von einer Gruppe abgeschnitten Seins, im Rahmen einer infektiösen Krankheit? Die Abklärung des Kontextes ist ein weiterer wichtiger Schritt der Begriffsbildung.

Der Begriff selbst ist nach Adorno (1993, S. 12) „[...] die meist sprachliche Fixierung, die für die Einheit all der Gegenstände, die unter den Begriff fallen, steht, durch die deren einheitliche Merkmale ausgesprochen werden“. Als Beispiel kann man versuchen, den Begriff „Gold“ zu definieren. Zu diesem Begriff könnte sich eine Person die Farbe des Goldes, sein Gewicht oder die Verarbeitungsweisen denken, eine andere Person könnte die Eigenschaft, dass Gold nicht rostet, damit verbinden und dafür eine andere Eigenschaft aussparen. Deshalb ist für Kant (ebd.) für eine überwältigende Mehrheit aller Worte die Definition von vornherein ausgeschlossen.

Begriffe sind kontext- und kulturabhängig

Übung:
Sie können dies auch mit einem anderen Begriff, etwa dem des „Fußballs" versuchen, wobei der Fußball hier als Sportgerät und nicht als Spielzeug angesehen werden soll. Wie kann dieser Fußball definiert werden? Welche definitorische Inhalte müssen eingegrenzt, welche ausgegrenzt werden?

Die folgende Abbildung soll einen Eindruck davon vermitteln, wie kontext- und kulturabhängig Begriffsdefinitionen sind.

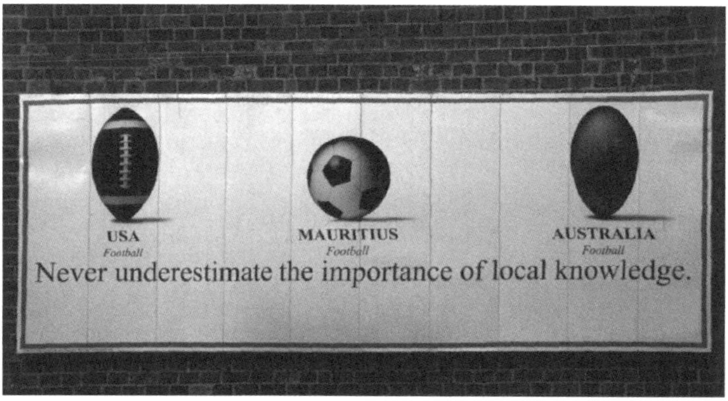
USA
Football
MAURITIUS
Football
AUSTRALIA
Football
Never underestimate the importance of local knowledge.

Abbildung 27: Definition der Definition

(© Michael Smoliner, 2002)

Wir können mit Seiffert (1996, Band 1, S. 41) sagen:

Grundsätzlich lassen sich vier Begriffstypen unterscheiden:

- Terminus
- Operationale Definition und theoretisches Konstrukt
- Modellbegriffe
- Idealtypische Begriffe

Der **Terminus** hat die Aufgabe, den betreffenden Sachverhalt von anderen Sachverhalten, mit denen eine Verwechslung möglich wäre, abzugrenzen und die Abgrenzung für einen weiteren Gedankengang zu fixieren. Zum Beispiel: Eine Demenz ist immer eine chronische Verwirrtheit.

Operationale Definition und theoretisches Konstrukt

Die **operationale Definition** dient der Übersetzung der theoretischen Sprache in die Alltagssprache (von der Theorie zur Beobachtung). Das **theoretische Konstrukt** dient der Übersetzung der Beobachtungssprache in die theoretische Sprache (von der Beobachtung zur Theorie).

Tabelle 18: Beispiel: Konstrukt und operationale Definition

Konstrukt	Operationale Definition
Verliebt sein	Hand halten Küssen Streicheln Rot werden Häufig über die Partnerin reden Gemeinsam Veranstaltungen besuchen ...
Lebensqualität	Generell körperliches Wohlbefinden Psychisches Wohlbefinden Soziale Kontakte Einschränkungen der Aktivitäten des täglichen Lebens Genuss- und Entspannungsfähigkeit Autonomie der Berufswahl Kommunikationsfähigkeit Mobilität/Immobilität (siehe im Anhang das Beispiel zur Immobilität) Sicherheitsgefühl ...

Das Beispiel der Lebensqualität in dieser Tabelle ist ein komplexes: Jede angeführte operationale Definition könnte ebenso als theoretisches Konstrukt betrachtet und für sich definiert werden. So wird auch aus diesen Beispielen ersichtlich, dass ein und derselbe Begriff unterschiedliche Definitionen erfahren kann.

Die Kritik dieses Begriffstypus bezieht sich auf den Definitionsprozess, der abhängig von dem, was als beobachtungswürdig betrachtet wird, abgebildet wird. Ein Konstrukt ist nichts Absolutes; es hängt vom Standpunkt der Beobachtung ab.

Idealtypische Begriffe

Der Idealtypus geht auf Max Weber zurück und ist ein aus einer Mehrzahl von Bestimmungen konstruierter, „komponierter", gedachter Zusammenhang. Der Ausdruck „ideal" wird als Gegensatz zu „real" aufgefasst: Die Forscherin macht sich eine Vorstellung darüber, was sie für bedeutend für eine Kultur oder eine Gesellschaft erachtet. Sie greift dann aus der Mannigfaltigkeit der Erscheinungen (ihrer Vorstellung entsprechend zweckrational) bestimmte Einzelerscheinungen heraus und bringt diese in einen Zusammenhang, und zwar so, dass ein einheitliches Gedankengebilde entsteht. Man könnte auch sagen, es entsteht eine Art „Fiktion", basierend auf realen Beobachtungen. Beim Idealtypus handelt es sich um eine bewusst vorgenommene kognitive Konstruktion und um eine immanente Utopie realer Erscheinungen. Die Intention ist, wirkliche Kausalzusammenhänge zu durchschauen, indem man unwirkliche konstruiert! Ein Vergleich der empirischen Wirklichkeit mit den Idealtypen soll eine eindeutige, verständliche Begriffserklärung unterstützen. Der idealtypische Begriff steht für die Konstruktion eines Gedankengebildes mithilfe von ausgewählten Relevanzkriterien und Selektionsverfahren.

Zusammenfassend gesagt, sollen Begriffe

- nach außen abgrenzend,
- nach innen einschließend,
- allumfassend,
- pragmatisch anwendbar und
- so gewählt sein, dass Anwenderinnen sich damit identifizieren können.

Missverständnisse in der Kommunikation (damit meine ich nicht nur die verbale Kommunikation, sondern auch kommunikatives Handeln) entstehen dadurch, dass unter einem Begriff Verschiedenes verstanden wird. Um eine gemeinsame Sprache zu finden und Phänomene des sozialen Lebens (und der Pflege) zu beschreiben, zu identifizieren und dementsprechend der Situation angepasst zu agieren, erachte ich einen gewissen Begriffsformalismus unter zwei Bedingungen für notwendig:

1. Begriffe sollten mit jenen Personen und Klientinnen entwickelt werden, in deren Umkreis sie zur Anwendung kommen. Durch gemeinsame inhaltliche Festlegung wird die Identifizierung mit den Begriffen gewährleistet.

Begriffe sind keine Dogmen!

2. Die einmal festgelegte Form eines Begriffes stellt kein Dogma dar. Sie muss im Zuge der gesellschaftlichen Entwicklung regelmäßig einer Überprüfung unterzogen werden.

7.2.2 Thesen oder Annahmen

Thesen sind wichtige Bestandteile im Rahmen des Versuchs, ein wissenschaftliches Gebäude des Wissens zu errichten.

Thesen oder Annahmen sind Gedanken, deren Wahrheitsinhalt eines (wissenschaftlichen) Beweises bedarf. Sie dienen der logisch möglichst widerspruchsfreien Synthese (Zusammensetzung) eines Ganzen.

Es gibt auch sogenannte relationale Thesen, die die einzelnen Begriffe miteinander in Beziehung setzen. Zum Beispiel: Die Arbeitszufriedenheit hängt stark mit dem Betriebsklima zusammen. Bei diesem Beispiel kann eine positive Assoziation hergestellt werden: Je besser das Betriebsklima, desto höher die Arbeitszufriedenheit. Eine negative Assoziation könnte lauten: Je größer der Schmerz, desto niedriger das persönliche Sicherheitsgefühl.

Relationale und nicht relationale Thesen oder Annahmen

Die nicht relationale These ist eine Behauptung, die festgeschrieben wird und die es zu beweisen gilt. Ein Beispiel könnte lauten: Jeder Mensch ist auf der Gefühlsebene ansprechbar. Solche nicht relationalen, existenzbehauptenden Thesen werden vor allem bei sehr komplexen, empirisch nicht oder nicht leicht überprüfbaren Phänomenen oder Sachverhalten aufgestellt.

Nachfolgend einige Auszüge aus den Annahmen über den Menschen verschiedener Pflegetheorien und -modelle (vgl. Fehler et al. 1984):

Orem geht in ihrem Pflegemodell zur Selbstpflege von der Vorstellung eines mit seiner Umwelt in Verbindung stehenden Menschen aus, der das intellektuelle, motivationale und normative Potenzial hat, sich selbst zu pflegen und diese Selbstpflege zu entwickeln. Die Selbstpflegehandlungen werden vom Menschen bewusst ausgewählt und gesetzt.

Das Adaptionsmodell von Roy sieht den Menschen als bio-psycho-soziales adaptives System, das bei Veränderungen in der Lage ist, sich durch den Prozess der Anpassung auf die Veränderung einzustellen oder sie zu bewältigen. Um mit der sich verändernden Welt fertig zu werden, bedient sich der Mensch vier adaptiver Interaktionsprozesse: der physiologischen Bedürfnisse, der Darstellung eines Selbstkonzepts, der Ausübung von Rollenfunktionen und der Abhängigkeit von Beziehungen.

Johnsons Modell der Verhaltenssysteme sieht den Menschen in untereinander in Verbindung stehenden, gegenseitig abhängigen Verhaltenssystemen, deren Reaktionsmuster ein integriertes Ganzes darstellt. Der Mensch versucht, ein Gleichgewicht zwischen den verschiedenen Verhaltensmustern herzustellen, indem er z. B. bewusst neue Erfahrungen eingeht, die eine Anpassung verlangen. Diese immer wieder herzustellende „Verhaltensprovokation“ dient der Erreichung eines bestimmten Ziels.

7.2.3 Zusammenfügen einzelner Elemente zu einer Theorie, einem Konzept oder Modell

Theorie ist ein logisches Ganzes!

Nach Penrod und Hupcey (2005) sowie Walker und Avant (2005) ist eine Theorie ein logisches Ganzes, das durch ein möglichst widerspruchsfreies Zusammenfügen einzelner Konzepte entsteht. Der Zusammenhang der einzelnen Konzepte einer Theorie beruht auf Paradigmen, nach Kuhn (1976) Lehrmeinungen, die über die einzelnen Theorien hinausgehen. Zum Beispiel fügt Orem die Schlüsselelemente des Selbstpflegedefizits und der Krankenpflege in der Form zusammen, dass ein zur Selbstpflege unfähiger Mensch durch Pflegehandlungen so weit gebracht wird, seine Selbstpflegefähigkeit wiederzuerlangen. Ein weiteres Beispiel für das Zusammenfügen verschiedener Elemente präsentieren Chinn und Kramer (1999), die die Wissensentwicklung anhand von Fragen über die vier Wissensdimensionen (siehe das Kapitel „Begriffsdefinitionen“) darstellen (siehe Abbildung):

Abbildung 28: "When ethics, aesthetics, personal knowing, and empirics come together as a whole, the purposes of developing knowledge and the actions based on that knowledge become more responsible and human and create liberating choices." (aus: Chinn/Kramer 1999, S. 13)

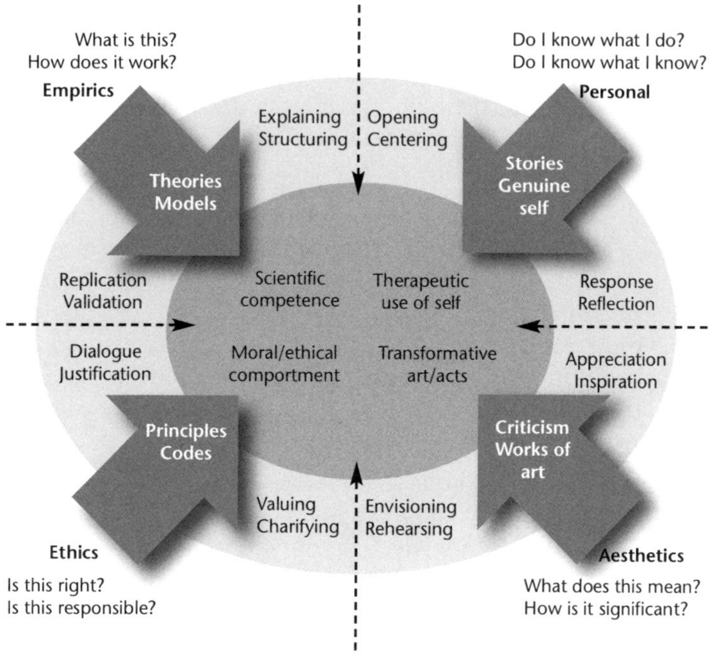

Es gibt auch heute noch nicht *die* Theorie oder *das* Modell für ausgewählte Praxissituationen. Vielmehr wird die Frage, ob eine Theorie oder ein Modell in einem bestimmten Pflegekontext richtig oder falsch ist, weniger durch die Wissenschaft, sondern durch soziale Parameter bestimmt (vgl. Johnson 1974)! Schlussendlich muss sich ein Modell in der Praxis bewähren. Und um dies zu erkennen, müssen ein Modell oder eine Theorie in der Praxis kontinuierlich Anwendung finden und regelmäßig auf Praxistauglichkeit „getestet werden".

7.2.4 Beispiel von Theoriebildung anhand des Konzepts der Gefühlsarbeit

Die Entwicklung des Konzepts basiert auf einer induktiven, iterativen Vorgehensweise, die dem folgenden Diagramm zu entnehmen ist. In diesem Kapitel wird nur auf die Methodik der Entwicklung eingegangen; Näheres zum Konzept selbst entnehmen Sie Kapitel 6, S. 125.

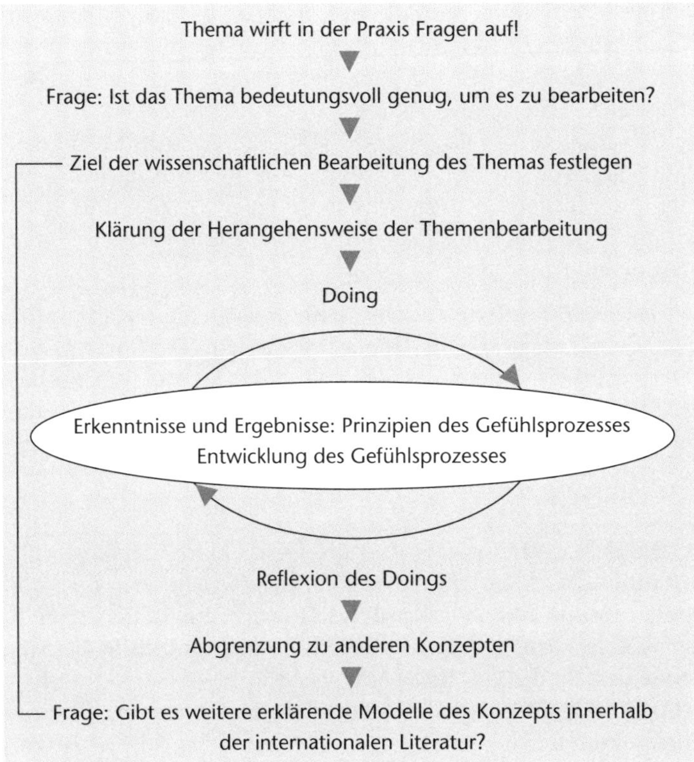

Abbildung 29: Schritte im Entwicklungsprozess des Konzepts der Gefühlsarbeit

Die Bearbeitung der Themen „Gefühl" und „Gefühlsarbeit" war unmittelbar aus der Praxis initiiert. Die Autorinnen erkannten in ihrer Rolle als Pflegende, dass der Umgang mit den Bewohnerinnen, Klientinnen oder Patientinnen im Pflegefeld häufig durch oberflächliche Kontakte geprägt ist. Bedürfnisse vor allem sozialer, kognitiver und emotionaler Art werden in der täglichen Routine zu wenig wahrgenommen oder ignoriert – und dies, obwohl von den Klientinnen Zeichen gesetzt wurden, die nach einer gemeinsamen bewussten Bearbeitung riefen. Am Beginn der Erarbeitung des Konzepts standen viele Fragen: Warum werden Zeichen emotionaler Bedürftigkeit ignoriert? Was bewirkt dieses Ignorieren und Nichtaufarbeiten sowohl bei Klientinnen als auch bei Pflegenden? Welche Auswirkungen hat dies für die Organisationen? Wie kann dem entgegengewirkt werden? Und was bewirkt eine vermehrte Arbeit an den Gefühlen?

Diese Phänomene und die in ihrem Gefolge aufgeworfenen Fragen wurden in vielen Gesprächen zwischen den Autorinnen intensiv diskutiert. Es war klar, dass dieses Thema ein in der Pflegelandschaft vernachlässigtes ist, dass seine Bedeutung aber außerordentlich groß ist. Erste Hypothesen wurden in den Raum gestellt, wie beispielsweise: „Die Beachtung des Menschen als fühlendes Wesen ist existenziell“ – „Gefühlsarbeit wirkt präventiv bei Einsamkeit, Langeweile und vielen weiteren Phänomenen“ u. v. m.

Das erstformulierte Ziel der wissenschaftlichen Bearbeitung des Themas war ganz allgemein und lautete: Ein Konzept der „Gefühlsarbeit“ soll entwickelt werden, das die Würde des Menschen stärkt, das Empowerment von Klientinnen und Pflegenden fördert und die Arbeit am Menschen (wieder) zu einer sinnstiftenden werden lässt. Als Grundlage wurde die humanistische Theorie herangezogen.

Die Herangehensweise und die Entwicklung des Konzepts „Gefühlsarbeit“ sollten nicht in Form einer klassischen Hypothesentestung ablaufen, da dieses Thema dafür kaum geeignet ist. Vielmehr sollte es qualitativ und induktiv mithilfe der Methode der Aktionsforschung entwickelt werden. Die Aktionsforschung zeichnet sich dadurch aus, dass die Forscherin selbst im Forschungsfeld steht und dieses aktiv beeinflusst. Diese Beeinflussung ist ein wichtiger Part in der Reflexion des Entwicklungs- und Forschungsgeschehens.

Die Autorinnen mussten sich zu Beginn der Erarbeitung des Konzepts zwei Fragen stellen: Welche Klientinnen sollten in einem ersten Schritt in das Konzept miteinbezogen werden? Und welche Organisationen sind interessiert, motiviert und offen genug, damit darin gestaltet werden kann?

Als diese Auswahl getroffen war, musste in einem nächsten Schritt die Genehmigung zur Arbeit in der Organisation eingeholt werden. Die Auswahl der Klientinnen, mit denen das Konzept einen Anfang finden konnte, erfolgte über eine wahrgenommene Stigmatisierung der Klientinnen in der Organisation. Die Klientinnen fielen den Autorinnen dadurch ins Auge, dass die Teammitglieder viel über sie sprachen, (meist) verursacht durch verschiedene immer wiederkehrende Auffälligkeiten der Klientinnen in der Organisation. Die häufig vorgenommenen Stigmatisierungen von Klientinnen durch das Team veranlasste die Autorinnen, sich im Rahmen des Gefühlsprozesses mit ihnen zu beschäftigen. Alle Klientinnen waren kognitiv in der Lage, verbal zu kommunizieren und zu reflektieren. Die Einwilligung wurde insofern bei jeder Klientin eingeholt, als die Autorinnen ihr erklärten, dass sie mit ihr über ihre Situation in der jeweiligen Organisation sprechen wollten. Erfolgte eine Zustimmung, wurde ein Termin mit der Klientin vereinbart. Die Begegnung jeder Betreuungseinheit wurde mit einer intensiven Reflexion der Begegnung zwischen den Autorinnen abgeschlossen. Dabei stellen sich die Autorinnen folgende Fragen:

- Wie konnte das Gefühl in dieser Begegnung beschrieben werden?
- War die Begegnung von Vertrauen und Offenheit geprägt?
- War die Autorin offen genug, um sich dem Gegenüber zu nähern?
- Gab es Störungen in der gegenseitigen Begegnung?
- Was bewegt die Klientin?
- Was tragen die Betreuenden und die Angehörigen dazu bei, wie sich die Klientin fühlt und was sie bewegt?
- Wie kann das, was sie bewegt, bearbeitet werden?

Nach diesem Reflexionsprozess wurden die nächsten Schritte für ein weiteres Doing abgeleitet. Diese Prozessschritte wiederholten sich. Die Begegnung wurde, wann immer möglich, mit der Kamera festgehalten und der Dialog transkribiert, sodass auch die „Wörtlichkeit" exakt festgehalten werden konnte. Standen anfangs beide Autorinnen im Praxisumfeld, zog sich nach der Festlegung eines ersten Rohkonzepts eine Autorin aus dem Praxisfeld zurück. Sie war die nächsten Monate für die externe und vertiefte Reflexion verantwortlich; das bedeutete, einander nach jeder Begegnung mit den Klientinnen zu treffen, um die Situation zu reflektieren, wobei die Person, die nicht im Praxisumfeld stand, für vertiefte und kritische Fragen zum Prozess verantwortlich zeichnete. In mehreren Entwicklungsabschnitten wurde das Konzept sowohl Pflegenden als auch nicht Pflegenden zur Diskussion gestellt. Deren wichtige Beiträge fanden Eingang in die Konzeption.

Das Produkt dieser Herangehensweise sind definierte Prinzipien der Gefühlsarbeit, Thesen zur Gefühlsarbeit und ein sich entwickelnder Gefühlsprozess. Die Definition dessen, was Gefühlarbeit beinhaltet, entwickelte sich im Laufe der Theoriearbeit.

Die Auseinandersetzung mit der Arbeit „Gefühl" erbrachten die Erkenntnisse, was Gefühlsarbeit ist und wie sie funktioniert.

Dieser Entwicklungsprozess zog sich über mehrere Jahre. Erst nachdem die Konzeption relativ abgeschlossen war, fragten sich die Autorinnen, in welcher Form sich das Konzept national und international von anderen Konzepten unterschied, wo es Ähnlichkeiten gab und wo die Konzeption der Gefühlsarbeit Ergänzungen lieferte. Weitere wissenschaftliche Erklärungen für die in der Gefühlsarbeit entwickelten Elemente konnten in der internationalen Literatur gefunden werden. Vor allem die Erkenntnisse der Neurobiologie waren hilfreich, das Konzept weiter zu untermauern.

Zum jetzigen Zeitpunkt wird das Konzept angewendet und seine Bewährung in der Praxis beobachtet. Als nächster Schritt könnte überprüft werden, ob es sich in anderen Kontexten einsetzen lässt und ob weitere Zielformulierungen mittels der „Gefühlsarbeit" zu bearbeiten sind.

7.2.5 Auszüge aus der Analyse von Theorien

Das Resultat einer Analyse ist das Verstehen

Es gibt viele Modelle, wie sich Theorien/Modelle/Konzepte analysieren lassen.

> Eine Analyse wird bestimmt durch die Komponenten des „Was" (Was soll analysiert werden?) und des „Wie" (Wie soll analysiert werden?). Modell- und Theorieanalyse dienen der Identifizierung von Stärken und Schwächen. Dies ist erforderlich, um eine Entscheidung über die notwendige und sinnvolle Anwendung von Modellen und Theorien treffen zu können und/oder Vorstellungen über ihre Erweiterung zu gewinnen.

Allen Analysen geht eine „systematische und detaillierte Übersicht über alle verfügbaren Publikationen der Autorin bzw. des Autors" (Fawcett 1996a, S. 58) voran.

In diesem Buch werden beispielhaft drei Methoden der Theorieprüfung dargestellt: die Analysekriterien von Marriner-Tomey, die von Cormack und Reynolds sowie jene von Penrod und Hupcey.

Analysekriterien nach Marriner-Tomey

Marriner-Tomey (Alligood/Marriner-Tomey 2002) nennt Analyse, Evaluation und Kritik als Methoden der Prüfung von Theorien bzw. Modellen. Sie nennt als Analysekriterien:

- Klarheit
- Einfachheit
- Allgemeingültigkeit
- Empirische Ausrichtung und deren Gütekriterien
- Auswirkungen und Konsequenzen für die Praxis

Klarheit: Der Anspruch der Klarheit bezieht sich auf die Beschaffenheit des Begriffssystems. Wie sind die verwendeten Begriffe definiert und aus welchem Kontext wurden sie hergeleitet? Viele Theoretikerinnen haben sich bei ihrer Arbeit anderer Disziplinen bedient. Es ist nicht ungewöhnlich, dass ein und dasselbe Wort in verschiedenen Fachrichtungen unterschiedliche Bedeutungen aufweist. Eine exakte Analyse der Begriffe und Annahmen in Theorien und Modellen im Hinblick auf die zu erreichenden Ziele ist anzustreben. Das Verständnis der verwendeten Begriffe und Konzepte sollte einheitlich sein.

Einfachheit: Die Praxis könne nur von einfachen Theorien wie Theorien mittlerer Reichweite geleitet werden, so Chinn und Kramer (1999). Man müsse den Spagat zwischen ausreichendem theoretischem Gehalt und Anwendbarkeit in der Praxis versuchen. Das Kriterium für die Einfachheit einer Theorie oder eines Modells könne nur darin bestehen, inwieweit das theoretische Wissen als täglicher „Berater" im praktischen Handeln herangezogen werden könne. Was dies für die Anwendung und die Umsetzung von Wissen in die Praxis bedeutet, wurde im Kapitel „Theorie- und Wissensanwendung in der Pflegepraxis" (siehe S. 246) behandelt.

Allgemeingültigkeit: Je begrenzter die Ziele und die Begriffe, je weniger abstrakt Theorien und Modelle sind, desto weniger allgemeingültig sind sie. Generell tendieren die Wissenschaftlerinnen zu der Forderung, dass Theorien und Modelle abstrakt sein sollten, damit sie einen möglichst großen Anwendungsbereich abdecken. Auf der anderen Seite konkurriert dieser Anspruch mit der Forderung, möglichst situations- und kontextgerechte Aussagen für die Pflege bereitzustellen.

Empirische Ausrichtung: Lassen sich die Komponenten von Theorien/Modellen und ihre Beziehung untereinander **empirisch**, mittels beobachtbarer Daten, erheben?

Auswirkungen auf und Konsequenzen für die Praxis: Lassen sich aus den Theorien bzw. Modellen Hypothesen generieren, die den „Body of Knowledge" der Pflege sinnvoll bereichern?

Bewertungskriterien nach Cormack und Reynolds

Cormack und Reynolds (1992) haben mehrere Fragen zur Evaluation von Theorien und Modellen erarbeitet. Ihre Kriterien der Evaluation fokussieren mehr als bei anderen Autorinnen auf die Anwendbarkeit in der Praxis. Sie gehen bereits im Vorfeld davon aus, dass ihre Kriterien von einer einzelnen Theorie, einem einzelnen Modell nicht vollständig erfüllt werden. Die Bewertung und Überprüfung erfolgt anhand mehrerer Fragen, von denen im Folgenden einige angeführt werden:

- Ist die Theorie/das Modell so beschrieben, dass es von den Pflegepraktikerinnen zweifelsfrei verstanden werden kann? Sind Ziel, Eigenheit und Inhalt für alle Pflegende aus allen Bereichen verständlich?

Theorien/Modelle, die nicht dieser Anforderung entsprechen, sind von geringem Wert und in der Praxis kaum einsetzbar. Es bedarf sogenannter „Übersetzerinnen", die Theorien und Modelle einer Interpretation unterziehen, um sie allen Pflegenden – auch jenen, die sich nicht mit theoretischem Wissen befassen – verständlich zu machen. Ein persönlicher Anstrich in der Übersetzung ist dabei zu erwarten. Je klarer sprachlich formuliert wird, desto größer ist die Wahrscheinlichkeit „[to] enter the public arena" (Cormack/Reynolds 1992, S. 1474).

Eine klare sprachliche Formulierung würde akademisches Elitedenken, das von den Autorinnen als hemmend für eine Praxisintegration betrachtet wird, gar nicht erst aufkommen lassen.

- Ist der Anwendungsbereich der Theorie, des Modells klar umrissen?

Die Heterogenität und Mannigfaltigkeit der Profession Pflege zeigt sich im Umgang mit den unterschiedlichsten Patienten-

und Kundengruppen. Dazu gehören sowohl kranke Personen, die der wiederherstellenden Pflege bedürfen, als auch gesunde Personen, die im Rahmen einer präventiven Gesundheitsberatung betreut werden. Die spezifischen Bedürfnisse der verschiedenen Klientinnen müssen erfasst und in Beziehung zu Pflegetheorien/-modellen gebracht werden, die der jeweiligen Pflegesituation entsprechen. Es sollte deutlich sein, inwieweit sich die Theorie/das Modell für die Bewältigung einer spezifischen Aufgabe eignet. Werden die „richtigen" Erklärungen geboten? Auch wenn die Wahl nicht „optimal" ist, Entscheidungen für die Betreuung und Therapie müssen getroffen werden. Neben der Forderung, dass der Anwendungsbereich definiert sein sollte, treten Cormack und Reynolds auch dafür ein, die Grenzen von Theorien und Modellen aufzuzeigen.

- Stellen die ausgewählten Theorien/Modelle eine Annäherung an die spezifischen Bedürfnisse der Pflege und der Pflegenden dar?

Nicht jedes Modell eignet sich für die Anwendung in der Pflege

Ausgewählte und/oder adaptierte Theorien und Modelle aus anderen Disziplinen sollten auf die Spezifika der Pflege eingehen. Um nachvollziehbar zu machen, ob diese Anforderung erfüllt wird, ist es erforderlich, die Ursprünge der Theorien und Modelle und die jeweiligen Adaptationen an die Erfordernisse der Pflege für alle Anwenderinnen deutlich zu machen.

- Basiert die Theorie oder das Modell auf einer (wissenschaftlich) getesteten und akzeptierten Grundlage bzw. lässt sich eine wissenschaftlich zugängliche Grundlage ableiten?

Cormack und Reynolds folgen hier Fawcett (1987), die explizit fordert, dass Theorien/Modelle nach wissenschaftlichen Kriterien getestet werden müssen, um als abgesichert zu gelten. Werden keine Aussagen über die zugrunde liegende wissenschaftliche Abstützung getroffen, wird von Anwenderinnen, Pädagoginnen und Managerinnen eine solche Prüfung fälschlicherweise unterstellt, so Fawcett. Der unreflektierte Einsatz in der Praxis kann die Folge sein. Es wird deshalb empfohlen, in der theoretischen Arbeit die wissenschaftliche Belegbarkeit bereits im Vorfeld zu berücksichtigen.

- Ist das Modell/die Theorie valide?

Aus auf Validität getesteten Theorien und Modellen lassen sich eher adäquate Pflegediagnosen und Interventionen ableiten, die

die Einzigartigkeit von Pflege unterstreichen, als aus solchen, die nicht überprüft sind. Die Anwenderinnen müssen über die vorhandene oder mangelnde Gültigkeit Bescheid wissen.

- Ist das Modell/die Theorie reliabel?

Bei hoher Reliabilität sollten Pflegende in der Anwendung der Theorie/des Modells in ähnlichen Situationen zu ähnlichen Ergebnissen kommen. Durch Theorien und Modelle wird die Herangehensweise an die Patientin mit all ihren Bedürfnissen bestimmt; die Pflegenden unterliegen ähnlichen Werthaltungen und Handlungsmustern. Werden mehrere Pflegende vor das gleiche Pflegeproblem gestellt, implizieren reliable Theorien/Modelle gleiche Ergebnisse im Pflegeprozess.

- Lässt sich die Theorie/das Modell auf einen anderen Kulturkreis übertragen?

Das Gros der theoretischen Arbeit stammt aus den USA der 1960er-, 1970er- und 1980er-Jahre. Europäische Versuche, Theorien und Modelle zu generieren, fallen dagegen kaum ins Gewicht. Außer Leininger, die die Transkulturalität in den Mittelpunkt ihrer Theorie stellte, haben sich andere Theoretikerinnen über die Kompatibilität ihrer Arbeit zu anderen Kulturkreisen nicht geäußert. Eine kritische Reflexion der definierten Begriffe und Konzepte sowie eine Berücksichtigung des jeweiligen Entstehungszeitpunkts sind unabdingbar.

- Liefert die Theorie/das Modell einen Rahmen für die Pflegediagnostik?

Modelle und Theorien nehmen Einfluss darauf, wie Patientinnen von den Pflegenden wahrgenommen werden. Sie sollen die Pflegenden befähigen, Diagnosen abzuleiten, die in Struktur, Inhalt und genereller Aussage durch das gewählte Modell bzw. die gewählte Theorie bestimmt sind. Die Ausformung eines Begriffssystems und die Zuordnung von Diagnosen zu einem Klassifikationssystem können sich daraus ableiten. Die Grenzen und Möglichkeiten der Anwendbarkeit werden dabei deutlich.

- Befähigt das Modell/die Theorie zur Ableitung geeigneter Interventionen zur Optimierung des Gesundheitszustandes?

Welche Bandbreite an Pflegeinterventionen wird vorgegeben? Wird auf das Urteil der Pflegenden vertraut, bei gestellten Pflegediagnosen aufgrund ihres fachliches Könnens die geeigneten Interventionen abzuleiten, oder gibt das Modell/die Theorie Interventionen in einer eher operationalisierten Form vor? Was auch immer vorgegeben wird, zum besseren Verständnis sollte von den Theoretikerinnen eine Begründung für die Vorgaben angegeben werden.

- Definiert das Modell/die Theorie den gewünschten Outcome einer Intervention?

Wie schon erwähnt, setzen Modelle und Theorien verschiedene Schwerpunkte, die zu verschiedenen Wahrnehmungen und Beobachtungen der Pflegenden führen können. Dementsprechend können daraus unterschiedliche Wünsche bezüglich der Resultate abgeleitet werden. Eine klare Formulierung, was das Endprodukt der Bemühungen im Pflegeprozess sein soll (im optimalen Fall, wie dieser Outcome zu messen ist), führt zu vermehrter Konsistenz in der Anwendung. Reliabiltät und Validität werden davon positiv beeinflusst.

- Verfügen Pflegende im klinischen Alltag über die Möglichkeit der freien Entscheidung in der Auswahl von Theorien und Modellen?

Nicht alle Theorien/Modelle eignen sich für alle Situationen und Gegebenheiten. Hat die Pflegende auch innerhalb einer Institution die Möglichkeit, frei zu wählen, welche theoretischen Überlegungen sie ihrem Handeln zugrunde legt? Gibt es Organisationszwänge, denen Praktikerinnen unterworfen sind?

- Entspricht das Modell/die Theorie allgemeingültigen ethischen Richtlinien?

Werden notwendige ethische Richtlinien sowohl im Allgemeinen als auch für spezifische Pflegesituation vorgegeben? Ist bekannt, in welcher Situation die Anwendung ethisch nicht zu vertreten ist? Werden von den Theoretikerinnen keine Empfehlungen abgegeben, laufen Praktikerinnen Gefahr, diese Frage zu vergessen oder zu ignorieren.

Analyse nach Penrod und Hupcey

Penrod und Hupcey machen einen Analysevorschlag, in dem sie die Erkenntnistheorie, die linguistische Ausführung, die Praxistauglichkeit und die Logik hinter der Theorie bewerten. Der von Schrems (2008) übersetzte und im folgenden Diagramm dargestellte Analysevorschlag ist gut verständlich:

Abbildung 30: Kriterien der Konzeptentwicklung

(vgl. Schrems 2008, S. 17, nach Penrod/Hupcey 2005)

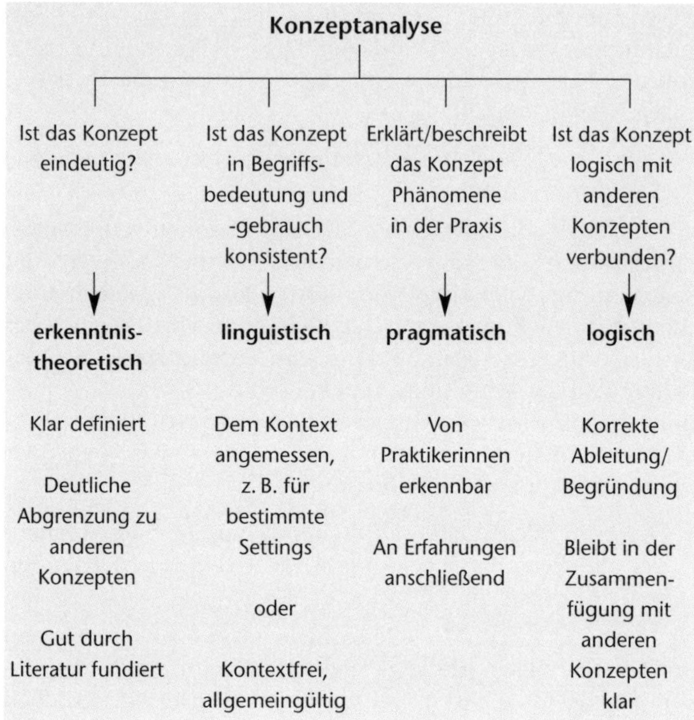
Konzeptanalyse
Ist das Konzept eindeutig?
Ist das Konzept in Begriffsbedeutung und -gebrauch konsistent?
Erklärt/beschreibt das Konzept Phänomene in der Praxis
Ist das Konzept logisch mit anderen Konzepten verbunden?
erkenntnistheoretisch
linguistisch
pragmatisch
logisch
Klar definiert
Deutliche Abgrenzung zu anderen Konzepten
Gut durch Literatur fundiert
Dem Kontext angemessen, z. B. für bestimmte Settings
oder
Kontextfrei, allgemeingültig
Von Praktikerinnen erkennbar
An Erfahrungen anschließend
Korrekte Ableitung/ Begründung
Bleibt in der Zusammenfügung mit anderen Konzepten klar

Weitere Beispiele der Theorieanalyse finden Sie in: Alligood/ Marriner-Tomey 2002, Walker/Avant 1998, Fawcett 1998, Kirkevold 1997 sowie Steppe 2000.

7.2.6 Allgemeines zur Theorieentwicklung

Theoriebildung durch Iteration

Erfolgreiche Theoriebildung braucht sich nicht auf eine Methode oder eine Strategie zu beschränken. Theoriebildung ist ein iterativer Prozess (vgl. Chinn/Kramer 1999; Walker/Avant 1998), der so lange durchgeführt werden soll, bis keine zusätzlichen Informationen zum interessierenden Thema mehr gefunden werden bzw. die gewünschte Komplexität erreicht ist (vgl. Walker/Avant 1998). "A scientific concept is not a static entity – it is dynamic, with the state of the science representing the most current state of scientific understanding" (Penrod/Hupcey 2005, S. 404). Die Synthese ist dabei eher induktiv ausgerichtet, die Strategie der Analyse deduktiv und induktiv. Bei Theorieentwicklung im Sinne der Grundlagenforschung kann es auch vorkommen, dass sich bestimmte Begrifflichkeiten und verschiedene Begriffe im Vorfeld aufgrund des unbekannten Umfelds und der darin noch unbekannten zusammenhängenden Schlüsselkonzepte erst im Zuge der Forschung entwickeln. Was nicht vorhanden hat ist, kann nicht durch Zwang produziert werden!

Synthese und Analyse sind nicht einfach nebenbei zu bewältigen. Sie müssen institutionalisiert und durch kompetente Personen ausgeführt werden.

Die unterschiedlichen Zugangsmöglichkeiten in der Theorieentwicklung (Synthese und Analyse) ergeben sich

- aufgrund ihres Erkenntnisanspruchs;
- aufgrund der verwendeten Erkenntnismittel, d. h. der Methodologie (Art, Bedeutung und Einsatz der Denk- und Forschungsmethoden);
- aufgrund des Aufbaus und der Logik von Begriffs- und Aussagesystemen;
- aufgrund der zugrunde gelegten Positionen (Werte, Annahmen).

Der Nutzen von Analysen und Evaluationen liegt im Lerngewinn für zukünftige Entwicklungen in Forschung und Wissenschaft!

Wissenschaften – auch die Pflegewissenschaften – können erfolgreich oder erfolglos, interessant oder uninteressant, fruchtbar oder unfruchtbar sein, je nach der Bedeutung oder dem Interesse der Probleme in der wissenschaftlichen Disziplin und vor allem auch je nachdem, wie ein Problem angegangen wird. „In allen Fällen, ohne Ausnahme, ist es der Charakter und die Qualität des Problems – zusammen natürlich mit der Kühnheit und Eigenart der vorgeschlagenen Lösung –, die den Wert oder Unwert der wissenschaftlichen Leistung bestimmt." (Popper 1993, S. 105)

Bewährt sich eine Theorie/ein Modell/ein Konzept *nachweislich* in der Praxis, sollte diese Praxis beibehalten werden!

Übung:
Nehmen Sie die Theorien/Modelle von Betty Neuman, Hildegard Peplau, Martha Rogers, Erwin Böhm, Josi Bühlmann oder Neumann-Ponesch und versuchen Sie, sie unter den Gesichtspunkten von Marriner-Tomey oder Penrod und Hupcey zu analysieren. Die Bewertungen dieser Theorien/Modelle nach Cormack und Reynolds können Sie Kapitel 6 entnehmen.

Fragen zur Vertiefung

- Was versteht man unter Theoriesynthese?
- Was versteht man unter Theorieanalyse?
- Was ist ein Begriff und wozu wird dieser in der Wissenschaft benötigt?
- Beschreiben Sie die vier Begriffstypen nach Seiffert.
- Beschreiben Sie mindestens fünf Analysekriterien (unabhängig von der Wissenschaftlerin).

8 Perspektiven der Zukunft – Patchworktheorien

Wenn überhaupt, dann wird bis zum heutigen Zeitpunkt fast ausschließlich der Versuch unternommen, das Gesamtmodell einer bestimmten Theoretikerin in die Praxis zu übersetzen. Die Möglichkeit, einem Problem mit Theorienpluralismus zu begegnen, wird dagegen – obwohl vonseiten der Wissenschaft schon längst als sinnvoll, ja als conditio sine qua non verabschiedet – bis heute vernachlässigt. Zum einen liegt dies daran, dass wir an sich schon große Probleme mit dem Theorietransfer haben, zum anderen ist der Gedanke neu und in der Pflege noch nicht sehr verbreitet. Dieses Kapitel dient dazu, Sensibilität für den Einsatz verschiedener Modelle und Theorien zu wecken, ohne dabei eine vorgefertigte Lösung für eine mögliche Herangehensweise zu liefern.

Die heute im Pflegealltag verwendeten Theorien und Modelle bringen nicht den erwarteten Erfolg bzw. sind in der Praxis nicht existent. Eine Möglichkeit, die Pflegetheorie für die Praxis tauglicher zu machen, könnte darin bestehen, Einzelkonzepte aus verschiedenen Theorien und Modellen, die leicht greifbar und verständlich sind, miteinander zu kombinieren. Schwierig scheint im ersten Moment der Umgang mit den unterschiedlichen Paradigmen und Begriffen zu sein. Aber wie bei jeder „Erstanwendung" muss auch hier der theoretische Hintergrund auf den kulturellen und strukturellen Anwendungsbereich hin überprüft werden. Das Modell von Käppeli, das im Züricher Universitätsspital viele Umsetzungsmöglichkeiten erfährt, ist ein Beispiel dafür (siehe auch Kapitel 6, Beispiel Bühlmann, S. 196).

Meleis hat in diesem Zusammenhang von „multidisziplinärer" Theoriebildung gesprochen. Ziel muss sein, über „Multimodelle" mehr Effizienz und Effektivität zu erreichen. Eine Veränderung und Erneuerung des Sprachgebrauchs ist dabei wahrscheinlich notwendig.

Unter Eklektizismus versteht man eine Zusammenstellung von verschiedenen Gedanken oder Stilelementen zu etwas scheinbar Neuem

Als Beispiel möchte ich das Modell des klinischen Eklektizismus von Cormack und Reynolds (1992) erwähnen. Ausgehend von der Erfahrung, dass sich nicht alle Modelle für die Anwendung in ganz bestimmten Pflegesituationen eignen, empfehlen die beiden, aus mehreren Modellen die für die Praxis brauchbaren Konzepte auszuwählen. Im Folgenden ist diese Vorgehensweise exemplarisch dargestellt:

Abbildung 31: Eklektizismus in der Anwendung der Modelle

(aus: Cormack/Reynolds 1992, S. 1475)

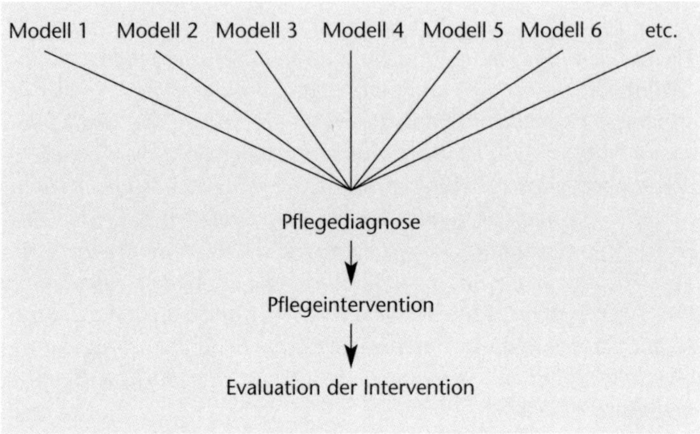

Statt ein geeignetes Modells auszuwählen und dieses für die Gestaltung des theoretischen Rahmens von Pflege zu implementieren (gegebenenfalls ist es eher ein „Hineinpressen"), schlagen die Autorinnen vor, sich vieler Modelle und Konzepte zu bedienen, um der jeweiligen Situation in der Praxis möglichst gut gerecht werden zu können.

Beispiel: Stellen wir uns einen Patienten mit einer Krebserkrankung vor. Er wird operiert und erhält anschließend eine Chemotherapie. Er befindet sich in einem Stadium X, in dem er viele Aktivitäten des täglichen Lebens aufgrund des allgemeinen Schwächezustands nicht mehr selbst bewältigen kann.
Pflegediagnosen im Stadium X:

- *Selbstfürsorgedefizit in der Nahrungsaufnahme;*
- *Selbstfürsorgedefizit in der Ausscheidung;*
- *Gefahr von Infektionen …*

Modell nach Orem: Interventionen, um das Selbstfürsorgedefizit auszugleichen
Modell nach Rogers: Intervention in Form des Therapeutic Touch, um das Wohlbefinden zu stärken

Es folgt nach einigen Tagen bzw. Wochen ein Stadium Y, in dem der Patient in vielen Pflegebereichen seine Selbstfürsorgefähigkeit wiedererlangt hat.

Pflegediagnosen im Stadium Y:

- *Mangelndes Wissen über die Erhaltung des Wohlbefindens*
- *Mangelnde Einsicht in die Notwendigkeit präventiver Maßnahmen*

Modell nach Rogers: Intervention: Therapeutic Touch zur weiteren Stärkung des Wohlbefindens
Modell nach Peplau: Intervention: Interaktion zur Schulung von Verständnis und Wissen, um Wohlbefinden und Selbstfürsorgekompetenz aufrechtzuerhalten

Der Rahmen für die Anwendung von „Multimodellen" fordert:

- breite Kenntnisse über Theorien;
- klare Darlegung der verwendeten Paradigmen und der sich daraus ableitenden Pflegehandlungen;
- eine genaue Definition des erwünschten Pflegezieles;
- Entwicklung und Einsatz eines adäquaten Evaluierungsinstruments.

Ob damit der Verlust einer gesamtphilosophischen Betrachtungsweise von Pflege verbunden ist, bleibt zu überprüfen. Dabei gilt es auch, den Vorzug einer gesamtphilosophischen Betrachtungsweise zum Nutzen gelebter Konzepte in der Praxis in Beziehung zu setzen. Die Übung an und mit „Multimodellen" ist eine Möglichkeit, flexibel auf verschiedene Erklärungs- und Lösungsansätze zuzugreifen.

Was die Zukunft bringen wird, welchen möglichen Zwängen sich Berufsgruppen zu fügen haben werden, ist offen. Als sicher gilt, dass der wirtschaftliche Druck enorm zunehmen wird. Im Lichte eines großen Veränderungsdrucks wünsche ich mir Entscheidungen, die menschliches und dadurch zugleich qualitatives Pflegen möglich machen. Eine verstärkte Orientierung an der Patientin und daran, was wirklich notwendig und sinnvoll ist, ist gleichzeitig eine Priorisierung aus Kundensicht. Dies setzt eine aktive Einbindung in wichtige Entscheidungen und Entwicklungen voraus. In der professionellen Umsetzung, wie was mit welchen Kompetenzen und Hilfsmitteln (Ressourcen) erreicht werden kann, erachte ich einen philosophischen, breiten Rahmen (ein klar definiertes und verinnerlichtes Pflegeverständnis) als ebenso wichtig wie den Einsatz von aus der Forschung entwickelten Handlungsanweisungen.

Fragen zur Vertiefung

- Welche Gründe sehen Sie, einen Theorienpluralismus in der Praxis zu diskutieren und umzusetzen?
- Nehmen Sie das Beispiel in Anhang 4 und versuchen Sie – so wie in dem oben angeführten Beispiel –, einen theorienpluralistischen Ansatz zu entwerfen.

Weiterführende Literatur

Cormack, D./Reynolds, W.: Criteria for evaluating the clinical and practical utility of models uses by nurses. Journal of Advanced Nursing 17, 1992, S. 1472–1478.

9 Theorie- und Wissensanwendung in der Pflegepraxis

Es gibt vielfältige Aussagen zur Implementierung von Wissen in die Praxis. Gleichgültig, ob konkrete Forschungsergebnisse umzusetzen sind oder neue Paradigmen die Zukunft leiten sollen: Neues im Praxisfeld umzusetzen, sei es auch noch so erwünscht, stößt immer auf Schwierigkeiten, denn gleichzeitig wird unweigerlich das Vorhandene infrage gestellt: Hat das, was ich bis jetzt geleistet habe, nicht genügt? In diesem Kapitel lässt sich erfahren, dass auf Kontinuität ausgerichtete Veränderungen von mehreren Faktoren abhängen: von jenen auf der persönlichen, der organisatorischen und der gesellschaftlichen Ebene. Begründetes, auf Wissenschaft beruhendes Handeln allein legitimiert nicht die Übernahme von Verantwortung für gesellschaftliche Gruppen.

Zum Thema der Anwendung von Theorien findet sich in der Literatur eine Vielzahl oft synonym gebrauchter Begriffe, wodurch eine klare terminologische Abgrenzung schwierig ist. Beispiele hierfür sind Anwendung *(application)*, Aufnahme *(absorption)*, Implementierung *(implication)*, Nutzung *(utilization)*, Übertragung *(dissemination)* und Verbreitung *(diffusion)* (vgl. Burns/Grove 1999; Closs/Cheater 1994; Estabrooks 1999; Fawcett 1998; Meleis 1999; Polit/Hungler 1997; Rodgers/Knafl 2000; Rodgers 2000; Trindler/Reynolds 2000).

> Ein Transfer von Wissen in das Pflegeumfeld, sei es aus der Pflegeprofession direkt oder aus einer Bezugswissenschaft stammend, dient immer einer Verbesserung der Pflegequalität. Unter Pflegequalität sollte mehr verstanden werden als der „beste" Kompromiss, der innerhalb einer (Pflege-)Organisation ausgehandelt wurde.

Pflegetheorien nehmen kaum Einfluss auf die Praxis!

Wissenschaftliche Orientierung einer Profession heißt, die Pflegequalität an den Zielen der Klientinnen und Patientinnen sowie an den Zielen der Organisation auszurichten. Dies möglichst effizient zu tun, widerspricht nicht einem hohen Qualitätsanspruch. Es gibt viele Untersuchungen, die zeigen, dass Ergebnisse aus Forschung und Wissenschaft so gut wie nicht in die Praxis transferiert werden und nach wie vor kaum Einfluss auf den Praxisalltag nehmen (vgl. Horsley 1985; Neander 1989; Walsh/Ford 1996). Tun sie das doch, verändern sie die Identität der Pflege (vgl. Käppeli 2005). Die Elemente der Identität der Pflegewissenschaft sind:

- im Zentrum der Mensch mit seinen gesundheits- und krankheitsbedingten Erfahrungen und mit seinen Bedürfnissen und Problemen;
- der Auftrag der Pflegewissenschaft;
- das zugrundeliegende wissenschaftliche Paradigma mit seinen methodisch-methodologischen Ansätzen;
- das ethische Verständnis von Pflege;
- ein Verständnis von Pflege als Beruf, der nicht ist wie jeder andere.

In Österreich, 14 Jahre nach dem GuKG und großen Bemühungen um die Wissenschaft, sind wissenschaftliche Erkenntnisse kaum umgesetzt. Theoretische Beliebigkeit und praktische Willkür dominieren das Praxisfeld. Der nicht vorhandene konzeptionelle Konsens bezüglich Theorie und die Darstellung der Pflege als Idealtypus in den Ausbildungseinrichtungen verzögern eine realistische und systemkritische Auseinandersetzung mit der Theorieentwicklung. Es gilt, ein Verständnis herzustellen, welche Elemente der Implementierung und Anwendung von neuem Wissen förderlich und welche hinderlich sind. Theorietransfer darf nicht auf die Praktikerinnen allein übertragen werden – es gibt eine Verantwortung der Organisation und eine Verantwortung der Gesellschaftsmitglieder; allerdings ist Letztere nicht in jener Form greifbar wie die Verantwortung der Organisation.

Viele Theoretikerinnen und ihre Studentinnen haben den Versuch unternommen, Konzepte aus ihren Modellen in der Praxis zu testen. Doch nirgends ist es über einen längeren Zeitraum zufriedenstellend gelungen, diese Konzepte als theoretische Grundlage pflegerischen Handelns, als theoretisches bzw. philosophisches Gerüst zu etablieren.

Einige Untersuchungen geben allerdings Auskunft über den Gebrauch von Theorien in wissenschaftlichen Arbeiten. Hier werden auszugsweise zwei vorgestellt:

Silva (1986) beschrieb in einer Analyse von 62 empirischen Arbeiten, in denen Bezug auf die Theorien von Johnson, Orem,

Roy, Rogers und Newman genommen wurde, drei Arten der Anwendung von Pflegetheorien in der Forschung:

1. **Die minimalen Anwendungen**
   Der theoretische Rahmen für die Forschung wird zwar benannt, spielt dann aber in der konkreten Forschungsarbeit keine tragende Rolle. Diese Vorgehensweise täuscht vor, dass man sich mit Theorie beschäftigt und diese getestet hat. 24 von 62 Arbeiten fielen in diese Kategorie.
2. **Die insuffiziente Anwendung**
   Die Theorien werden für die Beschreibung des organisatorischen Rahmens, wie das Strukturieren und Entwickeln von Forschungsinstrumenten, herangezogen. Die Theorie wird jedoch nicht getestet. Es wird unterstellt, dass Theorien die Kriterien von Validität und Praxistauglichkeit erfüllen. Sie werden als „wahr" angenommen und nicht weiter hinterfragt. Verzerrte Ergebnisse und fehlerhafte Interpretationen können die Folge sein. 29 von 62 Arbeiten fielen in diese Kategorie.
3. **Die adäquate Anwendung**
   Die Theorie wird getestet: Aus testfähigen Theoremen werden Hypothesen erstellt und einer Überprüfung unterzogen. Auf diese Weise können Aussagen über die Gütekriterien gewonnen werden. Nur 9 der 62 Arbeiten fielen in diese Kategorie.

Folgt man den Ausführungen von Silva, können wir erst dann von einer gültigen Theorie sprechen, wenn die Gültigkeit empirisch überprüft wurde. Die Anlehnung an das positivistische Paradigma ist unübersehbar. Silva selbst versucht, diesem Dogmatismus auszuweichen, indem er weitere Strategien diskutiert, durch die Theorien ebenfalls verifiziert werden können:

- Verifikation durch kritische Begründung,
- Verifikation durch Beschreibung persönlicher Erfahrung und
- Verifikation durch Anwendung in der Praxis – ein Anspruch, der mehr und mehr Eingang in die wissenschaftliche Diskussion findet.

Eine weitere Untersuchung stammt von Moody et al. (1988). Die Gruppe analysierte die theoretische Grundlage von 720 Forschungsartikeln. Um theoretische Zusammenhänge bewerten zu können, entwickelten die Forscherinnen ein 52 Punkte umfassendes Instrument:

Auch hier sind die Resultate eher ernüchternd: Es wird so gut wie kein Bezug auf Theorien genommen.

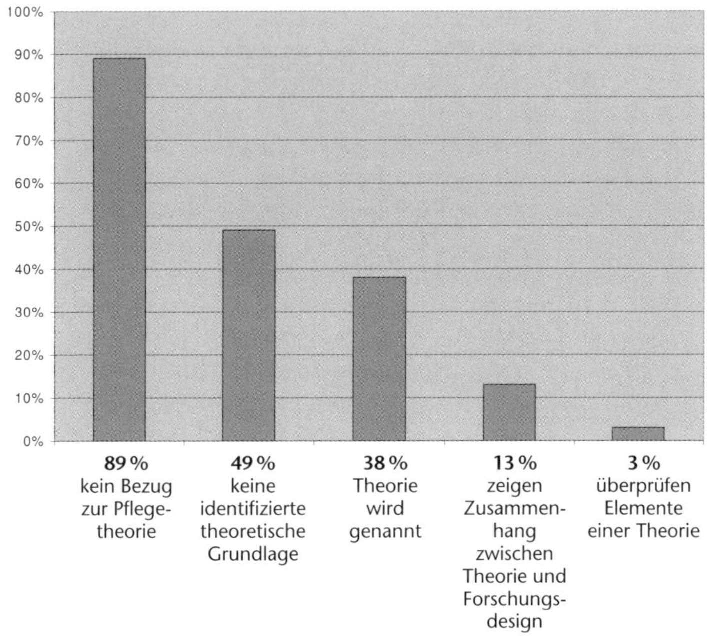

Abbildung 32: Die theoretischen Grundlagen für Forschungsartikel

(aus: Moody et al. 1988, S. 88)

Die am häufigsten verwendeten Theorien: Orem, Rogers, Roy

(Moody et al. 1988)

Dennoch gibt es eine positive Entwicklung zu verzeichnen. In der von Moody et al. (1988) überprüften Zeitspanne von neun Jahren zeigte sich eine zunehmende Bezugnahme auf Theorien. Die Steigerungsraten liegen zwischen 5 % und 13 %.

Die Ursachen für die „sparsame" Theoriediskussion in der Literatur und für den mangelnden Transfer von Theorie in die Praxis sind vielfältig.

9.1 Rahmenbedingungen für gelebte Theorie- und Wissensanwendung in der Praxis

9.1.1 Organisatorische und gesellschaftliche Voraussetzungen

Anspruch: bestmögliche Qualität zu möglichst niedrigen Kosten

Effizienzsteigerung, Patientenorientierung und Outcome-Perspektive sind heute die Megatrends im Gesundheitswesen (vgl. Schrappe 2003). Gute Qualität zu möglichst niedrigen Kosten: Dieses Ziel ist den Berufsgruppen nicht mehr fremd. Die Angehörigen der Gesundheitsberufe wissen wenig über die Qualitätsansprüche und Wünsche der zukünftigen Nutzerinnen von Gesundheitsleistungen. Wie sehen diese Wünsche aus? Decken sich die Anforderungen der potenziellen Kundinnen mit den Vorstellungen der Professionals? Welche Meinung vertritt die Politik? Wichtige Fragen, die sich daraus ergeben, sind:

- Wer sind unsere Kundinnen?
- Welche Wünsche haben Kundinnen an welche Berufsgruppe?
- Welche Vorstellungen haben Kundinnen bezüglich der zu erbringenden Gesundheitsleistung?
- Welche (Berufs-)Gruppe übernimmt welche Gesundheitsleistungen?
- Welche Kosten entstehen und von wem werden sie getragen?

Empowerment ist die Macht, um zu ... (vgl. King 1981)

> Der Theorie- und Wissenstransfer im Gesundheitswesen ist im Wesentlichen abhängig von den formalen Qualifikationen einer Berufsgruppe und dem damit verbundenen Empowerment.

Auch wenn einzelne Berufsgruppen über einen speziellen, von ihnen selbst entwickelten Wissenspool verfügen, ist es wichtig, über offene Zugänge zur Umsetzung in die Praxis zu verfügen. Zu bestimmen, welches Wissen für die Kundinnen Priorität genießt und in welchem Ausmaß es eingeführt werden darf, ist eine Frage der Machtverhältnisse unter den Berufsgruppen im Gesundheitswesen (und dies, obwohl das Berufsgesetz klare Formulierungen aufweist). Über Empowerment zu verfügen, ist eng an das Bildungssystem einer Gesellschaft gekoppelt.

Berufe mit höherer formaler Bildung werden mit größerer gesellschaftlicher Verantwortung ausgestattet. Die Bildungslandschaft eines Landes nimmt somit Einfluss auf die Transfermöglichkeiten von (neuen) Wissensaspekten in das Praxisumfeld.

Pflegeimmanente Wissensinhalte definieren

Die Pflegewissenschaft muss sich jene Inhalte der Pflege zum Gegenstand machen, mit denen die Pflegenden in der Pflegepraxis betraut sind und mit denen sie sich konfrontiert sehen. Die aus der Wissenschaft generierten Forschungsergebnisse sind für Praktikerinnen meist erst dann relevant, wenn sie in der Lage sind, Probleme unmittelbar zu beschreiben, und wenn sich ein Verständnis für deren Lösung abzeichnet. Dabei ist die Aufmerksamkeit auf die Abstützung der Handlungen aus der eigenen wissenschaftlichen Disziplin zu richten. Die Anwendung von Kenntnissen aus den Bezugswissenschaften ist ein erlerntes Muster und darf im Zuge der Lösung eines Problems nicht ignoriert, aber auch nicht überbewertet und schon gar nicht als einziges Lösungsmuster herangezogen werden. Es muss klar herausgearbeitet werden, dass die notwendige und wichtige Unterstützung einer Bezugswissenschaft durch die Pflege nicht der Entwicklung eines eigenständigen Pflegekorpus dient. Das heißt nicht, dass diese Unterstützung verweigert werden darf – nein, das heißt, dass der eigene, dem eigenverantwortlichen Bereich zugeordnete Wissensbereich ausgeweitet werden muss, klar zu definieren ist und – für Professionals und für Kundinnen sichtbar – mit Verantwortung gelebt werden muss!

Die notwendige und wichtige Unterstützung einer Bezugswissenschaft (wie der Medizin) dient nicht der Entwicklung eines eigenständigen Pflegekorpus.

Dabei greifen Ansätze, die eine Wirksamkeit von Pflege in erster Linie durch kausale Zusammenhänge aufzeigen, zu kurz. Es muss erlaubt, ja sogar erwünscht sein, auf Lösungen zuzugreifen, die auf Erfahrungen positiver Beziehungsarbeit, Vertrauen oder Empathie beruhen.

Unterstützt werden muss die Berufsgruppe durch zieladäquate implementierte Leitlinien und durch Dokumentationssysteme, die die Arbeit erleichtern.

Organisatorischen Raum für Denkarbeit schaffen

Für einen Sachverhalt in einer bestimmten Pflegesituation gibt es immer mehrere Erklärungen und mehrere Lösungswege. Analytisches Denken fördert die Akzeptanz dieser Vielfalt (vgl. Freschwater 2008). Damit Denken und der dafür erforderliche Rückzug aus dem Geschehen nicht zur Zufallserscheinung im Unternehmen wird, muss die Dienstgeberin bzw. die Vorgesetzte die Bedeutung des Denkens als Arbeit erkennen, diese hervorstreichen und Situationen für individuelle oder gemeinsame Analysemöglichkeiten schaffen. Denkarbeit gehört insofern institutionalisiert, als deutlich herauszuarbeiten ist, dass Denken ein Teil der Professionsarbeit ist. Als problematisch sehe ich dabei den Trend an, qualifiziertes Personal durch unqualifiziertes zu ersetzen. Der vielfach trotzdem aufrechterhaltene Betrieb suggeriert, dass eine wissenschaftliche Untermauerung nicht notwendig sei.

In wirtschaftlich schwierigen und somit ökonomisch engen Zeiten ist zu beobachten, dass Pflegende die Stützungsfunktion des Gesamtsystems übernehmen. Sie tarieren Schnittstellenprobleme ebenso aus wie die Aufgaben anderer Berufsgruppen. Dies scheint auch ohne die Aufforderung von Vorgesetzten der Fall zu sein. Die Stabilität des Unternehmens kann dadurch gewährleistet werden, ohne dass diese Leistung der Pflegegruppe zugeschrieben würde. Im genannten Organisationsmodell verschwimmen Kompetenz- und Wissensgrenzen, und es scheinen keine Entscheidungen notwendig, die pflegetheoretischen Begründungshandelns bedürfen. Durch die Verschiebung der Leistungen vom eigenverantwortlichen zum mitverantwortlichen Tätigkeitsbereich werden wichtige Reflexions- und Denkspielräume als unwichtig deklariert.

In kaum einer Organisation ist theoriegestützte Wissensanleitung institutionalisiert (vgl. Schaeffer 2006). Damit fehlen das Üben und Anwenden theoretischen Wissens in der Praxis. Die Folge ist, dass wenige Pflegende eine klinisch umfassende Situationsbeurteilung vornehmen können. Dennoch verfügen viele Pflegende über großes, valides Erfahrungswissen (Käppeli 2003, 2005), das für die Modifizierung bestehender oder für die Entwicklung neuer Theorien und Konzepte genutzt werden konnte. Da auch Wissensmanagement eher zufällig als geplant stattfindet, kann keine Verknüpfung zwischen den Wissensebenen stattfinden. Die Verantwortung, Wissen nicht ungenützt zu lassen, ist eine Managementaufgabe.

Vorbildfunktion der Führungskräfte

Im Beispiel der Anwendung von Pflegediagnostik im Praxisalltag hat Käppeli (2000) Folgendes festgestellt: Wenn widersprüchliche Erwartungen an Pflegende gestellt werden oder wenn diese merken, dass Pflegediagnostik nur ansatzweise umgesetzt wird und den Status des Selbstzwecks hat, wird diese Pflegediagnostik kaum umgesetzt oder die Umsetzung sogar boykottiert. Das Beispiel kann exemplarisch auch für die Integration oder Nichtintegration von Theorie in die Praxis herangezogen werden und zeigt, wie wichtig gute Vorbereitung und ausgebaute Rahmenbedingungen sind.

Führungskräfte müssen über ein Minimalverständnis von Wissenschaft verfügen, und sie müssen managen – was nichts anderes heißt als wirklich zu „machen".

Das derzeit häufig anzutreffende Managementverständnis: „Was man nicht zählen kann, ist nichts wert" vereitelt eine breite, v. a. auf Handlungs- und Patientenorientierung ausgerichtete Theorieentwicklung. Es gilt, das Management in die Verantwortung zu nehmen, auch ritualisierte, ressourcenraubende und nicht notwendige Handlungen aus dem Tätigkeitskatalog zu streichen und neue, mutige Konzepte zu implementieren.

Definierte Transferträgerinnen einsetzen

Die Literatur unterscheidet unpräzise zwischen Theorien, die aus wissenschaftlicher Arbeit resultieren und direkt in die Praxis umgesetzt werden können, und solchen, die eines speziellen Transferprozesses bedürfen. Institutionalisierter Theorie- und Wissenstransfer ist an speziell ausgewählte Personen geknüpft, die in die Praxis integriert und durch das Management beauftragt sind und über ein spezielles Know-how verfügen. Häufig sind diese Personen sogenannte Pflegeexpertinnen, Pflegeberaterinnen, Qualitätsmanagerinnen, Clinical Nurse Specialists oder auch Advanced Nursing Praciticioners, sofern die beiden Letztgenannten auch in dieser Funktion in der Organisation eingesetzt werden. Ziel ist es, die verschiedenen Wissensformen des Fachwissens, des Deutungswissen, des Koordinierungs- und Steuerungswissens in eine für die Pflegende verständliche und für die Organisation nützliche Form zu bringen.

Klaus-Dieter Neander (1989, S. 299) hat in einer Studie nach der Umsetzung von Pflegeforschungsergebnissen gefragt. Die Resultate – obwohl schon einige Zeit zurückliegend – sind ernüchternd: 70 %, das entspricht 662 Befragten, hatten keine Kenntnisse über entsprechende Forschungsergebnisse. Luckenbill-Brett (1987) hat für die USA, ein Land mit jahrzehntelanger Forschungstradition, eine ähnliche Erhebung an 216 diplomierten Pflegekräften (Registered Nurses) durchgeführt. Die Ergebnisse lauteten:

- 70 % haben Kenntnisse über Forschungsbefunde,
- 58 % sind vom Wert der Ergebnisse überzeugt,
- 33 % implementieren gelegentlich Forschungsergebnisse und lediglich
- 28 % implementieren immer Forschungsergebnisse in die Praxis.

Gründe, warum Pflegende Wissen über Modelle und Theorien nicht anwenden, sind:

- unklare Vorstellungen über theoretisches Wissen und dessen Zweck;
- unklare Vorstellungen darüber, was Pflegewissen auszeichnet und welche theoretischen Erkenntnisse für die Praxis nützlich sein können;
- mangelnde Rahmenbedingungen für die Anwendung theoretischen Wissens;
- mangelndes Interesse der Pflegenden, Theorien anzuwenden;
- mangelnde Praxisrelevanz von Theorien;
- die Tatsache, dass die aus den Theorien entwickelten Erkenntnisse zu abstrakt und zu allgemein sind, um in konkreten Praxissituationen anwendbar zu sein (vgl. Kapitel 1).

Ergebnisse des Transfers von der Theorie in die Praxis und umgekehrt sind ein gelebter, nach außen und nach innen sichtbarer Pflegeprozess sowie Kenntnisse über die Wirkung von Pflege für die Klientinnen und für die Organisation. Das setzt einen gelungenen Theorie-Praxis-Transfer voraus, der alle Beteiligten befähigt, Theorie kontinuierlich und nachhaltig anzuwenden. Personen, die in der Organisation als Change Agents agieren und mit dem Transfer beauftragt werden, können in einem definierten, von hoher Motivation geprägten Arbeitsumfeld gestalten. Ihre Aufgaben sind,

- **sich ein sachgemäßes Bild von der Situation zu machen.** Dies bedeutet, sich zunächst einen ersten Eindruck von der Situation zu verschaffen und diese mithilfe von Theorien zu beleuchten. Besonders wichtig ist es, im Vorfeld einen Diskurs mit der Trägerin der Organisation und mit dem Management zu führen, um sich ein klares Bild des konkreten Auftrages und der möglichen zukünftigen Entwicklung zu machen. So können von der beauftragten Person Produkte und Möglichkeiten von vornherein eingeschlossen und andere ausgeschlossen werden. Beispielsweise kann sich eine Organisation gegen den Einsatz zu vieler Richtlinien – obwohl diese hohen Status genießen – aussprechen und ihren Nutzen für die Organisation hinterfragen. Die Organisation könnte beispielsweise die Erfahrung gemacht haben, dass zu viele rigid eingeführte Standards und Klassifikationen das selbstständige Denken der Pflegenden vereiteln und den Kontakt zur Klientin verringern. Es müssen heute zunehmend Strategien besprochen und entwickelt werden, wie bei vorhandenen knappen Organisationsressourcen dennoch Entwicklungen möglich sind. Dieser Rahmen gehört mit den Verantwortlichen besprochen, es müssen Prioritäten abgeleitet und die Strategie der Kommunikation mit den Mitarbeiterinnen und mit dem Management abgeglichen werden.
  Weiters ist zu prüfen, ob der Theoriewille und die Theoriefähigkeit der Professionals vorhanden sind. Es ist sowohl die Anzahl der Klientinnen als auch die Qualifikation des Teams abzuklären, welches das neue Wissen (mit Hilfe) übernehmen und anwenden soll. Ist die interprofessionelle Zusammenarbeit eine konstruktive? Die Einschätzung der Komplexität des Entscheidungsfindungsprozesses ist ein Teil des Theorietransfers;

- **eine geeignete Theorie für die Situation bzw. die Struktur des Unternehmens auszuwählen;**
- **eine passende Art und Weise zu wählen, mit der Situation umzugehen.**

Mithilfe der ausgewählten Theorie wird festgestellt, welche wichtigen Ziele und Werte verwirklicht werden sollen und können.

„Wissenstransfer ist daher in den meisten Fällen auf strukturelle Anpassungen der Praxis angewiesen – was von Wissenschaftlern leicht übersehen wird, da Organisationsentwicklung [...] nicht ihr Geschäft ist" (Wingenfeld 2006, S. 76).

Netzwerke bilden und leben

Netzwerke stellen den Wissens- und Expertenkorpus sicher. Erfahrungen können in einem institutionalisierten Rahmen sichergestellt werden. Die zunehmende Bedeutung der Multiprofessionalität und Interdisziplinarität bedingt das Einbeziehen von Kranken und deren Angehörigen sowie von Menschen aus anderen Bezugswissenschaften. Die Chance, über die Monoprofessionaliät hinauszudenken und dadurch weitere Wirkungsfelder verstehen zu lernen, ist gegeben. Es ist wünschenswert, wenn Theorien über die Berufsgrenzen hinweg mit weiteren Partnerinnen im Gesundheitswesen diskutiert, verdichtet oder verfeinert werden. Die historisch gewachsenen Artefakte der Abgrenzung zwischen den Berufsgruppen sind entwicklungshemmend und schränken die Betreuungsqualität ein.

Marketing

Wir leben in einer Zeit, in der das Bewerben eines Produkts nicht mehr vom Erfolg dieses Produkts zu trennen ist. Nicht anders verhält es sich mit der Darstellung von Dienstleistungen. Laien – seien es Klientinnen, Vertreterinnen von Bezugsgruppen oder Politikerinnen – können das wahre Potenzial von Pflege nicht kennen. Die Berufsgruppe der Pflegenden hat die Aufgabe – mithilfe professionellen Marketings –, die Stärken der Pflege für die Gesellschaft herauszuarbeiten. Alleine darauf zu warten, dass eines Tages die Bevölkerung erkennen wird, dass Pflege sich wissenschaftlichen Fragen stellt und ihr Handeln danach ausrichtet, ist zu wenig.

Politische Arbeit

Theorie- bzw. Wissensarbeit verändert das Bewusstsein und die Argumentationsbasis: Wir können sagen, woher wir unser Wissen haben. Allerdings nützt dieses Wissen nichts, wenn wir es nicht in interdisziplinären Gremien und in der Politik verankert wissen. Es braucht gemeinsame Anstrengung und Mut, Vertreterinnen der Pflege in der politischen Arbeit zu unterstützen, und dies über alle theoretischen Ideologien hinweg. Pflegearbeit ist immer politische Arbeit, indem sich die Professionals im Sinne ihrer Klientinnen für dieselben einsetzen. Diese wichtige Haltung darf nie vergessen werden und muss von Beginn der Ausbildung an deutlich hervorgehoben werden. „Politisch zu sein" ist eine Haltung, die vor allem den uns Anvertrauten zugute kommt.

Zusammenfassend ist aus organisatorischer und gesellschaftlicher Perspektive zu sagen:

Eine wichtige Voraussetzung gelungenen Wissenstransfers ist das Erkennen des Nutzens von Wissen durch das Management. Dieser Wissenstransfer muss systematisch erfolgen, muss geplant und individuell auf die Organisation ausgerichtet sowie institutionalisiert sein. Alle nicht systematischen Bemühungen lassen den Wissenstransfer zu einem Zufallsprodukt mit geringer Nachhaltigkeit werden. Zum Implementieren der Rahmenbedingungen gehören:

- die Schaffung einer geeigneten Organisationsstruktur;
- das Festlegen interner Qualitätsstandards (Fach- und Organisationsstandards);
- die Formulierung klarer Zielvorgaben;
- eine Vorbildfunktion zu leben;
- transparente, realistische Leitbilder gemeinsam in einem Unternehmen zu entwickeln;
- Zugriff auf Wissen zu schaffen;
- zielorientiertes Marketing zu initiieren und zu betreiben;
- die Notwendigkeit, Stärken und Schwächen von Modellen und Theorien in realen Pflegesituationen zu überprüfen.

9.1.2 Persönliche Voraussetzungen der Pflegenden

Eine der wichtigsten Voraussetzung für die Umsetzung und Anwendung von Modellen und Theorien ist die verfügbare persönliche Kompetenz. Kompetenz nach Kirkevold (2002) ist die Fähigkeit, etwas zu tun. Sie ist eng an die Aufgabe geknüpft, die ausgeführt werden soll, und entwickelt sich im Zusammenhang mit kognitiven, sozialen und persönlichen Aspekten, die eine wichtige Rolle spielen (vgl. Bandura 1990).

Es ist heute relativ unklar, wie relevantes Wissen ausgewählt wird

Es gibt verschiedene Formen der Kompetenz:

- Theoretische Kompetenz
- Praktische Kompetenz
- Ethische Kompetenz

Theoretische Kompetenz beruht auf einem abstrakten, allgemeinen und intersubjektiven theoretischen Wissen:

Theoretisches Wissen bezeichnet relativ stabile, beobachtbare Zusammenhänge, die zwischen den Phänomenen der Wirklichkeit existieren.

Durch theoretisches Wissen können die Zusammenhänge zwischen Phänomenen beschrieben und erklärt werden. Diese werden in einer Sprache formuliert, die so präzise und so eindeutig wie möglich sein sollte (Fachsprache). Theoretisches Wissen ist schriftlich festgehalten und wird somit für alle an diesem Wissen Interessierten zugänglich. Theoretisches Wissen hat öffentlichen Charakter, und es ist personenunabhängig! Benner (1997) bezeichnet theoretisches Wissen als „Was-Wissen", das formale Aussagen über Wechselwirkungen (aber auch Kausalzusammenhänge) zwischen Ereignissen beinhaltet. Als Beispiel hierfür wird das Wissen über den Zusammenhang der Manipulation an einem Katheter und dem Infektionsrisiko genannt.

Eng mit der theoretischen Kompetenz hängt die Reflexion zusammen (siehe auch den Abschnitt „Bereitschaft und Fähigkeit zur Reflexion und Kritik", S. 273). Reflexion bedeutet eigentlich „zurückstrahlen", „widerspiegeln", „zurückwerfen". Reflexion ist ein Innehalten, um sich etwas aus der Entfernung anzusehen. Reflektieren als Teil pflegerischer Aufgabe, ausgehend von unseren Erfahrungen, führt dazu, Wesensähnlichkeiten und Wesensverschiedenheiten von Pflegephänomenen und -situationen zu erkennen, im Pflegealltag einzuordnen und Entscheidungen daraus abzuleiten.

Praktische Kompetenz beinhaltet ein konkretes, spezielles Wissen, das subjektiv und geschichtlich bedingt ist.

Ein solches Wissen hängt mit bestimmten Erlebnissen und Ereignissen zusammen und ist an eine Person gebunden. Im Gegensatz zum „Was-Wissen" ist es ein „Wie-Wissen" (Benner 1997). Es kann direkt durch konkretes Handeln in einer bestimmten Situation gewonnen werden. Konkrete Erlebnisse werden „gesammelt", die gewonnenen Erkenntnisse daraus können auf ähnliche Situationen angewendet werden.

Entscheidungen müssen auf ethischer Grundlage getroffen werden: Ethische Kompetenz ist die Fähigkeit, moralische Werte und Normen sowohl in der Theorie als auch in der Praxis geltend zu machen.

Die Implementierung bzw. Nutzung von theoretischen Erkenntnissen erfordert Qualifikationen, die mit den Begriffen **Beurteilungs- und Anwendungskompetenz** erfasst werden können. Ich sehe hier Parallelen zur Anwendung empirischer Forschungsergebnisse in der Praxis, wie sie von Kirkevold (2002) beschrieben wird.

Die **Beurteilungskompetenz** ist für das Einschätzen vorhandener Wissensbestände und für die Auswahl von Wissen im Hinblick auf eine Anwendung in der Praxis notwendig. Die Pflegenden sollten dabei über folgendes Know-how verfügen:

- wissenschaftliche Modelle/Theorien „lesen" und verstehen;
- Wissen kritisch beurteilen;
- Wissen signifikant einschätzen.

Die **Anwendungskompetenz** erlaubt, Wissen in ein Praxisumfeld einzuführen und zu nutzen. Sie umfasst:

- die Auswahl relevanter Modelle und Theorien in Bezug auf die vorliegende Situation;

- das Deuten der Situation anhand des Modells oder der Theorie;
- die Entwicklung von Handlungen und Verfahrensweisen, ausgehend von der wissenschaftlichen Erkenntnis.

Kompetenz welcher Art auch immer ist stets das Resultat eines persönlichen Erfahrungsprozesses. Wissen muss in das Denken der Person integriert und zum bewusst oder unbewusst eingesetzten Instrument der Alltagsbewältigung werden.

Kompetenz ist internalisiertes Wissen

Kompetenz setzt ein regelmäßiges Training im Alltag voraus:

Kompetenz ist persönlich, da sie in das Verstehensmuster und das Denken einer Person integriert ist

> Die Anwendung von Wissen muss in konkreten Situationen geübt werden!

Der Einsatz von Kompetenz hängt eng mit dem Glauben an die eigenen Fähigkeiten zusammen. Vertrauen in sich selbst macht Mut, Wissen umzusetzen. Ebenso sollte Wissen in hohem Maße die Form von kognitiven und emotionalen Fertigkeiten haben.

Cormack und Reynolds (1992) vertreten die Ansicht, dass die Fähigkeit zu analytischem Denken eine Voraussetzung für den Wissenstransfer darstellt. Auch wenn Theorien, wie von ihnen gefordert, leicht verständlich formuliert werden, erfordert doch die praktische Anwendung ein beträchtliches intellektuelles Potenzial. Kritisches Bewerten und Reflektieren sind Basisqualifikationen im Umgang mit Theorien. Pflegende mit „full intellectual access“ (Cormack/Reynolds 1992, S. 1474) sind angehalten, Originalarbeiten von Theoretikerinnen zu studieren, um Fehlinterpretationen durch „Übersetzerinnen“ und Dolmetscherinnen zu entgehen – ein sehr hoher Anspruch.

Bereitschaft und Fähigkeit zu Reflexion und Kritik

Pflegende müssen heute hohen Anforderungen genügen: Sie sollten den Bedarf an Pflege und Betreuung patientenbezogen einschätzen können, im Hinblick darauf die Pflege planen, ressourcenorientiert durchführen und evaluieren, und nicht zuletzt wissen sie um die Notwendigkeit, ihr Praxisumfeld zu entwickeln. Das Einbeziehen wissenschaftlicher Erkenntnisse ist ebenso vonnöten wie die Bereitschaft, Beziehungen aufzubauen. Das Umfeld um die Patientinnen und Klientinnen ist ein komplexes Handlungs- und Beziehungsumfeld, in dem verschiedene intellektuelle Kompetenzen gefragt sind. Pflegende in ihrem Tätigkeitsumfeld müssen auch dann handeln, wenn es keine schlüssigen wissenschaftlichen Ergebnisse für eine bestimmte Frage gibt. Theoriegeleitetes Entscheiden verlangt großes Fachwissen, es benötigt Steuerungswissen, es beinhaltet ebenso Deutungswissen wie vorhandenes Orientierungswissen, „denn Pflegesituationen müssen immer wieder neu gedacht werden und Regelwissen (auf wissenschaftlicher Basis) immer wieder neu angewendet werden" (Käppeli 1999, S. 154). Der Einsatz verschiedener Wissensarten und deren kritische Reflexion prägen die Einheit von Theorie und Praxis. Dabei geht Oevermann (1999) von zwei im Gegensatz zueinander stehenden Prinzipien professionellen Handelns aus: vom Prinzip der Wissenschaftlichkeit und vom Prinzip der Hermeneutik. Das Prinzip der Wissenschaftlichkeit beinhaltet Kompetenzen, die Pflegende befähigen, Theorien und ihre Verfahren zu verstehen. Das Prinzip der Hermeneutik umfasst das Verstehen einer bestimmten Pflegesituation bzw. eines bestimmten Pflegefalls außerhalb jeder Theorieanwendung. Verstehen bedeutet das Einordnen eines Phänomens in einen Sinnzusammenhang. Dabei sind beiden Prinzipien verschiedene „Sprachen" zu eigen, die es zu entschlüsseln und je nach Anwendungsfeld zu „übersetzen" gilt. Reflexionsfähigkeit ist uneingeschränkt notwendig, um den realen Widerspruch zwischen wissenschaftlichen Anforderungen und den Anforderungen beim Verstehen eines Falles aufzulösen. Dies bedeutet, dass Klientinnen und Patientinnen das Angebot einer möglichen „best practice" aus der Wissenschaft verstehen und in ihre Lebenswelt integrieren müssen.

Wie in Kapitel 2 „Kritik an den Theorien" (siehe S. 16) von Grypdonck (2004) bereits formuliert, ist nicht zu verstehen, warum manche Strömungen so rasch Einzug in die Disziplin Pflege halten und andere sich der Implementierung verweigern. So sehen wir gerade heute, dass in Österreich ohne wissenschaftliche Prüfung, ohne genaue Zielformulierungen in Gesundheits- und Sozialorganisationen Klassifikationssysteme verworfen und gleichzeitig neue Klassifikationssysteme angekauft werden, und zwar nur deshalb, weil alte Lizenzen auslaufen und neue Lizenzen (von anderen Klassifikationssystemen) billiger erscheinen. Ohne Zweifel, Pflege ist heute ein riesiger Wirtschaftsfaktor: Industrieprodukte decken nicht immer die Qualitätsanforderungen des Unternehmens oder jene des Anwendungsfeldes der Produkte.

Die Praxis – so weiß jede Pflegende – kann sich auch ohne Theorie entwickeln. Dennoch werden Entwicklung und Theorie immer in unmittelbarem Zusammenhang betrachtet, und in der Lehre wird auf Kausalität hingewiesen. Theorie kann eine gute Praxis bewirken, ist aber keine Garantie dafür. Vieles, wodurch sich die Pflegepraxis auszeichnet, lässt sich nicht immer einfach und vereinfacht theoretisch erklären. Pflegende brauchen mehr als (theoretisches) Wissen; sie müssen über Einsicht, Einfühlung, Erfahrung und Verstehen verfügen. Beispielsweise spüren Pflegende auf einer ethisch-moralischen Ebene häufig, ob eine Handlung richtig oder falsch ist, ohne dass sie dies auch theoretisch erklären können.

Solidarität mit der Patienten- und Klientengruppe

Schneider (2007), die sich mit der Pflege und Betreuung bei psychischen Alterserkrankungen auseinandersetzt, weist besonders im Altenpflegebereich auf die Notwendigkeit gelebter solidarischer Haltung hin. Totalitäre Heim- und Anstaltsordnungen vereiteln ein modellgestütztes Agieren über alle Beteiligte. Die Haltung von Solidarität über den gesamten Schaffensbereich kann helfen, „die Spreu vom Weizen“ zu trennen und unnötigen Ressourceneinsatz hintanzuhalten.

9.2 Modelle der Wissensanwendung

9.2.1 WICHEN-Modell

Das WICHEN-Modell wurde nach der durchführenden Organisation benannt (Western [Interstate Commission] Council on Higher Education on Nursing). Krueger, Nelson und Wolanin (1978; vgl. Stetler 2003) definierten die Anwendung von – im Speziellen auf Forschung basierendem – Wissen allgemein als „the use of findings“ mit dem Ziel, neue Erkenntnisse zu verbreiten und gezielt Veränderungen umzusetzen. Die dafür gesondert im Rahmen eines Lernprogramms ausgebildeten Pflegenden agierten als Change Agents. Sie stellten erfolgreich das Bindeglied zwischen Theorie und Praxis her und übernahmen die Verantwortung für das Gelingen der Umsetzung. Workshops, Beratungen und ausgearbeitete Konzepte zur Implementierung der neuen Erkenntnisse waren wichtige unterstützende Instrumente des Umsetzungsprozesses. Die Erfahrungen mit der Umsetzung des Anwendungsmodells waren dennoch überraschend: Es war zu beobachten, dass die Benutzerinnen zusehends Einfluss auf den Gesamtprozess nahmen. Dadurch veränderte sich die Wissensanwendung im Verlauf des Projektes. Forschungsgestütztes Wissen wurde mit Erfahrungswissen, das nicht auf Forschung basierte, kombiniert. Es kam zu einer Neueinschätzung des theoretischen Rahmens durch die Pflegenden selbst. Offensichtlich gab die Kombination von Neuem und Vertrautem mehr Sicherheit in der täglichen Praxis. Weiters war zu beobachten, dass es den Pflegenden schwer fiel, ihr Wissen gezielt anzuwenden (vgl. Kirkevold 2002). Unter anderem lag dies daran, dass die Probleme der betreuten Personen nicht ausreichend berücksichtigt wurden. Diese Erkenntnisse führen nochmals auf die am Beginn des Kapitels formulierten Fragen zurück: Welche Ursachen sind für die Schwierigkeiten verantwortlich? Eine genaue Klärung ist für eine gezielte Reaktion im jeweiligen Anwendungsfeld notwendig.

Viele Gruppen entwickelten WICHEN weiter und adaptierten dieses Modell für die Bedürfnisse ihres Arbeitsgebietes. Die Ergebnisse dieser Arbeit reichen von ausformulierten Standardpflegeplänen bis hin zur „experimentellen" Umsetzung und Evaluation des WICHEN-Modells.

9.2.2 NCAST-Modell

Ziel des NCAST (Nursing Child Assessment Satellite Training, 1976–1985) der Universität Washington war es, Wissen schnell und wirksam zu verbreiten und zur Anwendung zu bringen. Die Ausstrahlung von Vorlesungen mit und ohne direkte Interaktion zwischen Unterweisenden und Lernenden wurde erprobt. Das Modell gliedert sich in mehrere Phasen, in denen verschiedene Schwerpunkte gesetzt werden:

- Konzentration auf Interesse und Wissen im Beurteilungsverfahren in der Pflege;
- Konzentration auf die Verbesserung der Fertigkeiten der Pflegenden;

- Konzentration auf die Anwendung standardisierter Protokolle;
- Konzentration auf das Übersetzen und Übertragen von Wissen und Fertigkeiten.

Den Anwenderinnen und „Empfängerinnen" dieses Modells wurde unterstellt, über Wissen zu verfügen bzw. auf Wissen zugreifen zu können, wobei dies voraussetzt, dass die Fähigkeit vorhanden ist, über die Relevanz von Wissen zu entscheiden (deswegen waren auch die Projektleiterinnen daran interessiert, die „richtigen" Teilnehmerinnen für dieses Projekt zu rekrutieren). In der letzten Phase des Projektes kam man allerdings davon ab. Man versuchte dann, direkt auf das Verhalten einzuwirken.

Die Hauptverantwortung lag in diesem Modell bei der Forscherin (im Projekt in der Rolle der Unterrichtenden) – eine aus heutiger Sicht problematische Vorgehensweise.

9.2.3 CURN-Modell

Im CURN-Modell (Conduct and Utilization of Research in Nursing), entwickelt von Horsley, Crane und Bingle (1978), wurde die Verantwortung für die Anwendung von forschungsgestütztem Wissen zwischen Forscherinnen und Praktikerinnen aufgeteilt: Die Forscherinnen hatten die Aufgabe, wissenschaftliche Kriterien zur Auswahl der Forschung und Gestaltung der Protokolle zu erstellen. Die in der Praxis Tätigen mussten das von den Forscherinnen entwickelte Produkt systematisch nach forschungsadäquaten Kriterien in Anwendung bringen. Dafür war eine Teilnahme der Praktikerinnen an regelmäßigen Workshops notwendig. Das Team konzentrierte sich in erster Linie auf die Methodik der Forschung und auf wichtige organisatorische Rahmenbedingungen. Die Ausführenden von Pflege standen nicht im Zentrum des Interesses.

Ein Vergleich der drei besprochenen Modelle ist in der folgenden Tabelle zusammengestellt:

Tabelle 19: Modellvergleich

	WICHEN	NCAST	CURN
Theoret. Rahmen	Problemlösung; gepl. Änderung	Verbreitung; Ausbildung	Verbreitung von Problemlösungen; gepl. Änderungen
Verständnis der Wissensanwendung	Aktiv/instrum.	Aktiv/instrum.	Aktiv/konzeptuell/ instrum.
Zweck	Änderung der Praxis	Vermehrung des Wissens; Änderung der Praxis	Änderung der Praxis
Anwendungsebenen	Praktikerin	Praktikerin	Organisation
Hauptverantwortliche	Forscherin/ Lehrerin	Forscherin/ Lehrer	Forscherin/ Praktikerin

Weitere Modelle der Wissensanwendung wie beispielsweise „IOWA" oder „PARiHS" entnehmen Sie Neumann-Ponesch und Leoni-Scheiber (2020, S. 136–159).

9.3 Die Bedeutung von Wissensmanagement für die Implementierung theoretisch-wissenschaftlicher Erkenntnisse

Welche Bedeutung dem Wissen in einem Unternehmen zugeschrieben wird und wie dieses Wissen „gepflegt" wird, ist abhängig von der Organisationskultur. Wissen, das die Mitarbei-terinnen mitbringen, Wissen, das Mitarbeiterinnen sich neu aneignen und weitergeben, sowie Weiterbildungsmöglichkeiten in einem Unternehmen nehmen ebenso Einfluss auf die Organisationskultur wie glaubhafte Vorbilder, die zur Nachahmung motivieren und sich innovativ und zielstrebig ins Unternehmen einbringen.

Die Fähigkeit, mit Wissen in einem Unternehmen geschickt umzugehen, ist heute geradezu ein Erfolgsfaktor. Wissensmanagement bezeichnet „[...] die Gesamtheit aller Konzepte,

Wissen = Erfolg

Strategien und Methoden zur Schaffung einer ‚intelligenten', also lernenden Organisation" (Reimann-Rothmeier et al. 2001, S. 18).

Dies gilt zumindest für Profitorganisationen. Im Non-Profit-Bereich, dem das Gesundheitswesen zum Großteil angehört, ist der zielgerichtete Umgang mit der Ressource Wissen immer noch selten. Die gewachsenen, oft starr bürokratischen Strukturen, die durch große Hierarchieunterschiede gekennzeichnet sind, lassen die Umsetzung neuer Erkenntnisse allzu oft „im Sand versickern".

Wissen bedeutet, Informationen zu haben, diese zu verstehen und sie in Handlungen umzusetzen.

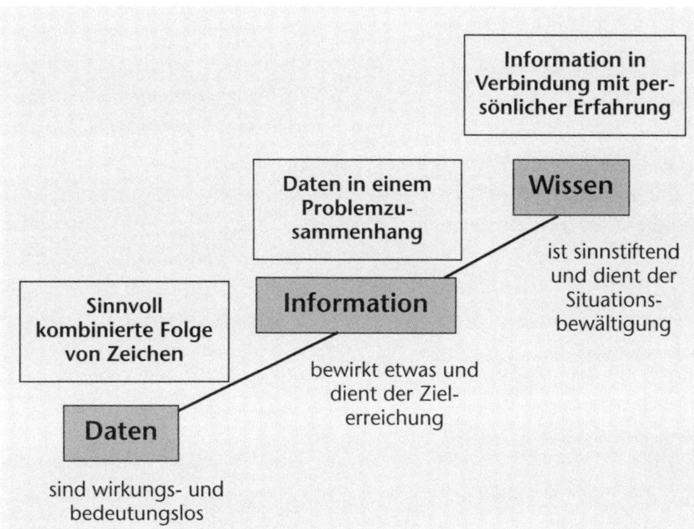

Abbildung 33: Wissensmanagement lernen

(aus: Reimann-Rothmeier/Mandl/Erlach/Neubauer 2001, S. 16)

Im Diagramm ist die Unterscheidung von Daten, Information und Wissen dargestellt (vgl. Willke 1998; Reimann-Rothmeier et al. 2001; Bodendorf 2003).

Daten sind eine Abfolge von Beobachtungen in Form konstruierter Zeichen. Was wir in Form von Daten „sehen" können, hängt von den Instrumenten und Verfahren der Beobachtung ab. Wichtige Instrumente der Beobachtung sind Theorien, Konzepte, Ideen, aber auch Überzeugungen und Vorurteile. Ein Datum muss codiert werden. Codierungen lassen sich in Form von Zahlen, von Wörtern (Sprache) oder Bildern durchführen. Ein solches Datum ist z. B. der Zahlencode eines Beobachtungsprotokolls. Das Aussehen einer Kathetereinstichstelle könnte folgendermaßen codiert sein:

Einstichstelle o. B.	Code 1
Einstichstelle gerötet	Code 2
Einstichstelle verkrustet	Code 3

Informationen sind Daten in einem Problemzusammenhang. Durch die Einbindung in einen Kontext erhalten Daten Relevanz. Zum Beispiel kann von Information gesprochen werden, wenn das Aussehen einer Kathetereinstichstelle in einen Zusammenhang mit einer katheterassoziierten Infektion gestellt wird.

Die in einen Erfahrungskontext eingebundenen Informationen werden zum **Wissen** einer Person. Wissen ist notwendiger Bestandteil eines zweckorientierten Prozesses. Wird eine Kathetersepsis vermieden, indem aufgrund von Erfahrung gezielt Beobachtungen gemacht und Maßnahmen gesetzt werden, handelt es sich um die Verwendung von Wissen. Die verschiedenen Wissensarten müssen in einer Person integriert werden, um auf das Handeln Einfluss nehmen zu können. Die Anwendung von Pflegewissen hilft nicht nur, individuelles Leid zu lindern, sie ist auch auf der Ebene von Institutionen von Bedeutung: So profitiert vom gezielten Vermeiden von Infektionen nicht nur die Patientin, sondern es wird auch ihre Aufenthaltsdauer in einer Krankenanstalt verringert. Der Einsatz von Pflegewissen kann also u. a. auch helfen, Kosten zu reduzieren.

Fragen zum Wissensbedarf in einem Unternehmen sind (vgl. Willke 1998):

- Welches Wissen ist für die Erfüllung welcher Aufgaben erforderlich?
- Wie wird Wissen im Unternehmen generiert?
- Welche Ressourcen sind vorhanden und wie können sie genutzt werden?

Das Management eines Unternehmens entscheidet über das verfügbare Wissen durch gezielte Personalauswahl und -entwicklung. Die Geschäftsführung entscheidet auch, in welchem Ausmaß welches Wissen wo zum Tragen kommen soll. Es bestimmt die Verknüpfung von Wissen und trägt Verantwortung für die Evaluation des eingesetzten Wissens.

Wissen in einem Unternehmen ist zum Großteil nicht sichtbar. Es muss identifiziert und priorisiert werden. Für alle sichtbares, gut identifizierbares Wissen kann bewusst, leicht und gezielt im Unternehmen „verteilt" werden.

Wissen ist Information, die für Individuen und für Organisationen bedeutungsgerecht und sinnstiftend ist!

Wissensmanagement umfasst Strategien, die es ermöglichen, das in einem Unternehmen vorhandene Wissen bewusst im Sinne der Unternehmensziele einzusetzen. Wissensmanagement ist somit der institutionelle Rahmen für die Umsetzung von Wissen im Sinne einer Optimierung von Prozessen, Strukturen und Ergebnissen.

Damit dies gelingen kann, muss Wissen in Wissensnutzung umgesetzt werden:

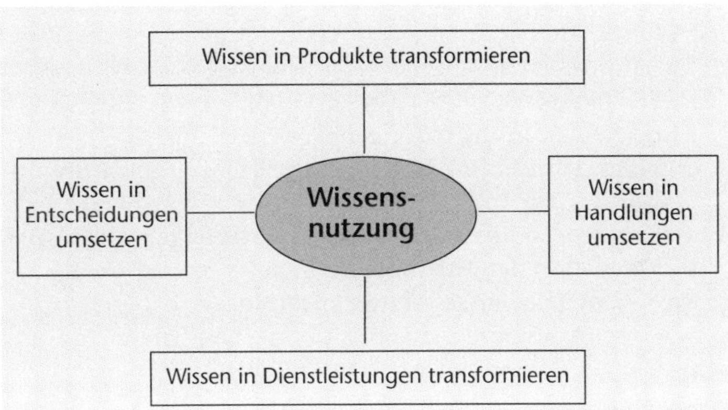

Abbildung 34: Prozesse der Wissensnutzung

(aus: Reimann-Rothmeier/Mandl/Erlach/Neubauer 2001, S. 39)

Erfolgreiches Wissensmanagement setzt das Bemühen und den Willen jedes Einzelnen und der Organisation als Ganzer voraus, zur Bewältigung von Alltags- und Berufssituationen mit dem Ziel der Effizienzsteigerung Wissen anzuwenden.

„Wissensanwendung ist, wenn das Wissen zur persönlichen Kompetenz geworden ist" (Kirkevold 2002, S. 36)

9.4 Die Bedeutung von EBN (Evidence based Nursing) im Theorietransfer

EBN ist in der deutschsprachigen Pflegelandschaft seit 1999 ein Thema. Das ursprüngliche Konzept basiert auf der Entwicklung kanadischer Medizinerinnen. Das medizinische Pendant zu EBN nennt sich Evidence Based Medicine (EBM).

Kurz kann EBN als gegenstandsspezifische Konkretisierung eines Problemlösungsprozesses anhand wissenschaftlicher Kriterien verstanden werden. EBN ist ein auf wissenschaftlicher Grundlage basierendes Konzept für die Pflege und dient der rationalen Entscheidungsfindung beim Einsatz pflegerischer Maßnahmen in Übereinstimmung mit der klinischen Forschung.

Der Prozess läuft in verschiedenen Stufen ab und kann folgendermaßen dargestellt werden:

1. Formulierung einer klinisch relevanten Frage:
   - datenbankgestützt
   - Bewertung nach Validität, Relevanz und klinischer Anwendbarkeit
   - Einbeziehen der Patientin in die Auswahl der Intervention
2. Literaturrecherche – für die beste Beweislage
   - EDV-gestützt
3. Kritische Bewertung des Ergebnisses der Literaturrecherche durch die Überprüfung von Validität, Relevanz und Anwendbarkeit
4. Treffen einer individuell angepassten Intervention in Abstimmung mit der Patientin
5. Anwendung der ausgewählten Erkenntnisse
   - Optimierungsprozess/Durchführung von Veränderungen
6. Evaluation der (optimierten) Anwendung

Eine Entscheidung über den Einsatz des Wissens wird aufgrund der persönlichen klinischen Erfahrung unter Einbeziehung der Patientenwünsche und -bedürfnisse sowie auf Basis der besten verfügbaren Beweisbarkeit/Evidenz getroffen. Die Beweisbarkeit kann mittels eines hierarchisch konzipierten Kategorienschemas eingeschätzt werden. Die Entwürfe von Gray, Gyatt und der University of York werden hier dargestellt (vgl. Mayer 2002, S. 233):

Hierarchie nach Gray (1997) – absteigende Evidenz:

- Experiment: kontrolliert, randomisiert
- Experiment: nicht randomisierte Kohortenstudien, Verlaufsstudien, Fallstudien, Kontrollstudien
- kein Experiment, Studien mehrerer Forschungsgruppen
- Meinungen von Expertinnen, deskriptive Studien

Hierarchie nach Gyatt et al. (1995) – absteigende Evidenz:

- Randomisierte kontrollierte Studien mit definitiven Ergebnissen; randomisierte kontrollierte Studien mit nicht definitiven Ergebnissen
- Kohortenstudien
- Fallkontrollstudien
- Überkreuzstudien
- Fallberichte

Hierarchie nach der University of York – absteigende Evidenz:

- Experimente: randomisiert, kontrolliert; pseudorandomisiert, kontrolliert; nicht randomisiert, kontrolliert
- Kohortenstudien
- Meinungen von Expertinnen, deskriptive Studien, Berichte von Expertenkommissionen

Viele Wissenschaftlerinnen kritisieren diese starren Schemata, weil ihnen eine stark positivistische Haltung zugrunde liegt. Es würde hier eine Pflege nach „Schema F" „gezüchtet", die sowohl die wichtigen individuellen Komponenten als auch die sogenannten „Softkomponenten" der Pflege zum Verschwinden bringe. Dies sei in einer Pflege, die von Beziehungsprozessen ebenso bestimmt werde wie von fundiertem Wissen, nicht haltbar! Zudem sei die qualitative Forschung unterbewertet – und gerade diese ist für eine Beschreibung des Gegenstandes Pflege von besonderer Bedeutung. Ein Ausweg könnte hier darin bestehen, Erkenntnisse – wie es die Grounded Theory vorschlägt – qualitativ, in intensiver Auseinandersetzung mit einem konkreten Gegenstand zu entwickeln. Mayer (2003, S. 15) schlägt als ersten Schritt für eine Öffnung der Wissenschaftsdiskussion vor, „[...] den Buchstaben ‚E' durch ‚R' zu ersetzen": RBN, ein „research based nursing", könne uns von der naturwissenschaftlichen Zwangsjacke befreien.

Bei der Grounded Theory handelt es sich um ein qualitatives Verfahren, das Theorien über Phänomene aus der (Pflege-)Praxis zu entwickeln versucht

Trotz aller berechtigter Kritik ist EBN ein wichtiges Instrument qualitätsüberprüfenden Erkenntniseinsatzes. EBN sollte auch im Sinne neuer, der EU-Empfehlung (2002) entsprechender Richtlinien zur Erstellung von Guidelines vermehrt Einzug in die Entwicklung und Anwendung von klinischen Standards, Pflegeskalen aller Art und in die Fachsprache halten.

EBN ist nicht generell auf Modelle und Theorien anwendbar, sondern auf Theorien mittlerer Reichweite beschränkt. Ein „research based nursing“ hingegen könnte ein wertvolles Instrument für die Implementierung von Theorien und Modellen im Allgemeinen sein.

EBN – warum?
- Professionalität
- Effizienzsteigerung
- Effektivitätskontrolle

Der Einsatz von EBN bedarf ebenso wie das Bemühen um den Einsatz von Theorien und Modellen gewisser Grundvoraussetzungen:

- das berufliche Selbstverständnis, die Pflege ständig zu verbessern;
- das berufliche Selbstverständnis, in der Pflege auch kognitive Arbeit zu sehen;
- kontinuierliche Forschung und ein Voranschreiten der Akademisierung;
- technische Voraussetzungen wie Zugang zu Datenbanken und Internet sowie das Know-how, diese zu nutzen.

Weiterführende Literatur

Reimann-Rothmeier, G./Mandl, H./Erlach, C./Neubauer, A.: Wissensmanagement lernen. Weinheim: Beltz, 2001.

9.5 Die Rolle der Advanced Practice Nurse (APN)

APN sind berufserfahrene Personen mit einem vertieften und erweiterten Fachwissen über komplexe Pflegesituationen. Sie verfügen über das Empowerment, dieses Wissen in der Praxis anzuwenden (vgl. Neumann-Ponesch et al. 2014). APN sind Übersetzerinnen für Kolleginnen, Patientinnen, Klientinnen, Bewohnerinnen, Managerinnen, Politikerinnen sowie für weitere medizinische und nichtmedizinische Berufe, die Fragen aus der Praxis abrufen und durch die APN einer Lösung zugeführt werden. APN agieren meist im Auftrag des Managements. Ihre Aufgabe ist es, Handlungen und Rituale auf ihre Wirkung an den zu Pflegenden zu überprüfen, indem sie aktiv am Pflegeprozess beteiligt sind, diesen regelmäßig evaluieren sowie mit Kolleginnen und weiteren Gesundheitsberufen im Austausch sind. Die positiven Effekte des Einsatzes von APN, vor allem auf die Patientenoutcomes, sind längst mehrfach international bewiesen (vgl. Newhouse et al. 2011). Zugleich erfährt die Praxis eine nachhaltige Entwicklung: Es zeigen sich positive Zusammenhänge zwischen Interventionen durch Personen mit erweiterter, vertiefter Pflegepraxis und Steigerung der Pflegekompetenz bei Pflegeteammitgliedern (vgl. Georgopoulos/Jackson 1970; Georgopoulos/Sana 1971; Ayers 1971).

"A Nurse Practitioner/Advanced Practice Nurse is a registered nurse who has acquired the expert knowledge base, complex decision-making skills and clinical competencies for expanded practice, the characteristics of which are shaped by the context and/or country in which s/he is credentialed to practice. A Master's degree is recommended for entry level." (OECD Health Working Paper No. 54, 2010, S. 14)

In Österreich gibt es noch keinen formalen Status der Advanced Practice Nurse. Daher sind die folgenden Definitionen vorerst als Ziele gedacht (vgl. Neumann-Ponesch et al. 2014, S. 9). Demnach sollten zu den Kompetenzen einer Advanced Practice Nurse zählen (vgl. Hamric/Spross/Hanson 2009, S. 75):

1. Spezialisierte klinische Pflegepraxis

Die Advanced Practice Nurse erarbeitet/entwickelt nach ärztlicher Diagnosestellung in ihrem speziellen Handlungsfeld auf Basis umfassender klinischer Assessments und körperlicher Untersuchungen gemeinsam mit den Betroffenen Behandlungspläne. Sie verordnet definierte medizinische Interventionen bzw. diagnostische Verfahren für den weiteren Behandlungsprozess, führt diese selbst durch bzw. delegiert sie. Sie übernimmt Verantwortung für das Krankheitsmanagement und überwacht in partnerschaftlichem Zusammenwirken mit den Betroffenen die Behandlung und Nachsorge. Die Advanced Practice Nurse zeigt sich in allen klinischen Settings (intra- und extramural) für die Stärkung der Gesundheitskompetenz/-förderung der Gesamtbevölkerung verantwortlich.

2. Zielgruppenorientierte Entwicklung von Gesundheits- und Pflegekompetenz

Pflege- und Gesundheitsberatung findet im Rahmen komplexer pflegerischer Situationen insbesondere bei chronischen Erkrankungen in unterschiedlichen Settings statt. Beraten werden Betroffene, deren Zu- und Angehörige. Ziel ist es, die Ratsuchenden entscheidungs- und handlungsfähig zu machen, indem Probleme und Ressourcen identifiziert, Prioritäten gesetzt, Selbstmanagementkompetenz gefördert und individuelle und bedürfnisgerechte Lösungswege herausgefunden werden. Advanced Practice Nurses sind in diesem Prozess die Fachexpertinnen, die Ratsuchende unterstützen und sie durch Information, Schulung und Beratung befähigen, langfristig ihre Ziele zu erreichen. Sie brauchen neben fachlichen vor allem interpersonelle, interkulturelle und selbstreflexive Kompetenzen.

3. Konsultation

Die Konsultation ist die fallbezogene kollegiale Beratung. Die Advanced Practice Nurse bringt zu Fragen der Behandlung und Betreuung ihre fachliche Expertise in das multiprofessionelle Team ein. Die Beziehung zu anderen Gesundheitsberufen ist partnerschaftlich ausgerichtet. Die Expertise fließt ebenso in die Entwicklung und Umsetzung neuer pflegerischer Konzepte und in die Organisationsentwicklung ein.

4. Fachliches Leadership

Advanced Practice Nurses verfügen über fachliche Steuerungs- und Leitungsfunktion im Team. Sie agieren innovativ, verändern und entwickeln die Praxis. In diesem Zusammenhang sind sie für Maßnahmen- und Ressourcenplanung sowie die Gestaltung von Qualifizierungs- und Kompetenzentwicklungsmaßnahmen mitverantwortlich.

5. Forschung

Advanced Practice Nurses interpretieren und nützen Forschungsergebnisse in klinischen Entscheidungsprozessen, analysieren und evaluieren pflegerisches Praxishandeln, initiieren Forschungsprojekte und wirken daran mit.

6. Zusammenarbeit

Advanced Practice Nurses unterstützen im besonderen Maße die inter- und transdisziplinäre sowie multiprofessionelle Zusammenarbeit, um komplexe Herausforderungen zielorientiert zu bearbeiten. Die Advanced Practice Nurse bündelt das Wissen der involvierten Partner und entwickelt gemeinsam mit diesen individuelle bzw. institutionsübergreifende Behandlungs- und Versorgungspläne. Die Advanced Practice Nurse erkennt notwendige Prozesse und Strukturen, um die Zusammenarbeit kontinuierlich weiterzuentwickeln.

7. Ethische Entscheidungsfindung

Advanced Practice Nurses nehmen – innerhalb ihres Handlungsfeldes – in der Entwicklung von Leitlinien und Etablierung von Strukturen für ethische Entscheidungsfindung eine führende Rolle ein. Dabei bringen sie sich als Fürsprecherinnen für Patientinnen in multiprofessionellen Entscheidungsprozessen ein.

Die Implementierung und die Entwicklung der APN-Rollen in einem Unternehmen sind komplizierte Prozesse. Als Orientierung und Handlungsempfehlung kann exemplarisch der PEPPA-Framework (**P**articipatory, **E**vidence-Based, **P**atient-Focused **P**rocess for **A**dvanced Practice Nursing) genannt werden (siehe Abb. 35, S. 288):

Der PEPPA-Framework wurde bereits erfolgreich umgesetzt (z. B. im Universitätsklinikum Graz) und kann als Beispiel für einen dynamischen Entwicklungsprozess gelten. Für weitere Details siehe Kolar (2016).

Eines sollte bei der Einführung dieser Rolle nicht vergessen werden: Auch wenn der Pflegebedarf in unserer Gesellschaft quantitativ steigt, so ist dieser Mehrbedarf keine hinreichende Legitimation für Advanced Nursing Practice. Wie von Ullmann et al. im deutschen Positionspapier ANP (2011, S. 18) angemerkt, muss „die Frage […] gestellt werden: zu welchen Präventionszielen und in welchen Pflegeverläufen überhaupt Fachkräfte nötig sind. Eine Legitimation von ANP muss den Professionalisierungskurs weiter führen. Professionalität bedeutet vor allem die moralische Beurteilung der zur Verfügung stehenden Ressourcen in Bezug auf die Werte, Präferenzen und Fähigkeiten eines Klientensystems. Der Zweck des professionell pflegeri-

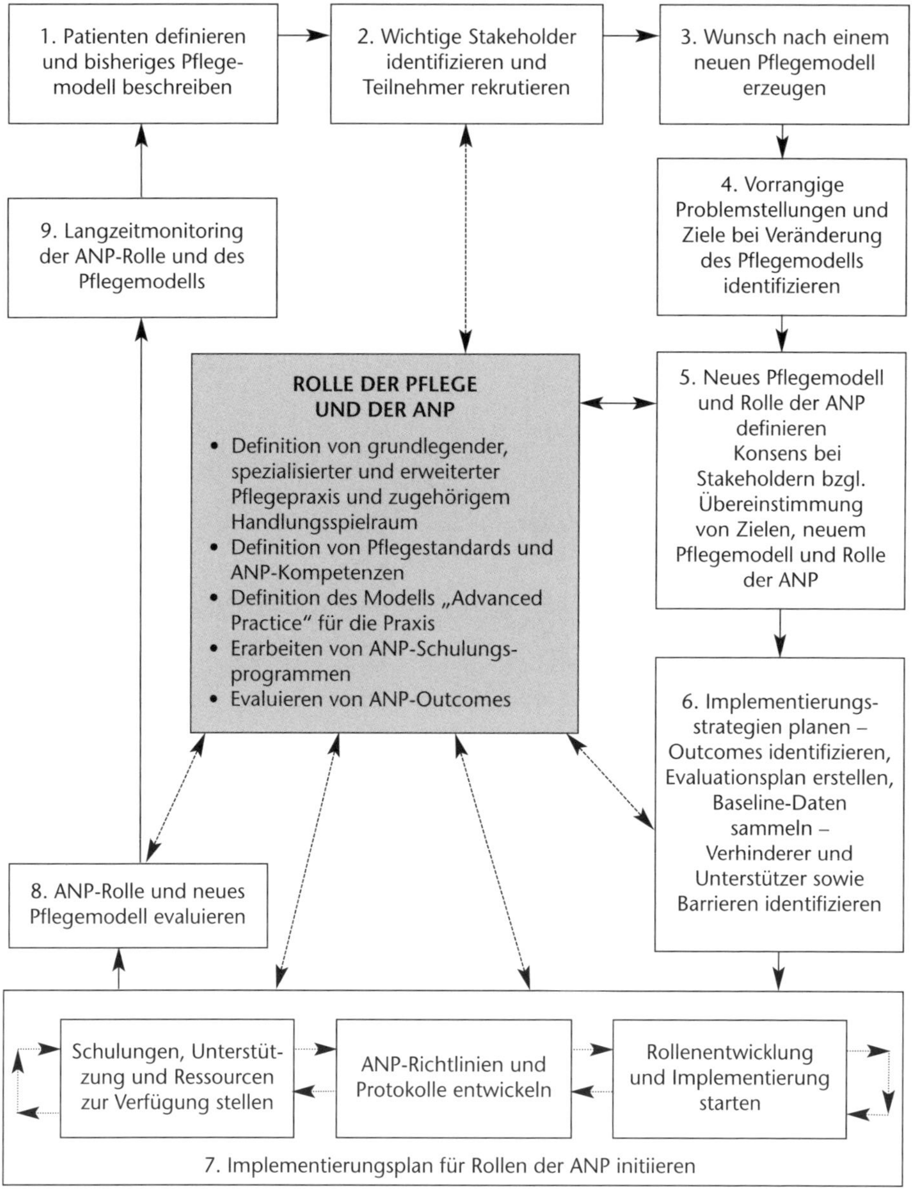

Abbildung 35: PEPPA-Framework (adaptiert von Spitzer 1978; Dunn/Nicklin 1995; Mitchell-DiCenso et al. 1996), übersetzt von D. Kolar (2014). In: Kolar 2016; Neumann-Ponesch/Leoni-Scheiber 2020, S. 142

schen Einsatzes ist darauf gerichtet, sich selbst – die Pflege – entbehrlich zu machen." Denn der Zusammenhang zwischen Qualität und Qualifikation ist das entscheidende Kriterium für einen Transferprozess von Wissen durch Rollen der ANP.

Aktuelles Wissen kontinuierlich in Handlung in der Praxis umzusetzen, bedarf der Verinnerlichung, dass

- das angewendete Wissen Wirkung hat und
- der eigenen Erfahrung und Fertigkeit vertraut werden kann.

Diese Verinnerlichung wird gefördert durch eine Versorgungsform, die sichtbar die erwünschte Qualität in einem Handlungsrahmen festschreibt. So kann Denken als kontinuierlicher Verbesserungsprozess angeregt werden. Allerdings muss bis dahin ein mühsamer Weg beschritten werden.

Die tägliche Arbeit der Professionals verdichtet sich zusehends. Viele professionell arbeitende Personen und Rollen im Gesundheitssystem wie Praktikerinnen, Managerinnen oder Menschen, die Supportdienste verrichten (wie z. B. Reinigungspersonal) können aktuelles Wissen nicht selbst kontinuierlich abrufen. Wissenstransferierende Aufgaben müssen einer oder mehreren Rollen direkt zugeschrieben werden. Als eine dieser Rollen hat sich international die Advanced Practice Nurse bewährt.

Fragen zur Vertiefung

- Es gibt verschiedene Gründe dafür, ob eine Theorie in der Praxis umgesetzt wird oder nicht: Nennen Sie organisatorische und persönliche Gründe für einen gelungenen Theorietransfer in die Praxis.
- Nennen Sie verschiedene Definitionen von Kompetenz und diskutieren Sie deren notwendigen Einsatz im Gesundheitswesen.
- Diskutieren Sie eines der genannten Umsetzungsmodelle und versuchen Sie, ein Modell/eine Theorieimplementierung daraus abzuleiten.
- Beschreiben Sie Wissensmanagement in eigenen Worten.
- Diskutieren Sie die Bedeutung von Wissensmanagement für die Theorieanwendung.

- Beschreiben Sie EBN in eigenen Worten.
- Diskutieren Sie die Bedeutung von EBN für die Theorieanwendung.
- Welche Aufgaben haben APN im Wissenstransfer in den unterschiedlichen Settings?

Literaturverzeichnis

Abbott, A.: The system of professions. An essay on the division of expert labor. Kapitel 1–4. Chicago and London: the University of Chicago Press, 1988.

Adorno, T.: Der Positivismusstreit in der deutschen Soziologie. München: dtv, 1993.

Aggleton, P./Chalmers, H.: Peplau's development model. Nursing Times 86/2, 1990, S. 38–40.

Albert, H.: Traktat über kritische Vernunft. Tübingen: Mohr, 1991.

Alligood, M. R./Marriner-Tomey, A. M.: Nursing theory: Utilization and application. St. Louis: Mosby, 2. Aufl. 2002.

Arets, J./Obex, F./Vaessen, J./Wagner, F.: Professionelle Pflege. Theoretische und praktische Grundlagen, Bd. 1. Bern: Huber, 1996.

Balsiger, P.: Dialogische Theorie? – Methodische Konzeption! Ethik und Sozialwissenschaften 10/4, 1999, S. 601–602.

Bandura, A.: Conclusion: Reflections on nonability determinants of competence. In: Sternberg, R. J./Kolligian, J.: Competence Considered. New Haven: Yale University Press, 1990.

Barnum, B.: Nursing Theory: Analysis, Application, Evalution. Philadelphia: Lippincott Williams and Wilkins, 1998.

Bartholomeyczik, S.: Zum Gegenstand beruflicher Pflege. Eine Einführung. In: Dt. Verein f. Pflegewissenschaft (Hg.): Pflege und Gesellschaft. Das Originäre der Pflege entdecken. Pflege beschreiben, erfassen, begrenzen. Frankfurt a. M.: Mabuse, 2003, S. 7–12.

Bauer, J.: Prinzip Menschlichkeit. Hamburg: Hoffmann und Campe, 2007.

Benner, P.: Stufen der Pflegekompetenz. Bern: Huber, 1997.

Benner, P./Wrubel, J.: The Primacy of Caring. Stress and Coping in Heath and Illness. Menlo Park: Addison-Wesley Publishing Companies, 1989.

Benner, P./Wrubel, J.: Pflege, Streß und Bewältigung. Bern: Huber, 1997.

v. Bertalanaffy, L.: General System Theory. New York: Penguin Press, 1968.

Bienstein, C./Fröhlich, A.: Basale Stimulation in der Pflege. Die Grundlagen. Düsseldorf: Kallmeyer, 2003.

Bischof-Wanner, C.: Empathie in der Pflege. Begriffsklärung und Entwicklung eines Rahmenmodells. Bern: Huber, 2002.

Bischofberger, I./Schaeffer, D.: Normalisierung von Aids aus Sicht der Angehörigen – von der akuten Krise zur Dauerkrise. Pflege und Gesellschaft 2, 2001, S. 37–44.

Bochenski, I. M.: Die zeitgenössische Denkmethode. München: Francke, 1965.

Bodendorf, F.: Daten- und Wissensmanagement. Heidelberg: Springer, 2003.

Böhm, E.: Pflegediagnosen nach Böhm. Basel: Recom, 4. Aufl. 1994.

Böhm, E.: Psychobiographisches Pflegemodell nach Böhm. Wien: Maudrich, 1999.

Bourdieu, P.: Praktische Vernunft: Zur Theorie des Handelns. Frankfurt a. M.: Suhrkamp, 1998.

Botschafter, P./Moers, M./Steppe, H.: Pflegemodelle in der Praxis. Die Schwester/Der Pfleger 1–9, 1990.

Botschafter, P./Steppe, H.: Theorie- und Forschungsentwicklung in der Pflege. In: Schaeffer, D./Moers, M./Rosenbrock, R. (Hg.): Public Health und Pflege. Berlin: Sigma, 1994, S. 72–86.

Bryant-Lukosius, D./DiCenso, A.: A Framework for the introduction and evaluation of advanced practice nursing roles. Journal of Advanced Nursing 48/5, 2004, S. 530–540.

Bühlmann, J.: Ein Unfall ist passiert: Pflegende unterstützen Unfallverletzte im Bewältigungsprozess. Zürich: Careum, 2009.

Bunge, M.: Finding Philosophy in Social Science. New Haven, London: Yale University Press, 1996.

Burns, N./Grove, S.: Understanding Nursing Research. Philadelphia: Saunders, 1999.

Buscher, I.: Das kollektive Lernen in Fallbesprechungen. Pflegewissenschaft 03, 2012, S. 168–178.

Carper, B.: Fundamental Patterns of Knowing in Nursing. Advanced Nursing Science 1/13, 1978.

Carr-Saunders, A. M./Wilson, P. A.: The Professions. Oxford: Oxford University Press, 1933.

Chinn, P.: Developing Substance. Mid-Range Theory in Nursing. Gaithersburg: Aspen, 1994.

Chinn, P./Kramer, M.: Theory and Nursing. Integrated Knowledge Development. St. Louis: Mosby, 5. Aufl. 1999.

Clark, J.: Development of models and theories on the concept of nursing. Journal of Advanced Nursing 7, 1982, S. 129–134.

Closs, S./Cheater, F.: Utilization of nursing research: culture, interest and support. Journal of Advanced Nursing 19, 1994, S. 762–773.

Cohn, R./Farau, A.: Gelebte Geschichte der Psychotherapie. Zwei Perspektiven. Stuttgart: Klett-Cotta, 1984.

Cormack, D./Reynolds, W.: Criteria for evaluating the clinical and practical utility of models uses by nurses. Journal of Advanced Nursing 17, 1992, S. 1472–1478.

Corr, D. M./Corr, C. A.: Gerontologische Pflege. Huber: Bern, 1992.

Daheim, H.: Der Beruf in der modernen Gesellschaft. Köln: Kiepenheuer & Witsch, 1970.

Daheim, H.: Zum Stand der Professionssoziologie. Rekonstruktion machttheoretischer Modelle der Profession. In: Dewe, B./Ferchhoff, W./Radke, F.-O. (Hg.): Erziehen als Profession. Zur Logik professionellen Handels in pädagogischen Feldern. Opladen: Leske & Budrich, 1992, S. 21–35.

Dassen, T./Buist, G.: Pflegewissenschaft – Eine Betrachtung unter systematischen Gesichtspunkten. In: Schaeffer, D./Moers, M./Rosenbrock, R. (Hg.): Public Health und Pflege. Berlin: Sigma, 1994, S. 87–102.

Descartes, R.: Philosophical Works of Descartes. Meditations. Indianapolis: Bobbs-Merrill, 1960.

Dewe, B./Ferchhoff, W./Radke, F.-O.: Das „Professionswissen" von Pädagogen. In: dies.: Erziehen als Profession. Zur Logik professionellen Handelns in pädagogischen Feldern. Opladen: Leske & Budrich, 1992, S. 70–91.

Dezsy, J.: Produktion von Gesundheitsleistungen. In: Pichler, E./Walter, E.: Beiträge zur Gesundheitsökonomie. Wien: Industriewissenschaftliches Institut, 2002.

Dezsy, J.: Gesundheitsökonomie einmal anders. Wien: Maudrich, 2003.

Dickoff, J.: A theory of theories: a position paper. Nursing Research 17, 1968, S. 197–203.

Dickoff, J./James P.: A theory of theories: a position paper. Nursing Research 17, 197–203, 1968.

Dickoff, J./James P./Wiedenbach, E.:Theory in a practice discipline. Part I: Practice Oriented Theory. Nursing Research 17/5, 415–435. Part II: Practice oriented Research. Nursing Research 17/6, 545–554, 1968.

Donaldson, S./Crowley, D.: The Discipline of Nursing. Nursing Outlook 26/2, 1978, S. 113–120.

Drerup, E.: Pflegetheorien – Lehrerhandbuch für den Pflegeunterricht. Freiburg i. Br.: Lambertus, 1998.

Erikson, E.: Identität und Lebenszyklus. Frankfurt a. M.: Suhrkamp, 1966.

Estabrooks, C.: The Conceptual Structure of Research Utilization. Research in Nursing & Health 22, 1999, S. 203–216.

Evers, G./Claes, M./Sermeus, W.: Häufigkeit von Mundpflege bei Krebspatienten in belgischen Krankenhäusern. Pflege 4, 2002, S. 163–168.

Fachbereich Pflege- und Gesundheitswissenschaften der Ev. Fachhochschule Darmstadt (Hg.): Pflegewissenschaft im Alltag. Frankfurt a. M.: Mabuse, 1998.

Fawcett, J.: Analysis and Evalutation of Conceptual Models of Nursing. Philadelphia: F. A. Davis, 1987.

Fawcett, J: Konzeptuelle Modelle der Pflege im Überblick. Bern: Huber, 1996a.

Fawcett, J.: Pflegemodelle im Überblick. Bern: Huber, 1996b.

Fawcett, J.: Konzeptuelle Modelle der Pflege im Überblick. Bern: Huber, 2. Aufl. 1998.

Fawcett, J.: Spezifische Theorien der Pflege im Überblick. Bern: Huber, 1999.

Fawcett, J. et al.: On nursing theories and evidence. Journal of Nursing Scholarship 2/2001, S. 115–119.

Fehler, C./Stickland, O./Lenz, E.: Measurement in Nursing Research. Philadelphia: Davis, 1984.

Fehr, G.: Qualitätsprojekt Pflegenomenklatur und Pflegediagnosenprozess. Teilprojekte Pflegediagnostik im PES mit ICNP/Beta Version 1, Februar 2001. St. Pirminsberg, Klinik für Psychiatrie, Psychotherapie und Suchtbehandlung, Schweiz, St. Gallen.

Feil, N.: Resolution, the Final Life Task. Journal of Humanistic Psychology 25, S. 91–105, 1985.

Feil, N.: Validation. The Feil method. How to help the disoriented old-old. Cleveland: Edward Feil Productions, 1989.

Feil, N.: Validation – Ein Weg zum Verständnis verwirrter alter Menschen. München: Reinhardt, 8. Aufl. 2005.

Feil, N.: Validation in Anwendung und Beispielen. München: Reinhardt, 2007.

Finnema, E. J./Dröes, R. M./Kooij van der, C. H./Lange J. de/Rigter, H./Montfort, A. P. W. P./van Tilburg, W.: The design of a large-scale experimental design into the effect of emotion-oriented care on demented elderly and professional carers in nursing homes. Archives of Gerontology and Geriatrics 36–37, Suppl 6, S. 193–200, 1998.

Freidson, E.: Professional Dominance. Chicago: Aldine, 1970.

Gastmans, C.: Interpersonal relations in nursing: a philosophical-ethical analysis of the work of Hildegard E. Peplau. Journal of Advanced Nursing 28/1998, S. 1312–1319.

Georgopoulos, B./Jackson, M.: Nursing kardex behavior in an experimental study of patient units with and without clinical nurse specialists. Nursing Research 19, 1970, S. 196–218.

Georgopoulos, B./Sana, M.: Clinical nursing specialization and intershift report behaviour. American Journal of Nursing 71, 1971, 538–545.

Giddens, A.: Soziologie. Graz: Nausner & Nausner, 1995.

Glaser, B./Strauss, A.: Grounded Theory. Strategien qualitativer Forschung. Bern: Huber, 1998.

Goffmann, E.: Wir alle spielen Theater. Die Selbstdarstellung im Alltag. München: Piper, 2005.

Goode, W. J.: Community within the Community. The Professions. American Sociological Review 22, 1957, S. 194–200.

Goode, W.: Professionen und die Gesellschaft. Die Struktur und ihre Beziehungen. In: Luckmann, T./Sprondel, W. (Hg.): Berufssoziologie. Köln: Kiepenheuer & Witsch, 1972, S. 157–163.

Gottschalck, T./Dassen, T.: Welche Entscheidungsbefugnisse besitzen Pflegende bei der Mundpflege? Pflege 2, 2003, S. 83–89.

Grasserbauer, E.: Die Analysekriterien von Pflegetheorien und konzeptuellen Modellen nach Jacqueline Fawcett. Unveröffentlichte Seminararbeit. Universität Wien, 2003.

Gray, J. A. M.: Evidence-Based Healthcare: How to Make Health Policy and Management Decisions. New York: Churchill Livingstone, 1997.

Grypdonck, M.: Eine kritische Bewertung von Forschungsmethoden zur Herstellung von Evidenz in der Pflege. Pflege & Gesellschaft, DV Pflegewissenschaft e.V. 2, 2004.

Grypdonck, M.: Ein Modell zur Pflege chronisch Kranker. In: Seidl, E./Walter, I. (Hg.): Chronisch kranke Menschen in ihrem Alltag. Wien: Maudrich, 2005, S. 15–60.

GuKG Gesundheits- und Krankenpflegegesetz. Stand: 1. August 1999. Wien: Verlag Österreich, 1999.

Gyatt, G. H./Sinclair, J. C./Hayward, R./Cook, D. J./Cook, R. J.: Users' guides to the medical literature. IX. Method for Grading Health Care Recommendations. JAMA 274/22, 1995, S. 1800–1804.

Halek, M./Bartholomeyczik, S.: Verstehen und Handeln. Hannover: Schlütersche, 2006.

Hallensleben, J.: Typologien von Pflegemodellen. Diskussion ihrer Nützlichkeit unter besonderer Berücksichtigung der Pflegemodelle von A. I. Meleis. Pflege und Gesellschaft 2, 2003, S. 59–67.

Haller, M.: Soziologische Theorien. Wiesbaden: Leske + Budrich, 1979.

Haller, M.: Soziologische Theorie im systematisch-kritischen Vergleich. Stuttgart: UTB, 1999.

Hamric, A. B./Spross, J. A./Hanson, C. M.: Advanced practice nursing. An integrative approach. St. Louis: Saunders/Elsevier, 4. Aufl. 2009.

Hansen, K.: Kultur und Kulturwissenschaft. Tübingen, Basel: Francke, 3. Aufl. 2003.

Hehemann, H.: Mundpflege bei onkologischen Patienten. Pflege 4, 1997, S. 199–205.

Henderson, V.: The nature of nursing: A definition and its implications for practice, research, and education. New York: Macmillan, 1966.

Hinds, C.: Personal and contextual factors predicting patients' reported quality of life: exploring congruency with Betty Neumans's assumptions. Journal of Advanced Nursing 15, 1990, S. 456–462.

Hirschfeld, M. J.: Nursing and social accountability in knowledge development. In: Knowledge development: Clinicians and Researchers in Partnership. Workgroup of European Nurse Researchers. 9th biennial conference 1998, Vol. 1. Helsinki: Oy Edita Ab, 1998, S. 47–51.

Horsley, J./Crane, J./Bingle, J.: Research utilization as an organization process. Journal of Nursing Administration 8, 1978, S. 4–6.

Horsley, J.: Using Research in Practice – The Current Context. Western Journal of Nursing Research 7/1, 1985, S. 135–139.

Horx, M.: Die neue Alterskultur. Internet: http://www.horx.com/Zukunftstexte/Die_Welt_im_Wandel.pdf, 2003.

Horx, M.: Die neue Alterskultur. Internet: http://www.horx.com/Zukunftstexte/Die_Neue_Alterskultur, 2004.

Hüsken, W.: Peplau: Krankheit als Lernchance. Krankenpflege/soins infirmiers 3, 1997, S. 20–21.

Ingersoll, G.: Evidence-based nursing: What it is and what it isn't. Nursing Outlook 48, 2000, S. 151–152.

Johnson, D.: Development of Theory: A Requisite for Nursing as a Primary Health Profession. Nursing Research 9–10, Vol. 23/5, 1974, S. 372–377.

Johnson, D.: The Behavioral System Model for Nursing. In: Riel, J./Roy, C.: Conceptual Models for Nursing Practice. New York: Appleton-Century-Crofts, 1980, S. 207–216.

Kairat, H.: „Professions" oder freie Berufe? Professionelles Handeln im sozialen Kontext. Berlin: Duncker & Humblot, 1969.

v. Kampen, N.: Theoriebildung in der Pflege. Frankfurt a. M.: Mabuse, 1998.

Kaplan, A.: The Conduct of Inquiry. Scrancton: Chandler, 1964.

Käppeli, S.: Pflege und Pflegetheorien. Krankenpflege 1, 1988, S. 5–8.

Käppeli, S.: Pflegekonzepte, Bd. 1. Bern: Huber, 1993.

Käppeli, S.: Pflegekonzepte, Bd. 2. Bern: Huber, 1999.

Käppeli, S.: Was für eine Wissenschaft braucht Pflege? Pflege 12, 1999, S. 153–157.

Käppeli, S.: Pflegediagnostik unter der Lupe: Wissenschaftliche Evaluation verschiedener Aspekte des Projekts Pflegediagnostik am Universitätsspital Zürich. Zürich: Zentrum für Entwicklung und Forschung in der Pflege, 2000.

Käppeli, S.: Theorie ins Erfahrungswissen integrieren. Managed Care 2003, S. 25–26.

Käppeli, S.: Transfer der Theorie in die Praxis oder Bereicherung der Theorie durch die Praxis? Tagung der Hochschule für Gesundheit Fribourg, 12. 4. 2005.

Kellnhauser, E.: Krankenpflegkammern und Professionalisierung der Pflege – eine pflegeberufspolitische Perspektive im internationalen Vergleich. In: Wittneben, K.: Forschungsansätze für das Berufsfeld Pflege. Stuttgart: Thieme, 1998, S. 335–346.

Kellnhauser, E.: Primary Nursing und die Interaktionstheorie von Hildegard Peplau. Die Schwester/Der Pfleger 8, 1998, S. 633–638.

Kennedy, G.: Einladung zur Statistik. Frankfurt a. M.: Campus, 1993.

Kim, H./Kollak, I.: Nursing Theories. New York: Springer, 1999.

Kirkevold, M.: Pflegetheorien. München: Urban & Schwarzenberg, 1997.

Kirkevold, M.: Pflegewissenschaft als Praxisdisziplin. Bern: Huber, 2002.

Kleve, H.: Beratung im Pflegesystem – eine systemtheoretische Perspektive. Pflege Gesellschaft, dv Pflegewissenschaft e.V., Duisburg, 2005.

König, R. (Hg.): Handbuch der empirischen Sozialforschung. Stuttgart: Ferdinand Enke, 1967.

Kolar, D.: Die Implementierungsschritte im PEPPA Framework. Internet: https://www.fh-ooe.at/fileadmin/user_upload/fhooe/studieren/akademie-fuer-weiterbildung/academic-advanced-nursing-practice/newsletter/docs/5._ANP_Newsletter_3-4_2016, S. 1–8, 2016.

Kongress Integrierte Versorgung: Wunsch und Wirklichkeit, 25.–26. 2. 2010. Tagungsband. Aachen: Shaker, 2010.

Kriz, J./Lück, H. E./Heidbrink, H.: Wissenschafts- und Erkenntnistheorie. Opladen: Hembsbach, 1987.

Krohwinkel, M.: Fördernde Prozesspflege – Konzepte, Verfahren und Erkenntnisse. In: Osterbrink, J.: Erster internationaler Pflegetheorienkongress Nürnberg. Bern: Huber, 1998, S. 134–154.

Krueger, J./Nelson, A./Wolanin, M.: Nursing research: Development, collaboration, and utilization. Germantown MD: Aspen, 1978.

Kuhn, T.: Die Struktur wissenschaftlicher Revolutionen. Frankfurt a. M.: Suhrkamp, 1976.

Kühne-Ponesch, S.: Der Prozeß der Professionalisierung. Chancen und Hindernisse. Österreichische Krankenhauszeitung 24, 1997.

Kühne-Ponesch, S. (Hg.): Pflegeforschung – aus der Praxis für die Praxis, Bd. 2. Wien: Facultas, 2000.

Kühne-Ponesch, S. (Hg.): Pflegeforschung – aus der Praxis für die Praxis, Bd. 3. Wien: Facultas, 2002.

Kühne-Ponesch, S./Smoliner, A.: Die Entwicklung einer Fachsprache am Beispiel Österreichs: Die erste gesetzliche Regelung Europas. In: Oud, N. (Hg.): Acendio. Bern: Huber, 2001, S. 37–47.

Kühne-Ponesch, S./Mayer, H./Resetarics-Smoliner, A. P./Weikl, H: „… also bin ich mir nie wirklich so sicher, ob das auch tatsächlich so ist …“ In: Kühne-Ponesch, S. (Hg.): Pflegeforschung aus der Praxis für die Praxis, Bd. 3. Wien: Facultas, 2002, S. 159–177.

Kunneman, H.: Habermas' theorie van het communicatieve handelen. Een samenvatting. Meppel/Amsterdam: Boom, 1983.

Lang, P.: Internet: http://www.nursing.upenn.edu/faculty/profile.asp?pid=45, 2003.

Lankers, D. et al.: Leben Demenzkranke zu Hause länger als im Heim? Fachzeitschrift für Gerontologie und Geriatrie, 2010, S. 1–7.

Lauber, A.: Verstehen und Pflegen. Grundlagen der beruflichen Pflege, Bd. 1. Stuttgart: Thieme, 2001.

Leininger, M.: Die Theorie der kulturspezifischen Fürsorge zur Weiterentwicklung von Wissen und Praxis der professionellen transkulturellen Pflege. In: Osterbrink, J.: Erster internationaler Pflegetheorienkongress Nürnberg. Bern: Huber, 1998, S. 73–90.

Lohrmann, C.: Kenntnisse, Einstellungen und Pflegebereitschaft von Pflegepersonal zu HIV/AIDS. Pflege und Gesellschaft 3, 2002, S. 86–94.

Luckenbill Brett, J. L.: Use of nursing practice research findings. Nursing Research 36/6, 1987, S. 344–349.

Luksch, C.: Übergangspflege nach Böhm. Internet: http://medwell24.at/CDA_Master/1,3008,3087_4682_0,00.html, 11. 7. 2003.

Maietta, L./Hatch, F.: Aufbaukurs Arbeitsbuch Kinästhetik in der Pflege. European Institute for Human Development-Research GmbH, 2002.

Manier, I.: Theorieentwicklung durch Begriffsanalyse am Beispiel des Pflegephänomens Aggression in der Pflege. Referat auf der 2. Internationalen Konferenz für Pflegetheorien in Nürnberg am 23. 9. 1999.

Marriner-Tomey, A. (Hg.): Nursing Theorists and their work. St. Louis: Mosby, 2. Aufl. 1989.

Marriner-Tomey, A. (Hg.): Nursing Theorists and Their Work. St. Louis: Mosby, 3. Aufl. 1994.

Marriner-Tomey, A: Pflegetheoretikerinnen und ihr Werk. Basel: Recom, 1992.

Marriner-Tomey, A./Alligood, M.: Nursing Theorists and Their Work. St. Louis: Mosby, 5. Aufl. 2002.

Martinsen, K.: Omsorg, medisin og sykepleie. Oslo: Universitetsforlaget, 1989.

Maslow, A. H.: Motivation and Personality. New York: Harper, 1970.

Mayer, H. (Hg.): Pflegeforschung – aus der Praxis für die Praxis, Bd. 1. Wien: Facultas, 2000.

Mayer, H.: Einführung in die Pflegeforschung. Wien: Facultas, 2002.

Mayer, H.: Body of evidence? Pflegenetz 2, 2003, S. 12–16.

Meleis, A.: Theoretical Nursing – Development and Progress. Philadelphia: Lippincott, 1985.

Meleis, A.: Die Theorieentwicklung in den USA. In: Schaeffer, D. et al. (Hg.): Pflegetheorien – Beispiele aus den USA. Bern: Huber, 1997, S. 17–37.

Meleis, A.: Pflegetheorie. Gegenstand, Entwicklung und Perspektiven des theoretischen Denkens in der Pflege. Bern: Huber, 1999.

Merton, R.: Social Theory and Social Structure. Glencoe: Free Press, 1949.

Millerson, G.: The Qualifying Associations: A Study in Professionalization. London: Routledge & Kegan, 1964.

Moers, M./Schaeffer, D.: Pflegetheorien heute: Wie könnten sie die Praxisentwicklung fördern? Die Schwester/Der Pfleger 46/12, 2006, S. 1050–1053.

Moers, M./Schaeffer, D.: Pflegetheorien heute: Wie könnten sie die Praxisentwicklung fördern? Die Schwester/Der Pfleger 46/1, 2007, S. 70–73.

Moody, L. E./Wilson, M. E./Smyth, K./Schwartz, R./Tittle, M./van Cott, M. L.: Analysis of a decade of nursing practice research: 1977–1986. Nursing Research 37, 1988, S. 374–379.

Mühlum, A./Bartholomeyczik, S./Göpel, E.: Sozialarbeit – Pflegewissenschaft – Gesundheitswissenschaft. Freiburg i. Br.: Lambertus, 1997.

Müller, E.: Leitbilder in der Pflege. Eine Untersuchung individueller Pflegeauffassungen als Beitrag zu ihrer Präzisierung. Bern: Huber, 2001.

Neander, K.-D.: Setzt sich Pflegepersonal mit Pflegeforschung auseinander? Deutsche Krankenpflegezeitschrift 5, 1989, S. 296–301.

Neuman, B.: The systems concept and nursing. In: Neuman, B.: The Neuman systems model: Application to nursing education and practice. Norwalk: Appleton-Century-Crofts, 1982, S. 3–7.

Neuman, B.: Health as a continuum based on the Neuman systems model. Nursing Science Quarterly 3, 1990, S. 129–135.

Neuman, B.: Das Systemmodell. Konzept und Anwendung in der Pflege. Freiburg i. Br.: Lambertus, 1998.

Neumann-Ponesch, S.: Orientiert am Patienten. Österreichische Krankenhauszeitschrift 50/5, 2009, S. 26–29.

Neumann-Ponesch, S./Höller, A.: Gefühlsarbeit in Pflege und Betreuung. Sichtbarkeit und Bewertung: Altes Konzept ganz neu? Bern: Springer, 2011.

Neumann-Ponesch, S. et al.: Advanced Nursing Practice in Österreich, Positionspapier. Wien: facultas.wuv, 2013.

Neumann-Ponesch, S. et al.: Advanced Nursing Practice in Österreich. Positionspapier. Wien: facultas, 2., akt. Aufl. 2014.

Neumann-Ponesch, S./Leoni-Scheiber, C.: Advanced Nursing Practice. Verstehen – anwenden – umsetzen. Wien: Facultas, 2020.

Newhouse, R. P. et al.: Advanced Practice Nurse Outcomes 1990–2008. A Systematic Review. Nursing Economics 29/5, S. 230–251.

Niemann, H.-J.: Die Strategie der Vernunft. Braunschweig: Vieweg, 1993.

Nightingale, F.: Notes on Nursing. Dover, New York: Appleton, 1969.

Norbeck, J.: Social Support: A Model for Clinical Research and Application (1981). In: Chinn, P.: Developing Substance. Mid-Range Theory in Nursing. Gaithersburg: Aspen, 1994.

Osterbrink, J.: Erster internationaler Pflegetheorienkongress Nürnberg. Bern: Huber, 1998.

OECD Health Working Paper No. 54, 2010. Internet: http://www.oecd.org/officialdocuments/publicdisplaydocumentpdf/?cote=delsa/hea/wd/hwp(2010)5&doclanguage=en, 22.8.2016

Oevermann, U.: Theoretische Skizze einer revidierten Theorie professionalisierten Handelns. In: Combe, A./Helsper, W. (Hg.): Pädagogische Professionalität. Untersuchungen zum Typus pädagogischen Handelns. Frankfurt a. M.: Suhrkamp, 3. Aufl. 1999, S. 70–182.

Parsons, T.: Das System moderner Gesellschaften. Weinheim: Juventa, 1985.

Paterson, J./Zderad, L.: Humanistic Nursing. London: John Wiley, 1976.

Penrod, J./Hupcey, J.: Enhancing methodological clarity: principle-based concept analysis. Journal of Advanced Nursing 50/4, 2005, S. 403–409.

Peplau, H.: Interpersonal relations in Nursing. New York: Putnam, 1952.

Peplau, H.: Zwischenmenschliche Beziehungen in der Pflege. Bern: Huber, 1997.

Peschenig, M.: Der kleine Stowasser. Wien: HPT, 1971.

Polit, D./Hungler, B.: Nursing Research. Philadelphia: Lippincott, 1997.

Popper, K.: Die Logik der Sozialwissenschaften. In: Adorno, T. et al.: Der Positivismusstreit in der deutschen Soziologie. München: dtv, 1993.

Rae, L.: Using people skills in training and development. London/Sterling: Kogan Page, 1998.

Reimann-Rothmeier, G./Mandl, H./Erlach, C./Neubauer, A.: Wissensmanagement lernen. Weinheim: Beltz, 2001.

Reinhold, G.: Soziologielexikon. München: Oldenbourg, 3. Aufl. 1997.

Rhynas, S.: Bourdieu's theory of practice and its potential in nursing research. Journal of Advanced Nursing 50/2, 2005, S. 179–186.

Richter, R.: Soziologische Paradigmen. Wien: WUV, 1997.

Riel-Sisca, J. (Hg.): Conceptual models of nursing practice. Norwalk: Appleton Longe, 3. Aufl. 1989.

Rizzo Parse, R.: Man-living-health: a theory of nursing. New York: Wiley, 1981.

Rizzo Parse, R.: Nursing science: Major paradigms, theories and critiques. Philadelphia: Sounders, 1987.

Röd, W.: Die Arten des Wissens und ihr Wozu. Vortrag auf dem Forum Alpbach, 1997.

Rodgers, S.: The extent of nursing research utilization in general medical and surgical wards. Journal of Advanced Nursing 1, 2000, S. 182–193.

Rodgers, B./Knafl, K.: Concept Development in Nursing. Philadelphia: Saunders, 2000.

Rogers, M.: An Introduction to the Theoretical Basis of Nursing. Philadelphia: F. A. Davis, 1970.

Rogers, M.: Nursing science and the space age. Nursing Science Quarterly 5, 1992, S. 27–34.

Rogers, M.: Theoretische Grundlagen der Pflege. Eine Einführung. Freiburg i. Br.: Lambertus, 1997.

Ross, M./Bourbonnais, F: The Betty Neuman systems model in nursing practice: a case study approach. Journal of Advanced Nursing 10, 1985, S. 199–207.

Roy, C.: The Roy Adaptation Model. Stanford: Appleton & Lange, 1999.

Runge, M.: Gehen, Gehstörungen und Stürze im Alter. Sonderheft Mobilität im Alter, 1996, S. 15–20.

Runge, M./Rehfeld, G.: Geriatrische Rehabilitation im therapeutischen Team. Thieme: Stuttgart, 1995.

Rüschemeyer, D.: Ärzte und Anwälte. Bemerkungen zu einer Theorie der Professionalisierung. In: Luckmann, T./Sprondel, W. M. (Hg.): Berufssoziologie. Köln: Kiepenheuer & Witsch, 1972, S. 301–305.

Schaeffer, D.: Zur Professionalisierung von Public Health und Pflege. In: Schaeffer, D./Moers, M./Rosenbrock, R.: Public Health und Pflege. Berlin: Edition Sigma, 1994, S. 103–126.

Schaeffer, D./Moers, M./Steppe, H./Meleis, A.: Pflegetheorien. Bern: Huber, 1997.

Schäfers, B. (Hg.): Grundbegriffe der Soziologie. Opladen: Leske & Budrich, 1986.

Schmidt, G.: Das Würdeprinzip schützen. Praxis Palliative Care 7/2010, S. 30–32.

Schnabl, C.: Gender – Care – Gerechtigkeit – Fürsorgearbeit als Gestaltungsaufgabe moderner Gesellschaften. In: Reitlinger, E./Beyer, S. (Hg.): Geschlechtersensible Hospiz- und Palliativkultur. Frankfurt a. M.: Mabuse Verlag, 2010, S. 21–32.

Schneider, C.: Pflege und Betreuung bei psychischen Alterserkrankungen. Wien: Facultas, 2007.

Schnepp, W.: Perspektiven der Pflegewissenschaft. Pflege 10, 1997a, S. 96–101.

Schnepp, W.: Zusammenhang von Kultur und pflegkundiger Ausbildung. Pflegepädagogik 5, 1997b, S. 16–23.

Schrader, J.: Inwieweit erfaßt „The Neuman Systems Model" subjektive Gesundheits- und Krankheitskonzepte? Projektgruppe Subjektive Gesundheits- und Krankheitskonzepte. Die Kunst der patientenorientierten Pflege. Frankfurt a. M.: Mabuse, 1997.

Schrappe, M.: Organisatorische Umsetzung. Vorlesung Qualitätsmanagement. Universität Marburg. Internet: www.schrappe.com, 24. 1. 2003.

Schrems, B.: Zeitorganisation in der Krankenpflege. Frankfurt a. M.: Mabuse, 1994.

Schrems, B.: Theorie und Evidenz: das wissenschaftliche Fundament der Pflegediagnostik. Österreichische Pflegezeitschrift, 2008, S. 15–22.

Schröck, R.: Des Kaisers neue Kleider? – Bedeutung der Pflegetheorien für die Entwicklung der Pflegewissenschaft in Deutschland. Dr. med. Mabuse 107, 1997, S. 39–45.

Schröck, R./Drerup, E.: Pflegetheorien in Praxis, Forschung und Lehre. Freiburg i. Br.: Lambertus, 1997.

Schröck, R.: Bedeutung der Pflegetheorien für die Entwicklung der Pflegewissenschaft in Deutschland. Psych. Pflege 3, 1997, S. 167–174.

Schülein, J./Reitze, S.: Wissenschaftstheorie für Einsteiger. Stuttgart: UTB, 2002.

Scott, D. et al.: A Stress Coping Model (1980). In: Chinn, P.: Developing Substance. Mid-Range Theory in Nursing. Gaithersburg: Aspen, 1994.

Seidl, E./Walter, I. (Hg.): Chronisch kranke Menschen in ihrem Alltag. Das Modell von Mieke Grypdonck, bezogen auf PatientInnen nach Nierentransplantation. Wien: Maudrich, 2005.

Seiffert, H.: Einführung in die Wissenschaftstheorie, Bd. 1–3. München: Beck, 1996.

Selye, H.: The general adaptation syndrome and the diseases of adaptation. Journal of Clinical Endocrinology 6, 1946, S. 117–196.

Silva, C. M.: Research Testing Nursing Theory: State of the Art. Advances in Nursing Science, Oct. 1986, S. 1–11.

Spearman, S./Duldt, B./Brown, S.: Theorieüberprüfung durch die Forschung: Ein ausgewählter Überblick über Orems Selbstpflegetheorie 1986 bis 1991. In: Schröck, R./Drerup, E. (Hg.): Pflegetheorien in Praxis, Forschung und Lehre. Freiburg i. Br.: Lambertus, 1997.

Spirig, R./Bischofberger, I.: Familien, die mit HIV und Aids leben. Pflege 5, 2000, S. 315–324.

Spirig, R./Nicca, D./Werder, V./Voggensperger, J./Unger, M./Bischofsberger, I./Kesselring, A./Battegay, M./DeGust, S.: Entwicklung und Etablierung einer erweiterten und vertieften HIV-/AIDS-Pflegepraxis. Pflege 6, 2002, S. 293–299.

Stefan, H./Allmer, F.: Praxis der Pflegediagnosen. Springer: Wien, New York, 2000.

Steffen-Bürgi, B.: „Offizielle“ und „inoffizielle“ Inhalte der Pflege. Pflege 1, 1991, S. 45–53.

Stemmer, R.: Ganzheitlichkeit in der Pflege – unerreicht, da unerreichbar? Pflege & Gesellschaft, DV Pflegewissenschaft 4, 1999, S. 86–91.

Steppe, H.: Pflegemodelle in der Praxis, 3. Folge: Hildegard Peplau. Die Schwester/Der Pfleger 9, 1990, S. 768–773.

Steppe, H.: Auswirkungen auf Pflegekonzepte. In: Hohmann, U. (Hg.): Pflegediagnosen. Eschborn: Deutscher Berufsverband für Pflegeberufe, 1995.

Steppe, H.: Zu Situierung und Bedeutung von Pflegetheorien in der Pflegewissenschaft. Pflege 13, 2000, S. 91–98.

Stetler, C.: Research Utilization: Defining the Concept. http://classes.kumc.edu/son/nrsg754/CSmith/Article/Diane/concept.htlml., 2003.

Strauss, A./Corbin, J.: Grundlagen qualitativer Sozialforschung. Weinheim: Beltz, 1996.

Thibodeau, J.: Nursing Models – Analysis and Evaluation. Monterey: Wastsworth, 1983.

Thiel, V.: Theorien & Modelle der Pflege. Internet: http://www.volkert-hiel.de/skripte/pfltheorien/Pflegetheorien_07.pdf, 2002.

Travelbee, J.: What's wrong with sympathy? American Journal of Nursing 1, 1964, S. 68–71.

Trindler, L./Reynolds, S.: Evidence-Based-Practice. A Critical Appraisal. Oxford: Blackwell Science, 2000.

Trnka, U.: Konzept Immobilität – Physiologische Grundlagen, Vortragsunterlagen, WB-Pflegeberatung. Rudolfinerhaus, 2002.

Ullmann, P. et al.: Positionspapier Deutschland: „Die kopernikanische Wende". Advanced Practice Nursing. Version 1.30. Witten: Deutsches Netzwerk Advanced Nursing Practice, 2011.

Upton, D.: How can we achieve evidence-based practice if we have theory-practice gap in nursing today? Journal of Advanced Nursing 29, 1999, 549–555.

Van der Kooij, C. H.: Einfach nett Sein? Doktorarbeit, Freie Universität, Fakultät Medizin, Fachgruppe Psychiatrie, 2003.

Van der Kooij, C. H.: Ein Lächeln im Vorübergehen. Bern: Huber, 2007.

Van der Kooij, C. H.: Das mäeutische Pflege- und Betreuungsmodell. Darstellung und Dokumentation. Bern: Huber, 2010.

Van der Kooij, C. H.: Mäeutik: gefühlsmäßige Professionalität. Pflegenetz 2011/01, S. 9–11.

Van der Kooij, C. H./Dres, R. M./De Lange, J./Ettema, T. P./Cools, H. J. M./van Tilburg, W.: The implementation of integrated emotion-oriented care: did it actually change the attitude, skills and time-spent of trained caregivers? Dementia, online version, march 2012.

Walker, L./Avant, C. K.: Theoriebildung in der Pflege. Wiesbaden: Ullstein Medical, 1998.

Walker, L./Avant, K.: Strategies für theory construction in nursing. Upper Saddle River, New York, 4. Aufl. 2005.

Walker, P./Redmond, R.: Theory-guided, evidence-based reflective practice. Nursing Science Quarterly 12, 1999, S. 298–303.

Walsh, M./Ford, P.: Pflegerituale. Wiesbaden: Ullstein Mosby, 1996.

Watson, J.: Pflege: Wissenschaft und menschliche Zuwendung. Bern: Huber, 1996.

Weber, M.: Gesammelte Aufsätze zur Wissenschaftslehre. Tübingen: Mohr-Siebeck, 1951.

Weiss, H.: Soziologische Theorien der Gegenwart. Wien: Springer, 1993.

Wenturis, N. et al.: Methodologie der Sozialwissenschaften. Tübingen: Francke, 1992.

Wetterer, A. (Hg.): Die soziale Konstruktion von Geschlecht in Professionalisierungsprozessen. Frankfurt a. M.: Campus, 1995.

Wiedenbach, E.: Clinical Nursing: A helping art. New York: Springer, 1964.

Wiesinger, B.: Einführung des Mäeutischen Pflegemodells nach Cora van der Kooij in Österreich und dessen Auswirkungen auf Management und Strategieentwicklung in der stationären Altenversorgung. Donauuniversität Krems: Master-Thesis, 2009.

Wilensky, H.: Jeder Beruf eine Profession? In: Luckmann, T./Sprondel, W.: Berufssoziologie. Köln: Kiepenheuer und Witsch, 1972, S. 49–58.

Willke, H.: Systemisches Wissensmanagement. Stuttgart: UTB, 1998.

Wingenfeld, K.: Wissenstransfer in der vollstationären Pflege. Erfahrungen aus dem Modellprojekt „Referenzmodelle zur Förderung der qualitätsgesicherten Weiterentwicklung der vollstätionären Pflege". In: Schaeffer, D.: Wissenstransfer in der Pflege. Ergebnisse eines Expertenworkshops 2006. Veröffentlichung des Institut für Pflegewissenschaft an der Universität Bielefeld (IPW), S. 63–78.

Wittneben, K.: Forschungsansätze für das Berufsfeld Pflege. Stuttgart: Thieme, 1998.

Wolters, P.: Pflegewissenschaft: Gegenstände, Fragestellungen, Methoden, Zukunftsperspektiven. Zur Einführung der Pflegewissenschaft in Deutschland. In: Gesellschaft zur Förderung der Pflegewissenschaft (Hg.): Die Bedeutung der Pflegewissenschaft für die Professionalisierung der Pflege. Dokumentation und Bericht einer Fachtagung vom 12. März 1996 in Bielefeld. Veröffentlichungsreihe des Instituts für Pflegewissenschaft an der Universität Bielefeld (IPW). Bielefeld, 1998, S. 55–71.

Wyman, J. F.: Mobilität und Sicherheit. In: Corr, D. M./Corr, C. A.: Gerontologische Pflege. Huber: Bern, 1992.

Zank, S. et al.: Berliner Inventar zur Angehörigenbelastung – Demenz (BIZA-D). Zeitschrift für klinische Psychologie und Psychotherapie 35/4, 2006, S. 296–305.

Zeller-Forster, F.: Konzept Immobilität. In: Käppeli, S.: Pflegekonzepte, Bd. 2. Huber: Bern, 1999.

Zima, P.: Was ist Theorie? Stuttgart: UTB, 2004.

Anhang 1: Erstgespräch im Rahmen der Pflegeanamnese

Momentaner Gesundheitszustand

Erleben der Patientin

Die Patientin sagt, dass sie seit einigen Wochen unter Atemnot bei Belastungen (Stiegensteigen, längeres Gehen, Hausarbeit) leidet. Sie hat diesen Zustand als Nachwirkung einer überstandenen Grippe angesehen, in den letzten Tagen tritt die Atemnot aber zeitweise auch in Ruhe auf. Sie ist darüber beunruhigt, vor allem auch weil ihr Vater an Lungenkrebs gestorben ist, und sie vermutet, dass der Grund der Beschwerden in ihrem Fall ebenfalls ein Tumor sein könnte. Seit dem Auftreten der Atemnot leidet sie zusätzlich unter extremer Müdigkeit: „Ich muss mich zu allem überwinden, am liebsten würde ich den ganzen Tag im Bett bleiben." Vorige Woche hat sie ihren Hausarzt aufgesucht, der sie zur weiteren Abklärung ins Spital eingewiesen hat.

Beobachtung der Pflegenden

Die Patientin spricht sehr langsam und leise und macht immer wieder Pausen, um Atem zu holen. Sie hat sich, nachdem sie ins Zimmer geführt worden war, gleich ins Bett gelegt und die Rückenlehne hochgestellt. Sie nimmt das Angebot dankbar an, ihr beim Ausräumen des Koffers zu helfen.

Pflegerelevante Erfahrungen bei früheren Spitalsaufenthalten

Die Patientin hat nach einer Schilddrüsenoperation vor ca. zwei Jahren sehr unter Übelkeit und Kreislaufproblemen gelitten: „Ich habe große Angst vor der Narkose. Ich weiß nicht warum, aber es ist so, vielleicht auch, weil mir immer so schlecht danach ist."

Allergien

Keine bekannt.

Medikamente

Ab und zu Effortil gtt, Tonopan Tbl. bei starkem Kopfweh.

Lebensgewohnheiten, Ressourcen, Risikofaktoren

Ernährung

Kein Fleisch, gerne Süßspeisen.

Ernährungszustand

1,65 cm, 60 kg, hat seit Auftreten der Atembeschwerden 5 kg abgenommen.

Trinken

Frühstück + Jause: Kaffee.

Trinkmenge/Tag

In letzter Zeit weniger als sonst, ca. 1 Liter; eine Bekannte hat ihr geraten, nicht zu viel zu trinken („Wenn die Atemnot vom Herzen kommt, ist es nicht gut, viel zu trinken").

Ausscheidung

Stuhl: Ist seit Jahren gewohnt, jeden dritten Tag 2 EL Agaffin zu nehmen; war beruflich viel unterwegs und konnte damit die „Verdauung regulieren".

Harn: Ab und zu HWI, immer selbst mit Wärme und Tees behandelt.

Aktivität und Bewegung

Mobilität: War gewohnt, immer viel Bewegung zu machen; hatte vor Jahren eine Beinvenenthrombose und trägt seitdem die verordneten Stützstrümpfe; hat Angst, nachdem sie jetzt viel liegt und sitzt, wieder Probleme mit den Venen zu bekommen; leidet auch in letzter Zeit beim Aufstehen unter Schwindel: „Ich muss mich immer wieder irgendwo anhalten."

Hilfestellung: im Zi. S.; zu Untersuchungen sitzend.

Atmung: AF: 26, atmet sehr unregelmäßig und oberflächlich; versucht ztw. (bei Atemnot) bewusst tiefer zu atmen; raucht seit zehn Jahren nicht mehr („Ich war geschockt durch den Tod meines Vaters").

Schlaf und Ruhe: Ist zwar sehr müde und erschöpft, kann aber am Abend nicht einschlafen: „Mich beschäftigt einfach so viel, die Erinnerungen an das Sterben des Vaters lassen mich nicht einschlafen."

Körperpflege

Gewohnheiten und Möglichkeiten im Spital: Ist gewohnt, am Abend zu duschen, war aber in letzter Zeit zu erschöpft dazu: „Habe nur mehr Katzenwäsche betrieben." Zahnpflege nach jedem Essen.

Haut sehr blass, keine lividen Verfärbungen (Lippen, Finger); Mundschleimhaut wirkt beim Sprechen sehr trocken, sagt aber, dass sie es nicht so empfindet.

Hilfestellung: sitzend duschen; je nach Befindlichkeit mit Hilfe oder in Anwesenheit einer P.

Kommunikation

Spricht sehr leise und langsam; vermittelt, dass sie gerne mehr erzählen möchte, bricht aber aufgrund der Atemsituation manchmal mitten im Satz ab.

Soziale Situation

Möchte nicht, dass ihre Tochter etwas von dem Spitalsaufenthalt erfährt; lebt seit dem Tod ihres Lebensgefährten alleine und möchte nur von ihrer Bekannten, Fr. NN, besucht werden: „Sie ist die Einzige, die weiß, wie es mir geht."

Situation zum Zeitpunkt der Entlassung

Erwartungen hinsichtlich des Gesundheits- und KH-Zustands:
Möchte den Grund der Atemnot wissen; will alle Befundergebnisse sehen; hat Angst, dass ihr etwas verheimlicht wird: „Auch wenn ich Krebs habe, ist es mein Krebs, mit dem ich leben muss.“

Anhang 2: Das Konzept der Immobilität

Exemplarisch soll hier das Konzept „Immobilität" auf der Basis des integrierten Pflegemodells von Käppeli und des dabei gewählten humanistischen Pflegeansatzes unter Verwendung der Konzeptbearbeitung von Zeller-Forster (1999) sowie der Struktur des standardisierten Pflegediagnoseprozesses nach Fehr (2001) vorgestellt werden

Es werden die vielfältigen Definitionsmöglichkeiten und Ausformungen des Phänomens Immobilität dargestellt und mit dem Konzept der Mobilität in Verbindung gebracht. Anschließend wird der Versuch unternommen, die Fülle an potenziellen Pflegediagnosen abzuleiten. Mögliche Ursachen von Immobilität, objektive und subjektive Merkmale, Einstufungsversuche, das Ableiten potenzieller Maßnahmen sowie die Darstellung von Ergebniskriterien runden die Konzeptdarstellung ab.

Die folgende Darstellung basiert auf den Unterrichtsunterlagen von Regina Hladik (2002), die im Rahmen der Weiterbildung „Pflegeberatung" in Wien das Konzept mit den Teilnehmerinnen einer Betrachtung unterzog.

Definition

Dem Konzept **„Immobilität"** sind folgende Definitionen zuzuordnen:

- Immobilität ist eine Beeinträchtigung der Beweglichkeit in physischer, psychischer und sozialer Hinsicht. Sie verändert das Selbstbild des Menschen, ist eine emotionale Belastung und führt zum Verlust an Freiheit, Unabhängigkeit und menschlicher Würde (Zeller-Forster 1999).
- Immobilität ist eine normative, unvermeidliche Beschränkung der Beweglichkeit in einem beliebigen Lebensbereich (physisch, geistig-emotional, sozial) (Carnevali/Bruckner 1970).
- Immobilität ist die Beschränkung der Fähigkeit, unabhängig körperliche Bewegung auszuführen und kann physische, psychische, umweltbedingte und iatrogene Gründe haben (Wyman 1992).
- Immobilität ist die Einschränkung der Fähigkeit einer Patientin, sich ohne Hilfe zu bewegen (= NANDA, PD 6.1.1.1: „Körperliche Mobilität, beeinträchtigt"; weitere Spezifizierungsmöglichkeiten: 6.1.1.1.3: „Gehen, beeinträchtigt"; 6.1.1.1.4: „Rollstuhlmobilität, beeinträchtigt"; 6.1.1.1.5: „Transfer, beeinträchtigt"; 6.1.1.1.6: „Mobilität im Bett, beeinträchtigt").

Häufige Differenzial-PD (PD, deren Übereinstimmungsgrad ggf. höher ist):

- 1.6.1.3: Verletzung, hohes Risiko (oder 1.6.1.: Körperschädigung, hohes Risiko)
- 1.6.2.1.2.2: Hautdefekt, hohes Risiko
- 1.6.1.5: Inaktivitätssyndrom, hohes Risiko
- 6.1.1.2: Aktivitätsintoleranz
- 6.1.1.2.1: Müdigkeit
- 6.1.1.3: Aktivitätsintoleranz, hohes Risiko
- 7.2.1.1: Halbseitige Vernachlässigung
- 1.2.3.1: Dysreflexie
- 1.2.3.2: Dysreflexie, hohes Risiko
- 6.5: Selbstfürsorgedefizit
- 6.4.1.1: Haushaltsführung, beeinträchtigt
- 6.3.1.1: Beschäftigungsdefizit
- 7.1.2: Selbstwertgefühl, beeinträchtigt
- 7.3.2: Machtlosigkeit
- 9.3.1: Angst
- 9.3.2: Furcht
- 7.3.1: Hoffnungslosigkeit
- 9.2.1.3: Traurigkeit, chronisch
- 4.1.1: Verzweiflung
- 7.2: Sinneswahrnehmung, verändert
- 7.1.1: Körperbild, Störung
- 3.1.1: Soziale Interaktion, beeinträchtigt
- 3.1.2: Soziale Isolation
- 3.1.3: Einsamkeit, hohes Risiko
- 3.2.1: Rollenerfüllung, gestört

(aus: Stefan/Allmer 2000)

Um der Konzeptbeschreibung gerecht zu werden, ist aber auch die Definition von **„Mobilität"** erforderlich:

- Mobilität ist die sichere und effektive Fortbewegung von einem Ort zum anderen – wobei von sämtlichen dazu notwendigen mechanischen, technischen oder humanen Ressourcen Gebrauch gemacht werden kann (Goodman 1989).
- Mobilität ist die Fähigkeit, sich in der eigenen Umgebung frei zu bewegen. Sie ist eine komplexe Funktion, die von der Integration einer Vielzahl physischer, psychischer, kognitiver und affektiver Faktoren abhängig ist, die wiederum mit der äußeren Umwelt interagieren (Wyman 1992).
- Mobilität ist eine Art von Motorik mit den spezifischen Merkmalen: willkürliche und psychomotorische Bewegung des Körperapparates einschließlich der Koordination von Muskel- und Gelenksbewegun-

gen wie Gleichgewichthalten, Körperpositionierung und Gehen (Mobilität fällt also mit „Körperbewegung", „psychomotorischer Aktivität" und „Sprache" unter den Oberbegriff „Motorik" und dieser unter den Oberbegriff „Funktion").

Physische Aktivität ist eine Art von Selbstfürsorge mit den spezifischen Merkmalen: sich kümmern um physisches Aktivitätsverhalten, Bereitstellen eines Platzes und einer Möglichkeit zum Üben im täglichen Leben (dazu zählen: Körperübung, Sitzen, Transfer, Drehen, Stehen, Anheben des eigenen Körpers, Drücken, Fallen, Ortsveränderung). Übergeordnete Begriffe sind: Selbstfürsorge, persönliche Handlung, Handlung, Person (dt. Konsensusübersetzung der ICNP-b-Version 2001).

Körperliche Mobilität beinhaltet die Fähigkeit, sich innerhalb der Umgebung frei zu bewegen und die elementaren Tätigkeiten des täglichen Lebens auszuführen.

Geistig-emotionale Mobilität beinhaltet die Ausdrucksfähigkeit der Gefühle sowie den Intellekt.

Soziale Mobilität beinhaltet die Bewegung z. B. zwischen den verschiedenen sozialen Schichten oder innerhalb der eigenen sozialen Schicht sowie räumliche Veränderungen oder Veränderungen im Status.

(Zeller-Forster 1999)

Mögliche Ursachen/Entstehungsfaktoren (möglichst keine med. Diagnosen)

Physische, psychische, umweltbedingte und iatrogene Gründe:

- Schmerzen, Gelenkssteifigkeit in Verbindung mit Osteoporose
- Gelenkserkrankungen
- Störungen des motorischen Systems durch Unfall oder angeborene Fehlfunktionen
- Angst vor Schmerz
- Angst vor Sturz
- Verminderung der Aktivitätstoleranz durch kardiale und pulmonale Funktionseinschränkungen (Wirbelsäulenveränderungen, COPD, Angina pectoris)
- Erkrankungen der Füße
- ischämische Anfälle mit Sturzrisiko (Synkopen) – jedoch bei älteren Menschen zu weniger als 10 % an Stürzen beteiligt (Meton 1993, in: Runge 1996)
- Muskelschlaffheit aufgrund zerebrovaskulärer Störungen
- Benommenheit und Gleichgewichtsprobleme durch vestibuläre Dysfunktion
- Bradykinesie, Muskelsteife, Zittern (Parkinson)

- periphere vaskuläre Erkrankungen
- Harninkontinenz
- Depressionen mit vermindertem Interesse an der Umwelt und mangelnder Motivation
- Demenz mit Gleichgültigkeit und Unaufmerksamkeit in Verbindung mit einem erhöhtem Sturzrisiko, Apraxie
- Wahrnehmungsstörungen, Beeinträchtigungen im kognitiven Bereich in Verbindung mit starken Angstgefühlen
- Nebenwirkungen von Medikamenten (Tranquilizer, Sedativa, Hypnotika, Antidepressiva, narkotische Analgetika), die zu Benommenheit, Verwirrtheit und Ataxie, Muskelsteifheit (extrapyramidale Wirkung von Antipsychotika), orthostatische Hypotension (trizyklische Antidepressiva, Diuretika, Vasodilatatoren, Betablocker u. a. Hypertensiva) führen können
- längere Bettruhe
- mechanische Hilfsmittel (z. B. Schienen, Katheter, Sonden)
- Fixierungen
- Veränderungen der Umwelt (z. B. Aufnahme ins Pflegeheim: Verlust an Selbstachtung, Depression, Desorientierung, Rückzug, Immobilität)

(Corr/Corr 1993)

- verminderte Stabilität und Balance, Schritthöhe bei altersassoziierter multifunktioneller Gehstörung (Runge 1997)
- Unlust, sich zu bewegen (Aktivitätsintoleranz), fehlende Kraft und Ausdauer
- kulturelle Ansichten im Hinblick auf altersbezogene Aktivität

(Stefan/Allmer 2000)

Subjektive Merkmale

- Ausdruck von Widerwillen, sich zu bewegen
- Gibt Schmerzen und Missbehagen beim Bewegen an
- Klagt über Schwäche, Gelenkssteife, Unvermögen, Kraftlosigkeit, Erschöpfung
- Äußert sich zu Erleben und Empfinden der Immobilität

(Zeller-Forster, 1999)

- Äußert Wut, Hilflosigkeit, Trauer, Angst, Wahrnehmungsverzerrung
- Äußert Wahrnehmungs-/Sensibilitätsstörung
- Beschreibt mangelnde Fähigkeit der Bewegungsplanung und (Nicht-) Erreichen des Bewegungsziels
- Beschreibt mangelnde Fähigkeit, die Unterstützungsfläche bzw. den Körperschwerpunkt zu verändern
- Klagt über Verlustgefühl (Körper als Vehikel, Energieimpuls)

(Trnka 2002)

Objektive Merkmale/Verhalten, Erscheinungsform

- ist unfähig, sich zielgerichtet zu bewegen
- zeigt eingeschränkte Bewegungsfähigkeit im Bett, z. B. beim Lagewechsel
- zeigt eingeschränkten Bewegungsradius
- zeigt beeinträchtigte Koordination
- verminderte Muskelkraft, -beherrschung und -masse
- zeigt Unvermögen, Balance zu halten beim Stehen/Gehen
- zeigt Unvermögen, sich im Rollstuhl fortzubewegen
- zeigt Unvermögen, mit Hilfsmitteln zur Verbesserung der Mobilität umzugehen
- wirkt depressiv
- zeigt regressives Verhalten (Trotzverhalten, gestörtes Nähe- und Distanzgefühl)
- äußert Angstzustände

(Zeller-Forster 1999)

- zeigt Reaktionen des Verleugnens, Verdrängens
- zeigt Reaktionen der Abwehr, Ablehnung, Scham
- eingeschränktes Bewegungsfeld (z. B. Blindheit)
- bewegungsinduzierter Tremor
- eingeschränkte Selbstpflege
- zeigt Symptome des „Losigkeitssynroms" (z. B. ist lustlos, antriebslos, freudlos, harnlos, stuhllos)

Beispiele klinisch definierter Gangbilder und deren medizinischer Ätiologie (Runge 1996):

- **M. Parkinson**: langsam, kleinschrittig, schlurfend, gebeugt, Schwierigkeiten anzuhalten, vermindertes Mitschwingen der Extremitäten
- **Schmerzschonhinken**: Gewichtsverlagerung zur gesunden Seite, asymmetrisch
- **Trendelenburg-Gang**: Bei Beeinträchtigung der Hüftabduktoren sinkt das Becken während der Standbeinphase des betroffenen Beines auf der Seite des Spielbeines nach unten
- **Duchenne-Hinken**: bei Hüftschäden oder Abduktorenschwäche; verstärkte Gewichtsverlagerung auf ein Bein zur Schmerzvermeidung – auch als Kompensation des Trendelenburg-Phänomens, weil die betroffene Seite als Standbein das Becken nicht waagrecht halten kann
- **Periphere Peroneuslähmung**: asymmetrischer Gang bei fehlender Dorsalextension der Fußheber; kompensatorische Beugung von Hüfte und Knie; dadurch Schritthöhe des betroffenen Beines vergrößert mit Verlagerung des Oberkörpers zur gesunden Seite; Aufsetzen mit der Fußspitze, kein Abrollen des Fußes

- **Ataktischer Gang (z. B. Kleinhirnerkrankung)**: verbreiterte Schrittführung mit verstärktem Schwanken des Rumpfes nach beiden Seiten; Abweichungen von der Gehlinie; Schrittlänge variiert dysmetrisch
- **Hemiparetiker-Gangbild** (wenn Streckspastik an den Beinen überwiegt): asymmetrischer Gang; das betroffene Bein bleibt in Hüfte, Knie- und Sprunggelenk gestreckt, wird halbkreisförmig nach außen und wieder zurück nach innen geführt; Gewichtsverlagerung zur nicht betroffenen Seite; betroffenes Bein mit verkürzter Standbeinphase; kein Abrollen des Fußes
- **Beidseitige Beugekontrakturen in Hüfte und Knie**: Streckhemmung; Oberkörper und Becken nach vorne geneigt; Schritte verlangsamt; „Kleben" am Boden
- **Senile Gehstörung:** verlangsamt; kurze Schritte mit niedriger Schritthöhe; leicht vermehrtes Schwanken des Rumpfes; oft Rumpf nach vorne geneigt; „Kleben" am Boden

Einteilungsstufen des Selbstständigkeitsgrades 0–4

- 0 = selbstständig: selbstständig, auch in der Verwendung von Hilfsmitteln
- 1 = großteils selbstständig: Die Pat. bedarf nur geringer Hilfestellung und/oder Anleitung
- 2 = teilweise selbstständig: Die Pat. ist etwa zu 50 % selbstständig; teilweise ist sie auf Hilfestellung/Anleitung angewiesen
- 3 = geringfügig selbstständig: Die Pat. beteiligt sich nur in geringem Ausmaß an der Aktivität und ist großteils auf Hilfestellung/Anleitung angewiesen; ist aber kooperativ
- 4 = unselbständig/abhängig: Die Pat. ist nicht in der Lage, sich an der Aktivität zu beteiligen und ist vollständig abhängig, oder es sind mehrmals täglich intensive Selbsthilfetrainings mit maximaler Unterstützung und Anleitung zu absolvieren, oder es handelt sich um eine Pat. wie in Grad 3, die aber unkooperatives Verhalten bei der Pflege zeigt

(Stefan/Allmer 2000)

Klassifikation von Immobilität nach NANDA (Doenges/ Moorhouse 1993)

- 0 = vollständige Unabhängigkeit
- 1 = braucht Hilfsmittel oder Gerät
- 2 = braucht Hilfsmittel, Überwachung oder Anleitung einer Person
- 3 = Abhängigkeit, macht nicht aktiv mit

Empfohlene Maßnahmen

Einschätzen:
Wesen und Grad der Bewegungsbeeinträchtigung beschreiben, veränderbare Ursachen nennen, mögliche ungünstige Folgen benennen (Corr/Corr 1992)

Komponenten der Einschätzung:
- Mobilitätsstatus (je nach Klassifikation)
- Symptome, die die Mobilität beeinträchtigen (z. B. Schmerz, Paresen, Atemnot)
- psychische Reaktionen auf Mobilitätsprobleme (Erleben und Bedeutung)
- Sturzanamnese
- relevante Krankengeschichte (Ursachen, Ätiologie)
- Medikamenteneinnahme
- Reaktionen der Angehörigen
- funktionale Fähigkeiten (Selbstpflege, alltagspraktische Fähigkeiten)
- Umgebung (architektonische Gegebenheiten, vorhandene Hilfsmittel, Sicherheitsmerkmale in Bad und WC wie WC-Sitzerhöhung, Haltegriffe Gummimatten, Beleuchtung, Erreichbarkeit von Bad und WC etc.), Gefahrenquellen wie Teppiche, Drähte, Möbel (Stuhlhöhe, Armlehne, Betthöhe), Hilfsmittel und Hilfestellung
- Einsatz med. verordneter Hilfsmittel, die die Aktivität einschränken
- Blutdruck im Liegen, Sitzen und Stehen
- Gewicht (Adipositas!)
- Körperhaltung (normal, Kyphose, Kyphoskoliose)
- Rechts- oder Linkshändigkeit
- Muskulatur (Tonus, Muskelkraft)
- Gelenke (Fehlstellung, Entzündung, Bewegungsradius, Schmerz, Berührungsempfindlichkeit)
- Füße (Art und Passform der Schuhe, schmerzhafte Erkrankungen)
- kognitive Funktionen (Bewusstseinsgrad, geistiger Zustand, Stimmung)
- Geh- und Stehvermögen (Einsatz von Hilfsmitteln, Gleichgewicht, Gehvermögen: Start, Geschwindigkeit, Schrittgröße, Schrittweite, Schritthöhe, Symmetrie, Umdrehen, Abstützen, Treppensteigen, Transfer, Sitzposition halten, motorische Probleme wie Zittern, Paralyse, Muskelsteifheit oder -schlaffheit, Krämpfe, Bradykinesie)
- Koordination und Geschicklichkeit (fein- und grobmotorisch)
- Sinneswahrnehmung (Hör- und Sehvermögen, Hör- und Sehhilfen, Berührungsempfinden, Propriozeption, Vibrationsempfinden)

Grundhaltung im Umgang mit bewegungsbeeinträchtigten Menschen

Kinästhetik (M. Oswald)

Bewegung und Fortbewegung bei pflegerischen Handlungen sind so gestaltet, dass
- sie für die Betroffene nachvollziehbar sind
- sie an den menschlichen Bewegungsmöglichkeiten orientiert sind
- Bewegung, Wahrnehmung und Kommunikation miteinander in Verbindung stehen
- die Pat. über die Selbstkontrolle des Geschehens verfügt
- sie ihre Bewegungskompetenz wahrnimmt und einsetzt
- eine kontinuierliche Anpassung von Zeit, Raum und Anstrengung in der Bewegungsanleitung erfolgt: „Massen fassen – Zwischenräume spielen lassen“

Grundprinzipien von Bewegung und Bewegen (U. Trnka)

- in den Körper hineinhören („was tut mir gut/nicht gut“)
- zunächst eigene Stabilität sichern
- Stabilität vor Mobilität
- eigene Mobilität und Reaktionsbereitschaft kennen, um als „Werkzeug“ für die Pat. dienen zu können (stabilisieren und mobilisieren);
- Einschätzen der Kraft und der Selbstständigkeit der Pat., um den Bewegungsauftrag formulieren zu können (Information, Wortwahl, Zielniveau, Methodenwahl der eigenen Fähigkeit und jener der Pat. anpassen)
- Rhythmus gibt Sicherheit am Beginn und während des Ablaufes von Bewegungsübungen, Begegnungen und Interaktionen
- Sicherheit durch Rotation

Primäre pflegerische Interventionen (Corr/Corr 1992)

- richtige Körperlagerung
- Körperübungen zur Gewinnung von Kraft, Flexibilität und Ausdauer
- Änderungen in der unmittelbaren Umgebung zur Erhöhung der Sicherheit

Interventionen im Einzelnen (Stefan/Allmer 2000)

- regelmäßige, fachgerechte Lagerung zur Erleichterung der Atmung und Vermeidung von Dekubitus (Lagerungsplan)
- Kontrolle der Zirkulation und Nervenfunktion der betroffenen Körperteile
- Anleitung im Gebrauch von Hilfsmitteln, z. B. Haltegriffe, Bettgitter
- betroffene Körperteile durch Lagerungshilfsmittel unterstützen

- für eine ausgewogene und appetitlich servierte Ernährung sorgen
- Kontrolle der Ausscheidungsgewohnheiten und -fähigkeiten, bei Bedarf Empfehlen einer ausreichenden Trinkmenge (außer bei Kontraindikationen)
- regelmäßiges Durchführen aller Prophylaxen
- für zeitgerechte Einnahme (vor der Aktivität) der verordneten Schmerzmittel sorgen
- auf Anzeichen drohender Liegekomplikationen achten
- für eine individuell angepasste Hautpflege sorgen
- für angemessene Ruhepausen zwischen den Aktivitäten sorgen
- für eine angenehme und Sicherheit gebende Umgebung sorgen
- Fördern der Teilnahme an Freizeitaktivitäten (entsprechend den Vorlieben und der Biografie)
- auf Abweichungen von Bewegungsmustern achten, wenn die Pat. sich beobachtet bzw. unbeobachtet fühlt; den Umgang mit den dabei erkannten Problemen besprechen
- für Sicherheitsmaßnahmen entsprechend der individuellen Situation sorgen
- besonders bei älteren Menschen auf geeignetes Schuhwerk achten (bei Menschen mit Balanceproblemen Barfußgehen und Turnschuhe mit weichen Sohlen vermeiden und zu Schuhen mit harten, dünnen Ledersohlen raten; diese ermöglichen eine bessere Wahrnehmung der Gelenksstellung im Sprunggelenk und verbessern die Stabilität; bei verringerter Schritthöhe Ledersohlen mit an der Spitze geringer und am Absatz hoher Bodenreibung)
- Bei erhöhter Sturzgefahr Verringerung potenzieller Sturzfolgen durch Hüftprotektoren (vermindern Hüftfrakturen um 54 %; Runge 1997)

Dabei sollte besonders beachtet werden:
- Einbeziehen der Pat. bzw. ihrer Bezugspersonen in die Pflege
- Ermutigung der Pat. zur Mitbeteiligung an Entscheidungen
- Bedarf an Hilfsmitteln und Sicherheitsmaßnahmen ermitteln und deren Anwendung erklären
- Hinzuziehen von speziellen Therapeutinnen/Expertinnen anregen

Mögliche Ziele/Ergebniskriterien

- Patientin kann die Funktionstüchtigkeit des Bewegungsapparates und eine intakte Haut bewahren
- Patientin ist bereit, die Pflegetherapie aktiv zu unterstützen
- Patientin ist in der Lage, die Situation, d. h. Risikofaktoren, Pflegetherapie und Sicherheitsmaßnahmen, zu verstehen
- Patientin lernt (übt) Techniken und Verhaltensweisen, die eine Wiederaufnahme von Aktivitäten ermöglichen
- Patientin führt Bewegungsübungen durch

- Patientin bewahrt oder verbessert die Kraft bzw. die Funktionsfähigkeit des betroffenen und/oder ausgleichenden Körperteils

(Stefan/Allmer 2000)

- Vermeidung weiterer Beeinträchtigungen oder ungünstiger Folgen
- Ursachen der Immobilität (wenn möglich) beseitigen
- Förderung der Anpassung an die veränderte Situation
- Bewahren der größtmöglichen Unabhängigkeit und Selbstfürsorge
- Erreichung des größtmöglichen Bewegungsradius
- Verbesserung von Stabilität und Sicherheitsgefühl
- Verbesserung der Muskelkraft
- Vermeiden von Verletzungen

(Corr/Corr 1992)

Erleben und Bedeutung für die Patientin

Immobilität gefährdet das Überleben. Für einen Menschen kann Immobilität bedeuten:

- Gefühl des Ausgeliefertseins, des Kontrollverlustes
- Immobilität hat einschneidende Konsequenzen für das Leben des Betroffenen, wobei diese davon abhängig sind, ob die Einschränkung der Beweglichkeit nur einen Teil des Körpers oder den ganzen Körper betrifft. Der mit Immobilität verbundene Verlust der Unabhängigkeit, die Beeinträchtigung der persönlichen Würde und des körperlichen Selbstbildes können zu einem seelischen Trauma führen. Immobilität kann auch eine Störung der gewohnten sozialen Beziehungen bewirken und selbst den psychischen Zustand beeinträchtigen, indem alle Befürchtungen und Überlegungen sich nur noch mit den gegenwärtigen oder künftigen Möglichkeiten beschäftigen, wie der gewünschte Platz in der Gesellschaft trotz der Behinderung noch eingenommen werden kann
- Verlusterleben (Verlust von gewohnter Körperleitung, von Aktivitäten, Lebensstil, von sozialen Rollen, des vertrauten Selbstbildes und des Selbstbewusstseins, der Autonomie und Ich-Identität); das Bewusstwerden dieser Verluste kann zu einer Lebenskrise führen
- Angst, stigmatisiert und/oder verspottet zu werden
- Angst vor Vereinsamung, Mitleid, Zukunftsangst, Angst vor Rollenverlust
- Verlust von Status und Prestige
- Gefühl, benachteiligt zu sein („Warum ich?“)
- existenzielle Bedrohung
- Gefühl der Machtlosigkeit, Unsicherheit (Stürze!)
- Verlust des Gefühls, sich als „Ganzes“ zu erleben
- Einschränkung der Selbstbestimmung

Folgen/Auswirkungen (Immobilität als Risikofaktor)

Die Folgen und Auswirkungen von Immobilität sind abhängig von der Dauer, dem Schweregrad, der Art der Aktivitätsbeschränkung und dem Alter der Patientin. Längere Immobilität führt zu längeren Genesungszeiten, möglicherweise auch zu dauerhaften Behinderungen und wirkt sich auf alle Organe des Körpers nachteilig aus (Corr/Corr 1992).

Physiologische Folgen

- Verringerung von Muskelmasse und -tonus
- Beeinträchtigung der Ausdauer
- Zunahme der Aktivitätsintoleranz
- Abnahme von Beweglichkeit der Muskeln und Gelenke, Gelenkskontrakturen
- Zunahme der Osteoporose
- kardiovaskuläre Dekompensation
- orthostatische Hypotension
- Thrombosenbildung
- Lungenembolie
- verringertes Blutvolumen
- erhöhtes Risiko der Atelektasen und Aspirationspneumonie
- Entwicklung von Dekubitus
- gastrointestinale Komplikationen wie Mangelernährung, Obstipation
- Harn- und Stuhlinkontinenz
- Stoffwechselprobleme wie Dehydratation, Störungen im Elektrolythaushalt
- vermindertes Blutvolumen

Psychische Folgen

- Depression
- Rückzug
- Apathie
- geringe Selbstachtung, gestörtes Selbstbild
- Hilflosigkeit
- Angst
- Unaufmerksamkeit/Unkonzentriertheit (Stürze!)

Soziale Folgen

- Rückzug in Wohnung/Zimmer/Bett
- Zusammenbruch von sozialen Beziehungen

Wirkung auf die Pflegenden/Strategien, Problemlösungsmaßnahmen/flankierende Maßnahmen für die Pflegenden

- Wie weit lassen Pflegepersonen Reaktionen auf Verluste, Trauer, Wut im Alltag zu?
- Wie gehen Pflegepersonen auf Äußerungen über persönliches Erleben von Krankheitssituationen der Betroffenen ein?
- Wie bewerten sie diese?
- Wie reagieren sie darauf?
- Wie weit tendieren auch professionelle Helferinnen dazu, die verbliebenen Fähigkeiten an den Normen und Werten zu messen, die in unserer Gesellschaft Gültigkeit haben, und verhindern damit eine echte Auseinandersetzung des Menschen mit seiner Immobilität, sodass diese aus einem Gefühl der Hilflosigkeit heraus negiert oder vorschnell kompensiert wird?
- Herausforderung für die Auseinandersetzung mit dem eigenen Pflegeverständnis und dem Verständnis von Gesundheit, Krankheit und Behinderung durch Diskussion, Literaturstudium, spezielle Fortbildungen und durch die Auseinandersetzung mit dem eigenen Körper und dem eigenen Bewegungsbedürfnis
- Bewegung als Möglichkeit, Balance zu finden, und als Mittel zur Gesunderhaltung und Psychohygiene

Verwandte Konzepte

- Angst
- Verlust
- Krise
- Hilflosigkeit
- Selbstkonzept
- Ermüdung, Erschöpfung
- Selbstpflegedefizit

Anhang 3: Soziale Isolation und Einsamkeit

Soziale Isolation und Einsamkeit sind zunehmend gewichtige Themen in unserer Gesellschaft, sowohl allgemein als auch insbesondere in Bezug auf die Lebenssituation und Befindlichkeit älterer, auf Hilfe angewiesener Menschen.

Hintergrund/ Definition

Es leben immer mehr Menschen allein. Die Anzahl der Single-Haushalte in Österreich nimmt auch bei älteren Menschen stetig zu. Ein Drittel (542.000 bzw. 33,1%) der Personen ab 65 Jahren wohnte 2020 in Österreich – oft bedingt durch Trennung oder Tod des Partners – ohne weitere Personen im Haushalt (Statistik Austria 2020). Außerdem kommt es im ländlichen Raum zur Ausdünnung der „sozialen Infrastruktur", weil jüngere Menschen oft abwandern (müssen). Somit bleibt die ältere Generation manchmal mit großer Distanz zu Kindern und Enkelkindern im Heimatort zurück (Hofer/Moser-Siegmeth, 2010).

Alleinsein ist an sich ein wertfreier Begriff, da dieser Zustand ja auch selbst gewählt bzw. zeitlich befristet sein kann. Erst wenn das Alleinsein subjektiv als belastend empfunden wird, weil man etwas oder jemanden vermisst, entstehen Schmerz und Leid. Die von diesem Schmerz betroffenen Menschen bezeichnen sich häufig als einsam (Spitzer 2018; Cooperatives UK 2016).

Soziale Isolation bedeutet, dass soziale Interaktionen unter dem üblichen bzw. allgemein für gut befundenen Maß liegen. Dieser Mangel an sozialen Kontakten ist objektiv messbar; inwieweit dies allerdings als belastend erlebt wird, ist rein subjektiv von der betreffenden Person zu bewerten (Petrich 2011; Gordon 1998). Einsamkeit ist ein subjektives Erleben. Menschen können sich einsam fühlen, obwohl sie unter vielen Menschen – also nicht sozial isoliert – sind. Umgekehrt kann man sehr wenige Kontakte zu anderen Menschen pflegen, ohne sich dabei einsam zu fühlen (Spitzer 2018).

Das Gefühl der Einsamkeit wird oft mit einem weiteren Gefühl, nämlich dem „Verlorensein" in Verbindung gebracht (Hofer/Moser-Siegmeth 2010).

Soziale Isolation ist Entbehrung der sozialen Verbundenheit. Sie ist ein entscheidender Aspekt, der von den Menschen nach wie vor als zentrales Hindernis für das Erreichen des Wohlergehens und als relevanter Faktor für das Verständnis von Armut genannt wird. Soziale Isolation kann aber auch als unzureichende Qualität und Quantität der sozialen Beziehungen mit anderen Menschen auf den verschiedenen Ebenen definiert werden, auf denen menschliche Interaktion stattfindet

(Individuelle, Gruppe, Gemeinschaft und das größere soziale Umfeld) (Zavaleta et al. 2017).

Soziale Isolation bezieht sich auf einen objektiven und quantitativen Grad der Netzwerkgröße und auf die Häufigkeit des Kontakts (Stokes 1985), während Einsamkeit das subjektive Gefühl der Isolation und Zufriedenheit mit der Häufigkeit des Kontakts ist (Gierveld et al. 2004; Stokes 1985). Diese beiden Begriffe der sozialen Isolation und Einsamkeit werden als multidimensionale Konzepte im Zusammenhang mit dem Mangel an sozialer Eingliederung betrachtet (Stokes 1983; Victor et al. 2000) und werden in Literatur und Praxis oft synonym verwendet.

Einsamkeit ist nicht das Gleiche wie soziale Isolation, sondern deren psychologischer Aspekt. Mit Einsamkeit wird ein subjektives Erleben bezeichnet – man fühlt sich einsam (Spitzer 2018). Erlebte Einsamkeit und tatsächliche soziale Isolation sind somit nicht dasselbe (Spitzer 2018).

Einsamkeit kann ein Symptom anderer psychischer Störungen sein, ist aber auch als eigenständige Krankheit anzusehen (Spitzer 2018).

NANDA-I (Risk of Loneliness – formal loneliness): "Susceptible to experiencing discomfort associated with a desire or need for more contact with others, which may compromise health" (Doubet 2020, S. 601).

Es finden sich auszugsweise folgende Pflegediagnosen bzw. Pflegediagnosen, die mit sozialer Isolation und Einsamkeit verknüpft sein können:

NANDA-I: Risk of Loneliness (Doubet 2020)

Pflegediagnosen

Differenzialdiagnosen:
- Mangelernährung
- Erhöhte Sturzgefahr
- Inaktivitätssyndrom
- Müdigkeit
- Körperliche Mobilität, beeinträchtigt
- Schlafgewohnheiten, gestört
- Beschäftigungsdefizit
- Selbstfürsorgedefizit
- Soziale Interaktion, beeinträchtigt
- Kommunikation, beeinträchtigt
- Rollenerfüllung, unwirksam
- Persönliche Identität, Störung
- Schmerz (chronisch)
- Anpassung, beeinträchtigt
- Denkprozess, beeinträchtigt
- Gedächtnis, beeinträchtigt
- Machtlosigkeit

- Hoffnungslosigkeit
- Trauern, unbewältigt
- Traurigkeit, chronisch
- Angst

(Auszug aus www.nandadiagnosis.com 2021)

Soziale Isolation und Einsamkeit gehören zu den Risikofaktoren, die sich negativ auf die Gesundheit von Senioren auswirken (Holwerda et al. 2012).

Von Geburt an üben wir uns in verschiedenen Rollen und haben den Wunsch, unser Leben sinnvoll und positiv zu erleben. Der **Verlust von sozialen Rollen** kann zu sozialer Isolation führen, wenn es nicht möglich ist, sich neue Rollen zu definieren. Diese Verlusterlebnisse können sich auf Personen, aber auch auf Fähigkeiten oder materielle Dinge (Wohnung, Geld ...) beziehen.

Mögliche Ursachen/ Entstehungsfaktoren/ Risikofaktoren

Der **Verlust des Partners** und die damit verbundene Trauer erhöhen das Risiko, dass sich ein älterer Mensch zurückzieht und einsam wird (Co-operatives UK 2016).

Einschränkungen in der Beweglichkeit können es zudem beschwerlicher oder unmöglich machen, Freund*innen oder Familie zu besuchen, vor allem wenn man in ländlichen Gegenden mit schlechter Verkehrsanbindung lebt. Somit können soziale Kontakte verloren gehen, die früher gepflegt worden sind.

Auch **soziokulturelle und ökonomische Veränderungen** (Ortswechsel durch Übersiedlung, Verlust des Einkommens und dadurch Verarmung) spielen eine große Rolle (Köther 2007; queraum. kultur- und sozialforschung). Jedoch betrifft dieses Phänomen nicht nur ältere Menschen, sondern auch Jugendliche und junge Erwachsene. Eine Ursache hierfür ist die **zunehmende Digitalisierung**, die nach der Meinung einiger Expert*innen eher zu Vereinsamung als zu größerer Verbundenheit führt (Spitzer 2018).

Der **Trend zum Alleinsein** ist weltweit im Vormarsch. Gemeinschaft sowie gemeinsame Aktivitäten in der Familie werden nicht mehr so sehr gefördert. Wir erziehen unsere Kinder in geringerem Maß als früher zu Gemeinschaftswesen und trainieren ihnen stattdessen überbordende Selbstbezogenheit an. Narzisstische Persönlichkeitszüge haben in den letzten Jahrzehnten zugenommen. Betont die in einer Gesellschaft **gelebte Kultur Selbstbezogenheit, Egoismus und Materialismus,** so wird sich entsprechendes Verhalten bei den heranwachsenden jungen Menschen eher ausbilden. Damit werden die Chancen für prosoziales Verhalten geringer und die Gefahr für Einsamkeit steigt (Spitzer 2018).

Geschlecht: Obwohl Frauen über 80 Jahre häufiger allein leben als Männer (Statistik Austria 2020), kommen sie mit dem Alleinsein besser zurecht. Das liegt daran, dass Frauen das Alleinsein besser kompensieren können, da sie eher gute Beziehungen zu Freund*innen, Nachbar*innen und dem sozialen Netz pflegen. Mit steigendem Alter nehmen jedoch auch bei Frauen aufgrund körperlicher Beeinträchtigungen die Kompensationsmechanismen ab (Zebhauser 2015). Zudem können folgende **körperliche oder seelische Einschränkungen** zum Rückzug führen und somit die Gefahr, an Einsamkeit bzw. sozialer Isolation zu leiden, erhöhen (Schulc et al. 2014):

- (Chronische) Schmerzen
- Schlafprobleme und dadurch Müdigkeit tagsüber
- Depression
- Erhöhte Sturzgefahr bzw. Einschränkungen in der Mobilität
- Inkontinenz
- Schlechtes Medikamentenmanagement und dadurch unerwünschte Nebenwirkungen

Gefährdete Gruppen

Besonders gefährdete Personengruppen (Co-operatives UK 2016; Hofer/Moser-Siegmeth 2010):

- Erst kürzlich pensionierte Menschen
- Menschen, die Trennungen, eine Scheidung oder den Tod eines nahestehenden Menschen verkraften müssen
- Menschen mit eingeschränkten materiellen Ressourcen
- Chronisch Kranke
- An einer Sucht Erkrankte
- Pflegende Angehörige nach dem Tod der zu Pflegenden
- Junge, alleinerziehende Mütter (die Geburt eines Kindes verändert den Alltag, was Freundschaften zerbrechen lässt)
- Jugendliche und junge Erwachsene (insbesondere durch die zunehmende Digitalisierung, die eher zu Vereinsamung als zu größerer Verbundenheit führt; Spitzer 2018)

Merkmale

Äußerungen wie:

- Ich bekomme kaum Besuch.
- Ich habe keinen/wenig Kontakt zu meiner Familie/Freund*innen/Nachbar*innen.
- Meine Kinder/Enkel müssen doch arbeiten – sie haben keine Zeit für mich.
- Ich will niemandem zur Last fallen.
- Ich fühle mich verlassen/alleingelassen.
- Ich will nicht hinausgehen.
- An Gemeindeaktivitäten nehme ich nicht teil.
- Ich fühle mich hilflos.
- Ich bin nichts mehr wert.
- …
- Das Selbstvertrauen kann durch den Rückzug aus der Gesellschaft beeinträchtigt sein.

- Die Person fühlt sich wertlos, weniger attraktiv und von der Umgebung abgelehnt.
- Es fällt schwer, Anerkennung zu geben oder anzunehmen.
- Es kommt zu sozial unangepassten Verhaltensmustern wie Sarkasmus, Aggression oder anderen Abwehrmechanismen gegenüber anderen Menschen, was wiederum die Ablehnung der betroffenen Person in der Gesellschaft verstärkt – ein Teufelskreis entsteht. (queraum. kultur- und sozialforschung)

Maßnahmen/ Interventionen

Einschätzung

Assessment-instrumente

Exemplarisch

Im persönlichen Kontakt mit den zu betreuenden Menschen kann schrittweise ein Vertrauensverhältnis geschaffen und können Eindrücke gesammelt werden. Ziel ist ein **einfühlsames Gespräch**, in dem unter anderem mit folgenden Fragen die Thematik Einsamkeit/soziale Isolation angesprochen werden kann und mögliche Gefahren aufgezeigt werden können:

UCLA-R-Einsamkeitsskala
nach Döring und Bolz (1993)

Fragen – Auszüge:
1. Ich fühle mich wohl mit Menschen um mich herum.
2. Ich habe genug Gesellschaft.
3. Ich habe niemanden, an den ich mich wenden kann.
4. Ich fühle mich allein.
5. Ich habe einen Freundeskreis.
6. Die Leute um mich herum haben ganz andere Interessen und Ideen als ich.
7. Ich bin ein geselliger Mensch.
8. Ich habe Menschen, dir mir nahestehen.
9. Ich fühle mich ausgeschlossen.
10. Meine Freundschaften sind oberflächlich.
11. Niemand kennt mich wirklich.
12. Es gibt Menschen, die mich wirklich verstehen.
13. Die anderen Menschen haben es schwer, an mich heranzukommen.
14. Ich habe Menschen, mit denen ich sprechen kann.

likertskaliert: 5-stufig von 1 = „trifft überhaupt nicht zu" bis 5 = „trifft sehr gut zu".

Lubben Social Network Scale (LSNS-6)
nach Lubben 1988; Lubben et al. 2006

Fragen:
Fragen zu den Familienangehörigen:
1. Mit wie vielen Familienangehörigen treffen Sie sich mindestens einmal im Monat oder haben Sie mindestens einmal im Monat sonstigen Kontakt (z.B. telefonisch)?
2. Mit wie vielen Familienangehörigen sind Sie so vertraut, dass Sie um Unterstützung bitten können?

3. Mit wie vielen Familienangehörigen sind Sie so vertraut, dass Sie private Angelegenheiten mit ihnen besprechen können?

Fragen zu Kontakten zu Freunden und Nachbarn:
1. Mit wie vielen Freunden oder Nachbarn treffen Sie sich mindestens einmal im Monat oder haben Sie mindestens einmal im Monat sonstigen Kontakt (z.B. telefonisch)?
2. Mit wie vielen Freunden und Nachbarn sind Sie so vertraut, dass Sie sie um Unterstützung bitten können?
3. Mit wie vielen Freunden und Nachbarn sind Sie so vertraut, dass Sie private Angelegenheiten mit ihnen besprechen können?

Für jede der 6 Fragen können 0–5 Punkte vergeben werden.

1203 NANDA Psychosoziale Gesundheit – III
Ausmaß von Einsamkeit
In: Moorhead, S. et al. (2020), S. 551–552

Interventionen/ Anregungen

Indikatoren:
1. Gefühl unbegründeter großer Furcht
2. Gefühl der Verzweiflung
3. Gefühl extremer Unruhe
4. Gefühl der Hoffnungslosigkeit
5. Gefühl der Nichtzugehörigkeit
6. Verlust durch Trennung von einem anderen Menschen
7. Gefühl sozialer Isolation
8. Gefühl, nicht verstanden zu werden
9. Gefühl des Ausgeschlossenseins
10. Gefühl, die Zeit sei endlos
11. Schwierigkeiten beim Planen
12. Schwierigkeit bei der Kontaktaufnahme mit anderen
13. Schwierigkeiten, die Vereinzelung zu überwinden
14. Schwierigkeiten, eine gegenseitige Beziehung zustande zu bringen
15. Stimmungsschwankungen
16. Beeinträchtigte Konzentrationsfähigkeit
17. Selbstunsicherheit
18. Schwierigkeiten beim Fällen von Entscheidungen
19. Ungesundes Essverhalten
20. Schlafstörungen
21. Kopfschmerzen
22. Übelkeit
23. Vermindertes Aktivitätsniveau
24. Schmerzen
25. Spirituelles Leid
26. Depression

Rating von schwer = 1 bis kein(e) = 5

Auf Grundlage der vorliegenden Daten muss man zum Schluss kommen, dass die Problematik der Einsamkeit und sozialen Isolation in den kommenden Jahren mit erhöhter Achtsamkeit betrachtet werden sollte. Denn hier kann wesentlich an der Gesunderhaltung und besseren Lebensqualität von vor allem älteren Menschen gearbeitet werden.

Nursing Intervention Classification NIC
Ackley et al. (2020)

Auszüge:
- Erheben der Einsamkeit
- Erheben des Gefühls der Einsamkeit
- Aktives Zuhören
- Erheben der Risikofaktoren/der möglichen Einschränkungen
- Erhebung des Unterstützungssystems (Umfeld)
- Wünsche nach Interaktion
- Unterstützung bei der Stärkung von (Ver-)Bindungen
- Anbieten von wünschenswerten/gewünschten Aktivitäten

Das Aufrechterhalten oder Wieder-Knüpfen von sozialen Kontakten ist entscheidend dafür, dass Einsamkeit verhindert werden kann, wobei nicht die Quantität, sondern die **Qualität** der Besuche ausschlaggebend ist (Hofer/Moser-Siegmeth 2010). Bei älteren Menschen sind auch die Kontakte zu Kindern bzw. Enkelkindern wichtig.

Auch die **Verbesserung von Kontakten** zu Nachbar*innen und Freund*innen hat als Intervention gegen Vereinsamung einen großen Stellenwert (Petrich, 2011).

Manchmal ist es jedoch in der Praxis aus unterschiedlichen Gründen nicht so leicht, Kontakte aufrechtzuerhalten oder neu zu knüpfen, da im Laufe der Zeit einige Barrieren zu sozialen Kontakten entstanden sind. In der Begleitung vereinsamter Menschen können diese Barrieren durch **wertschätzenden und ehrlichen Umgang** langsam abgebaut werden. Hier ist es zunächst notwendig, die **Lebenswelt** der betroffenen Person zu **akzeptieren** und mögliche Hemmschwellen respektvoll anzusprechen. Es braucht außerdem ausreichend persönliche und zeitliche Ressourcen, um einen bereits vereinsamten Menschen wieder in sein soziales Umfeld einzubinden, da im Prozess der Desozialisation das dafür notwendige Sozialverhalten unter Umständen schon teilweise verlernt worden ist (Köther 2007). Daher sind sämtliche **Maßnahmen sorgfältig und längerfristig zu planen** und an die Wünsche und Möglichkeiten der Person anzupassen. So müssen zunächst das soziale Umfeld und auch professionelle Angebote im Umfeld einer betreffenden Person erforscht werden, um mögliche **Ressourcen zu aktivieren**. Gleichzeitig müssen körperliche und geistige Beeinträchtigungen den Möglichkeiten gegenübergestellt werden, um Misserfolge zu vermeiden.

Rückschläge bei missglückten Kontaktversuchen würden das Selbstwertgefühl weiter schädigen.

Je nach Möglichkeiten sollten passende Vorschläge gemacht werden, um zu versuchen, die vereinsamte Person in kleinen Schritten dazu zu bewegen, das Angebot in Anspruch zu nehmen.

Es ist wichtig, dass die betreuenden Pflegekräfte die Möglichkeiten in ihrer Umgebung kennen, um sie weitervermitteln zu können. So könnte die Organisation von **folgenden Angeboten** ebenfalls hilfreich sein:

- Essen auf Rädern
- Besuchsdienste
- Betreutes Wohnen oder alternative Wohnformen
- Gruppenangebote, z.B. Gesangs-, Turn-, Tanzgruppe
- Veranstaltungen von Gemeinden oder christlichen Vereinen
- Tagesbetreuungsmöglichkeiten für an Demenz Erkrankte
- Mobile Hilfsdienste
- Mobile Friseure oder Fußpflege

Dies sind nur einige Angebote, die betroffenen Menschen die so wichtigen Kontakte ermöglichen können.

Darüber hinaus stellen **Bewegung und Natur** wichtige Eckpunkte in der Prävention von Einsamkeit dar. So belegen Studien, dass Menschen aus vielerlei Gründen vom Kontakt mit der Natur profitieren: Sie fühlen sich wohler, sind gesünder, ruhiger, energiegeladener und sie haben weniger Stress.

Beim Aufenthalt in der Natur (im Gegensatz zum Aufenthalt in der Stadt) kommt es zu einer Reduktion von Angst, von Grübeln und negativer Gestimmtheit – sogar Denkvermögen und Kreativität profitieren davon.

Jemandem etwas zu **geben oder** zu **helfen** bewirkt ebenfalls das Erleben von Glück, aktiviert das Belohnungssystem im Gehirn und führt zu positiven Emotionen, wie Untersuchungen zeigten. Es fördert einen positiven Kreislauf von Freude und Gemeinschaft (Spitzer, 2018).

Ehrenamtliche Tätigkeiten können ebenso einen beachtlichen Effekt auf die Gesundheit haben. Wer einem Ehrenamt nachgeht, ist im Mittel so gesund wie jemand, der volle fünf Jahre jünger ist und kein Ehrenamt ausführt (Detollenaere et al. 2017). Wer freiwillig anderen hilft, erlebt Selbstwirksamkeit – dies fördert die Autonomie und positive Emotionen und reduziert Stress (Spitzer 2018).

Wie weitere Studien aus den letzten zehn Jahren aufzeigen, haben folgende Interventionen einen messbaren Effekt im Sinne der Vergrößerung des sozialen Netzwerks.

- **Begleitete Unterstützung** durch Mitmenschen
- **Training** sozialer Fähigkeiten
- **Ermöglichung** größerer **Teilhabe** an der Gesellschaft
- **Kognitive Verhaltenstherapie** zum Erlernen neuer Gedanken

Die **kognitive Verhaltenstherapie** zeigt den größten Effekt mit einer Reduktion von Einsamkeit um -0,598 Effektstärke (Masi et al. 2011).

Auch eine **Reduktion von Bildschirmkonsum**, vor allem im Hinblick auf die folgende Generation – wobei Jugendliche bereits jetzt durchschnittlich fünf bis sieben Stunden vor einem Bildschirm verbringen – wäre hilfreich, um der Einsamkeit entgegenzuwirken. Denn am Bildschirm lassen sich Empathie und Mitmenschlichkeit nicht erlernen (Spitzer 2018).

Ein **Aus- bzw. Aufbau von alternativen Wohnformen**, die die Bevölkerungsgruppe ab dem Pensionsalter besser in Gemeinschaften integriert und individuelle Fähigkeiten fördert, sollte in den nächsten Jahren intensiviert werden. So könnten Selbstwert und Selbstständigkeit durch eine sinnvolle Beschäftigung, regelmäßige Kontakte, gegenseitige Hilfestellungen usw. erhalten werden. Dies wäre wohl eine wertvolle Maßnahme, um Einsamkeit vorzubeugen.

Bei einer Pandemie wie z. B. bei Covid-19-Erkrankungen sind vor allem ältere Menschen durch Vorerkrankungen bzw. Zugehörigkeit zur Risikogruppe besonders gefährdet, durch den noch stärkeren Rückzug an Einsamkeit und sozialer Isolation zu leiden. Hier können **kreative und alternative Möglichkeiten der Kontaktaufnahme** und Kommunikation genutzt werden, um trotzdem weiterhin Kontakte pflegen zu können. So haben sich unter anderem Telefonate, Videotelefonie, „Balkongespräche", Grußkarten oder Ähnliches vermehrt etabliert und als hilfreich erwiesen, um diese schwierigen Zeiten zu meistern.

Menschliche Nähe wird jedoch niemals ersetzt werden können. Alle Handlungen, die uns einander näherbringen, wirken gegen Einsamkeit.

Zahlreiche Forschungsarbeiten und Studien zeigen eine Vielzahl an möglichen Auswirkungen auf, die durch Einsamkeit oder soziale Isolation entstehen können. Vielfach ist es auch ein Zusammenspiel mehrerer Faktoren, die sich wechselseitig beeinflussen können.

Auswirkungen

Einsamkeit und soziale Isolation haben einen negativen Einfluss auf die Gesundheit, auf das Wohlbefinden und auch auf das Verhalten der betreffenden Person (Holt-Lunstad et al. 2010; Co-operatives UK 2016). Menschen, die sich einsam fühlen, empfinden diese Emotion als Schmerz, da sich in unserem Gehirn die Zentren für Schmerz und Einsamkeit in unmittelbarer Nähe zueinander befinden (Spitzer 2018).

Einsame und sozial isolierte Menschen haben eine erhöhte Wachsamkeit in Bezug auf Bedrohungen. Diese implizite Hypervigilanz für soziale Bedrohung **verändert psychologische Prozesse, die die physiologische Funktion beeinflussen, die Schlafqualität verringern und Morbidität und Sterblichkeit erhöhen** (Hawkley/Cacioppo 2010).

Eine schlechte **Paarbeziehung**, aber auch Trennung/Scheidung können laut Studien zu **mehr Krankheit bzw. Sterblichkeit** führen (Donrovich et al. 2014; Alviar et al. 2014; Nielsen et al. 2014).

Sowohl Angst als auch Rückzug (und damit Einsamkeit) verursachen **chronischen Stress** mit all seinen negativen Folgen (Spitzer 2018):

- Diabetes und Hypertonie (beides bekannte Risikofaktoren für Herzinfarkte und Schlaganfälle, hierzulande die häufigsten Todesursachen)
- Geschwächte Immunabwehr (erhöhtes Risiko der nächsthäufigen Todesursachen Krebs und Infektionskrankheiten)
- Verdauungsbeschwerden, Magen- und Darmgeschwüre
- Kleinwuchs oder (bei bereits erwachsenen Menschen) Osteoporose (erhöhtes Risiko für Knochenbrüche)
- Chronische Störungen im Bereich der Sexualität

Einsamkeit **begünstigt** eine Reihe anderer **Leiden**, von Erkältungen über Depressionen und Demenz bis hin zu Herzinfarkten, Schlaganfällen und Krebs.

In der Psychiatrie lässt sich oft ein Teufelskreis aus Einsamkeit und dem weiteren Fortschreiten der Krankheit ausmachen. So werden Sucht, Depression sowie manche Formen der Demenz und viele Psychosen durch Einsamkeit verstärkt und bewirken selbst mehr Einsamkeit. Daher sind soziale Teilhabe und Gemeinschaft ein wichtiger Faktor in Prävention und Therapie (Spitzer 2018; Co-operatives UK 2016; Hofer/Moser-Siegmeth 2010).

Einsamkeit kann **emotionale Veränderungen** verursachen, die wiederum die Multimorbidität beeinflussen. Diese emotionalen Veränderungen können neurobiologische Verhaltensmechanismen aktivieren, die die Gesundheit verringern können (Jenssen et al. 2018).

Sowohl objektiv bestehende soziale Isolation als auch das Erleben von Einsamkeit gehen mit einem **erhöhten Sterberisiko** einher. Somit haben soziale Beziehungen einen deutlichen Einfluss auf die Gesundheit. So wirken sich Einsamkeit und soziale Isolation stärker auf die Gesundheit und die Lebenserwartung aus als die bekannten Risikofaktoren Luftverschmutzung, Bewegungsmangel, mangelhafte Ernährung, Übergewicht, Rauchen oder starker Alkoholkonsum (Spitzer 2018).

Einsamkeit bei Erwachsenen mittleren und höheren Alters ist ein unabhängiger Risikofaktor für **körperliche Inaktivität** und erhöht die

Wahrscheinlichkeit, dass körperliche Aktivität im Laufe der Zeit eingestellt wird (Hawkley et al. 2019). **Beschäftigungs- und Gesundheitsprobleme** beeinflussen wiederum die **Morbidität** (Halleröd/Gustafsson 2011). **Geringer sozialer Status** und vor allem **finanzielle Probleme** wirken sich nachteilig auf die Gesundheit und das subjektive Wohlbefinden älterer Menschen aus (George 1992; 2006).

Weitgehend sozial isoliert lebende Menschen haben ein doppelt bis dreifach höheres Risiko, innerhalb eines Zeitraums (von beispielsweise fünf oder zehn Jahren) zu sterben als jemand, der über ein gutes soziales Netz bzw. Kontakte verfügt (House et al. 1988). Andere Studien deuten darauf hin, dass schlechte Beziehungen sowohl Ursache als auch Wirkung von Armut sein können (Conger/Conger/Martin 2010).

Soziale Isolation kann einen Prozess in Gang setzen, den man **Desozialisation** nennt. Durch wenige oder keine Sozialkontakte **verlernt** man laufend **soziale Fähigkeiten**, die man jedoch für das Knüpfen von Netzwerken brauchen würde – ein Teufelskreis entsteht, dessen Folge die Vereinsamung ist (Köther 2007).

Als soziale Spezies verlassen sich die Menschen auf eine sichere soziale Umgebung, um zu überleben und zu gedeihen. Sozial isolierte oder einsame Menschen haben eine **erhöhte Wachsamkeit für Bedrohungen** und sind **leichter verletzlich**, haben jedoch gleichzeitig den **größeren Wunsch, sich wieder zu verbinden** (Hawkley/Cacioppo 2010).

Je weiter sich eine Person von sozialen Kontakten zurückgezogen hat, desto **schwieriger** ist es, wieder **Vertrauen** zu anderen Menschen **zu fassen** (Köther 2007). Einerseits kann es – abgesehen von gesundheitlichen Einschränkungen – bereits früher schon zu psychischen Verletzungen gekommen sein, andererseits **nimmt** mit dem Fortschreiten der Vereinsamung auch die **Empathiefähigkeit** und damit der Wunsch nach sozialen Kontakten **ab** (Spitzer 2018). Vereinsamung kann Menschen immer weiter in eine Abwärtsspirale führen.

Mögliche Ziele/ Ergebniskriterien

In Anlehnung an die Pflegeergebnisklassifikation NOC
Doubet (2020)

Abhängig vom persönlichen Wunsch nach „Einsamkeit“
- Ausmaß der Einsamkeit ist erhoben;
- Fähigkeit, soziale Interaktionen einzugehen, ist gegeben;
- sozial eingebunden zu sein, ist erwünscht und gelebt;
- soziale Unterstützung ist gegeben;
- die Zeit kann positiv gestaltet und als solche wahrgenommen werden.

Quellenverzeichnis

Ackley, B. et al.: Nursing Diagnosis Handbook. Evolve, 2020, 12th edition.

Co-operatives UK, British Red Cross: Trapped in a bubble. An investigation into trigger for loneliness in the UK. London: British Red Cross, 2016.

Alviar C.L./Rockman C./Guo Y./Adelman M./Berger J.: Association of marital status with vascular disease in different arterial territories: a population based study of over 3.5 million subjects. Journal of the American College of Cardiology 63, 2014, A1328.

Detollenaere J. et al.: Volunteering, income and health. PLoS ONE 12/3, 2017: e0173139 (doi:10.1371/journal.pone.0173139).

Donrovich, R./Drefahl, S./Koupil, I.: Early life conditions, partnership histories, and mortality risk for Swedish men and women born 1915–1929. Social Science and Medicine 108, 2014, 60–67.

Döring, N./Bortz, J.: Psychometrische Einsamkeitsforschung: Deutsche Neukonstruktion der UCLA Loneliness Scale. Diagnostica, 1993.

Gierveld, J. et al.: Cross-national comparisons of social isolation and loneliness: introduction and overview. Canadian Journal on Aging (La Revue canadienne du vieillissement) 23/2, 2004, S. 109–113.

Doubet, J.: Risk of Loneliness. In: Ackley, B. et al.: Nursing Diagnosis Handbook. Evolve, 2020, 12th ed.

George, L.K.: Economic status and subjective well-being: a review of the literature and an agenda for future research. In: Cutler, N.E./Gregg, D.W./Lawton, M.P. (ed.): Aging, money, and life satisfaction: aspects of financial gerontology. New York: Springer, 1992, 69–99.

George, L.K.: Perceived quality of life. In: Binstock, R.H./George, L.K. (ed.): Handbook of aging and the social sciences. Amsterdam: Elsevier, 2006, 320–336.

Gordon, M.: Handbuch Pflegediagnosen. Deutschsprachige Ausgabe, hg. v. Georg, J. 2., vollst. überarb. u. erw. Aufl. Berlin: Ullstein Medical, 1998.

Halleröd, B./Gustafsson, J.E.: A longitudinal analysis of the relationship between changes in socio-economic status and changes in health. Social Science and Medicine 72/1, 2011, 116–123: doi: 10.1016/j.socscimed.2010.09.036. Epub 2010 Oct 21. PMID: 21074920.

Hawkley, L./Cacioppo, J.: Loneliness matters: a theoretical and empirical review of consequences and mechanisms. Annals of Behavioural Medicine 40/2, Oktober 2010, S. 218–227.

Hawkley, L.C./Thisted, R.A./Cacioppo, J.T.: Loneliness predicts reduced physical activity: cross-sectional & longitudinal analyses. Health Psychology Journal 28/3, Mai 2009, 354–363: doi: 10.1037/a0014400. PMID: 19450042; PMCID: PMC2791498.

Holwerda, T. et al.: Increased risk of mortality associated with social isolation in older men: only when feeling lonely? Results from the Amsterdam Study of the Elderly (AMSTEL). Psychological Medicine 42/4, 2012, 843–853.

Hofer, K./Moser-Sigmeth, V.: Soziale Isolation älterer Menschen. Ursachen, Folgen und technische Lösungsansätze. Forschungsinstitut des Roten Kreuzes Wien, 2010.

Holt-Lunstad J. et al.: Soziale Beziehungen und Sterblichkeitsrisiko: eine metaanalytische Überprüfung. PLoS Medicine 7/7, 2010, S. e1000316.

Jessen M. et al.: The association between loneliness and health – a survey-based study among middle-aged and older adults in Denmark. Aging & Mental Health, 2018.

Köther, I. (Hg.): Thiemes Altenpflege. Altenpflege professionell. New York, Stuttgart: Thieme, 2. Aufl. 2007.

Lubben, J. et al.: Performance of an Abbreviated Version of the Lubben Social Network Scale Among Three European Community-Dwelling Older Adult Populations. *The Gerontologist* 46/4, 2006, 503–513.

Lubben, J.: Assessing social networks among elderly populations. Family & Community Health: The Journal of Health Promotion & Maintenance 11/3, 1988, 42–52.

Masi C. et al.: A meta-analysis of interventions to reduce loneliness. Personality and Social Psychology Review 15, 2011, 219–266.

Moorhead, S. et al.: Pflegeergebnisklassifikation (NOC). Bern: Huber, 2020, 2013.

Petrich, D.: Einsamkeit im Alter. Notwendigkeit und ungenutzte Möglichkeiten sozialer Arbeit mit alleinlebenden alten Menschen in unserer Gesellschaft. Jenaer Schriften zur Sozialwissenschaft 4/6, 2011.

Nielsen, N.M./Davidsen, R.B./Hviid, A./Wohlfahrt, J.: Divorce and risk of hospital-diagnosed infectious diseases. Scandinavian Journal of Public Health 42, 2014, 705–711.

Queraum. kultur- und sozialforschung: active 80 PLUS Praxishandbuch.

Schulc, E. et al.: Selbständige Lebensführung von zu Hause lebenden älteren Menschen unter Berücksichtigung der Lebensformen. Eine explorative Querschnittstudie. Pflegewissenschaft 16/6, 2014. Hungen: hpsmedia.

Spitzer M.: Digitale Demenz. München: Droemer, 2012.

Spitzer M.: Cyberkrank! Wie das digitale Leben unsere Gesundheit ruiniert. München: Droemer, 2017.

Spitzer, M.: Einsamkeit – Die unerkannte Krankheit. München: Droemer, 2018.

Stokes, J.: Predicting satisfaction with social support from social network structure. American Journal of Community Psychology 11/2, 1983, 141–152.

Stokes, J.: The relation of social network and individual difference variables to loneliness. Journal of Personality and Social Psychology 48/4, 1985, 981.

Victor, C. et al.: Being alone in later life: loneliness, social isolation and living alone. Reviews in Clinical Gerontology 10/4, 2000, 407.

Zavaleta, D. et al.: Measures of Social Isolation. Social Indicators Research 131, 2017, 367–391: https://doi-org.fhooe.idm.oclc.org/10.1007/s11205-016-1252-2.

Zebhauser, A.: Einsamkeit im Alter. Ergebnisse der KORA-Age-Studie. Dissertation Technische Universität München: Fakultät für Medizin, 2015.

Internet:

https://www.nandadiagnosis.com (28.5.2021).

https://spargtools.org/mobility-measure/ucla-loneliness-scale-version-3/ (5.2.2020).

https://www.statistik.at/web_de/statistiken/menschen_und_gesellschaft /bevoelkerung/

haushalte_familien_lebensformen/lebensformen/125595.html (12.4.2021)

Autorin:

Jasmine Simmer
Oberösterreichisches Rotes Kreuz, Bezirk Vöcklabruck
Hauskrankenpflege Primary Nurse, Absolventin des Zertifikatsprogramms Familienorientierte/Gemeindeorientierte Pflege (Family Health/Community Health Nursing) der FH OÖ

Anhang 4: Fallbeispiel

Erstkontakt

Über Vermittlung des Hausarztes besuche ich als freiberuflich tätige diplomierte Gesundheits- und Krankenschwester (DGKS) Familie Gassner (Name frei erfunden), die in einem sehr komfortablen Einfamilienhaus am Stadtrand wohnt. Ich treffe bei meinem ersten Besuch beide Ehegatten an. Frau Gassner zeigt sich erfreut über mein Kommen, Herr Gassner wirkt reserviert und unsicher.

Frau Gassner ist 62 Jahre alt und leidet seit sechs Jahren an einem Bronchialkarzinom, das zunächst operativ behandelt wurde (Lobektomie rechter Unterlappen). Vor vier Jahren trat ein Rezidiv auf, das mit mehreren Zyklen Zytostatika-Therapie behandelt wurde. Derzeit erhält Frau Gassner Schmerzmedikamente, Misteltherapie, β-Blocker, Magnesium, Antazida und Sauerstofftherapie bei Bedarf. Frau Gassner ist zurzeit wegen ihrer Schwäche bettlägerig. Sie wirkt gut gepflegt. Ihr Zimmer ist sehr zweckmäßig als Krankenzimmer hergerichtet. Es scheinen sämtliche erforderliche Pflegeutensilien vorhanden zu sein.

Im Gespräch erzählt Frau Gassner von ihrem Leidensweg. Zurzeit fühle sie sich sehr schlecht, leide an starken Krämpfen in den Extremitäten, an Schwäche, permanenter Übelkeit und Appetitlosigkeit und an anfallsartig auftretender Atemnot.

Vor zwei Wochen musste sie erfahren, dass sie auf den letzten Therapiezyklus nicht angesprochen hat und ihr Tumor weiter wächst und metastasiert.

Durch die zunehmende Beeinträchtigung der Leberfunktion zeigen sich Gerinnungsstörungen, Stauungen und zunehmende Müdigkeit.

Sie scheint über ihre Erkrankung gut informiert zu sein. Frau Gassner erklärt dies damit, dass sie früher selbst als Krankenschwester gearbeitet habe. Den Beruf habe sie dann aber wegen der Kinder und der gesellschaftlichen Stellung ihres Mannes aufgegeben.

Herr Gassner leitete die ortsansässige Filiale eines großen internationalen Unternehmens, war beruflich sehr engagiert und oft auf Geschäftsreisen. Das Ehepaar hat zwei Kinder und drei erwachsene Enkelkinder. Sie alle leben im Ausland und besuchen die Eltern nur zu Weihnachten. Besonders Frau Gassner leidet sehr unter der Trennung von den Kindern und würde auch gerne ihre Enkel um sich haben.

Ihre derzeitige Beschäftigung ist Lesen und Fernsehen; sie fühlt sich zu schwach, um selbst die einfachsten Dinge selbst auszuführen.

Laut ihrer Aussage haben sich ihre Freunde nach Bekanntwerden der Diagnose von ihr zurückgezogen. Sie fühlt sich nun minderwertig und als Klotz am Bein ihres Mannes. Frau Gassner sieht diese Situation als Strafe für sein jahrelanges Fremdgehen an und dafür, dass er sie vernachlässigt hat. In diesem Gespräch wirkt Frau Gassner verbittert und beklagt ihr Leben. Sie hätte alles für ihre Familie getan und nur Undank geerntet. Jetzt, wo sie Hilfe braucht, kümmert sich niemand um sie. Dieses Gespräch wird in Anwesenheit des Gatten geführt, der peinlich berührt wirkt und immer wieder versucht, die Aussagen zu korrigieren. Frau Gassner meint, dass ihr Mann ihr immer wieder ihre Pflegebedürftigkeit vorwerfe und sich über sein dadurch verpfuschtes Leben beklage. Darunter leide sie am meisten. Sie glaubt, dass das Fortschreiten ihrer Erkrankung in engem Zusammenhang mit diesen psychischen Belastungen stehe.

Als ihr Gatte das Zimmer verlässt, berichtet Frau Gassner, dass er sie oft mehrmals um Kleinigkeiten bitten lasse, sie ihn wie früher an alles erinnern müsse, er immer wieder Aufforderung brauche und ihr auch dann nur unwillig helfe, insbesondere bei der Körperpflege. Er habe kein Verständnis für ihre Erschöpfung und sei auch in den praktischen Dingen des Lebens ungeschickt und hilflos.

Die Ehe sei schon vor ihrer Erkrankung nicht mehr glücklich gewesen. Er habe sich kaum noch um sie gekümmert, sie immer wieder betrogen, und es sei auch bereits von Scheidung die Rede gewesen.

Beim Vorbereiten der Medikamente ergibt sich die Gelegenheit, mit dem Gatten unter vier Augen zu sprechen. Er erzählt, dass er mit der Betreuung seiner Gattin schon sehr überfordert sei. Er habe seinen Beruf ihretwegen großteils aufgegeben und arbeite jetzt nur mehr als freier Mitarbeiter für seine frühere Firma. Seine Arbeit bedeute ihm immer noch sehr viel. Er meint, er könne mit dem Fortschreiten der Pflegebedürftigkeit seiner Gattin nicht mehr fertig werden und möchte von dieser Verpflichtung befreit werden, um wieder ein normales Leben führen zu können.

Frau Gassner lehnt mobile Dienste ab, sie möchte keine Fremden um sich.

Frau und Herr Gassner werden über die Möglichkeit einer vorübergehenden Aufnahme in einem stationären Hospiz unterrichtet. Beide zeigen sich erfreut darüber, und so wird die Unterbringung veranlasst. Ich biete an, Frau Gassner bei der Überstellung ins Hospiz zu begleiten, was sie gerne annimmt.

Zweiter Besuch

Herr Gassner öffnet mir die Tür. Er wirkt heute offen und befreiter als beim Erstkontakt. Auch Frau Gassner wirkt wesentlich frischer und zuversichtlicher.

Zu meinem Erstaunen lehnen jedoch beide die Aufnahme ins stationäre Hospiz ab. Herr Gassner erklärt im Gespräch, er werde schon für seine Gattin sorgen. Frau Gassner meint, ihr Gatte werde sich jetzt sicher mehr bemühen und sie könne mit ihm das Auslangen finden, sofern er von mir Anleitung und Beratung erhalte, damit er ihre Pflege besser übernehmen könne.